常见病护理及护士观察技巧

田　锐　等主编

上海科学普及出版社

图书在版编目（CIP）数据

常见病护理及护士观察技巧 / 田锐等主编 . -- 上海：
上海科学普及出版社，2024. 7. -- ISBN 978-7-5427
-8808-5

Ⅰ．R47

中国国家版本馆 CIP 数据核字第 2024815FV5 号

责任编辑　李　明

常见病护理及护士观察技巧
田　锐　等主编
上海科学普及出版社出版发行
（上海中山北路 832 号　　邮政编码　200070）
http://www.pspsh.com

各地新华书店经销　　　　　三河市铭诚印务有限公司印刷
开本　787×1092　　1/16　　印张　14.25　　字数 250 000
2024 年 7 月第 1 版　　　　　2024 年 7 月第 1 次印刷

ISBN　978-7-5427-8808-5　　定价：128.00 元

《常见病护理及护士观察技巧》

编委会

主　编：田　锐　枣庄市立医院

　　　　张丽娟　滕州市中心人民医院

　　　　张　艳　滕州市中心人民医院

　　　　黄海萍　枣庄市市中区永安镇中心卫生院

　　　　王振颖　枣庄市立医院

　　　　刘丽萍　枣庄市妇幼保健院

副主编：林　娟　枣庄市中医医院

　　　　张小云　枣庄市妇幼保健院

　　　　李现红　枣庄市中医医院

　　　　闫　艳　山东国欣颐养集团枣庄中心医院

　　　　冯丽君　枣庄市立医院

前　言

在医疗护理的浩瀚领域中，每一位护士都是患者康复旅程中不可或缺的伙伴。面对日常工作中纷繁复杂的病情与多样化的护理需求，护士们不仅需要掌握扎实的护理知识与技能，更需具备敏锐的观察力和判断力，以便及时发现病情变化，为患者提供及时、有效的护理措施。正是基于这样的认识，我们精心策划并编写了《常见病护理及护士观察技巧》一书，旨在为广大护理工作者提供一本集科学性、创新性、实用性于一体的专业指导用书。

本书首先系统地梳理了常见呼吸系统疾病护理、循环系统疾病护理、消化系统疾病护理、神经外科疾病护理、妇产科疾病护理等临床科室中常见病的护理常规。还详细阐述了相应的护理措施与注意事项。通过深入浅出的讲解，我们力求帮助读者建立起对常见病护理的全面认知，为临床实践打下坚实的基础。

然而，护理工作的精髓远不止于此。在快速变化的医疗环境中，护士的观察能力显得尤为重要。因此，本书在介绍常见病护理常规的基础上，特别增设了"护士观察技巧"这一核心章节。该章节不仅阐述了病情观察的重要性与基本原则，还通过丰富的案例分析与实战技巧分享，帮助读者掌握如何在日常工作中有效收集患者信息、准确判断病情变化的技巧与方法。我们希望通过这些内容的呈现，能够激发护士们的观察潜能，提升他们的临床决策能力，从而在护理工作中更加游刃有余。

本书在编写过程中，始终秉持着"简明扼要，便于理解、执行、记忆及督促检查"的原则。我们力求通过清晰的结构、精炼的语言、生动的案例，使读者能够轻松掌握书中的知识点与技能点。同时，我们也注重内容的科学性与创新性，力求将最新的护理理念与研究成果融入其中，为读者提供前沿、实用的护理指导。

田　锐

2024年1月

目　录

第一章　常见呼吸系统疾病护理

第一节　急性上呼吸道感染

1.一般护理　发热时应卧床休息，多饮水，每日需补充2000~4000mL水，并给以流质或半流质清淡易消化饮食。在保暖的同时还应注意室内空气流通，降低空气中的微生物数量。

2.健康教育　病毒具有高度的传染性，通过飞沫在空气中传播，亦可借污染的食具和物品传播，所以应教育患者做好呼吸道隔离，戴口罩，尽量不去公共场所，并将所用水杯、毛巾、脸盆、碗筷与健康人分开使用，以免传染他人。

室内也可用食醋熏蒸或用艾卷燃熏，隔日1次，每次1h，以达到空气消毒的目的。

健康人的鼻咽部经常有一些病毒和细菌存在，受凉、疲劳等因素可减弱机体抗病能力而致病。所以，平时应加强身体锻炼，注意避免发病诱因，增强自身抗病能力。

第二节　肺炎

1.一般护理　军团菌对热的耐力较强，在蒸馏水中可存活139天，在人工管道水源中可定居，通过气溶雾吸入方式感染人群。所以，要注意定时开窗通风，保持室内空气新鲜，台面用0.5%洗消净擦拭，吸氧管、湿化罐、雾化器每周应彻底消毒1次。通风时注意患者的保暖，避免冷空气直吹或对流。急性期、高热期间绝对卧床休息，恢复期可适当活动。胸痛剧烈者取患侧卧位，以减轻痛苦。呼吸困难者取半卧位并给予氧气吸入。给予高蛋白质、高热量、高维生素、易于消化的饮食，多食富含维生素C的水果。鼓励患者多饮水，每日建议2000~4000mL。

2．症状及并发症的观察和护理

（1）高热：可行冰袋、温水擦浴、温酒精擦浴等物理降温法，减轻患者的痛苦，增加其舒适感。由于高热时唾液分泌减少，口唇干裂，容易发生口腔炎，可用生理盐水或复方硼砂含漱液漱口，口唇干裂可涂石蜡油，防止发生口腔炎。

（2）咳嗽：军团菌肺炎好发于年老体弱者，他们活动量少，痰液多蓄积体内，无力咳出。此时可指导患者学习有效咳嗽的方法，鼓励自行咳痰。若痰液黏稠不易咳出或无力咳出时，可行雾化吸入、翻身、体位引流、应用祛痰剂等，以保持呼吸道的通畅。

（3）水、电解质紊乱和肾功能异常：军团菌可释放毒素引起低血钠等，所以应定期检查患者血电解质、尿常规及肾功能。发现异常积极协助医生治疗抢救。

3．药物治疗的观察和护理　红霉素为治疗军团菌肺炎的首选药物，可以口服也可静脉滴注，一般疗程为2～3周。输注时患者可出现局部疼痛、胃肠道不适（恶心、呕吐）等，故宜慢速滴入并做好生活护理，及时清除呕吐物，鼓励患者少食多餐，适量进食。

4．健康教育　肺炎多因机体抵抗力降低，细菌乘虚而入所致，好发于冬春季。所以，应加强机体自身耐寒能力的锻炼，避免受凉，预防感冒，养成不吸烟、不饮酒的好习惯。同时，还应注意保持周围环境的清洁，避免水源的污染。

第三节　慢性支气管炎

1．一般护理　室内保持空气流通新鲜，冬季应有取暖设备，避免患者受凉感冒，加重病情。饮食上给予高蛋白质、高热量、高维生素、易消化的食物。若食欲欠佳，可给予半流或流质饮食，注意食物的色香味，并鼓励患者多饮水，每日至少饮3000 mL。

2．症状的观察和护理

（1）咳嗽、咳痰：仔细观察咳嗽的性质，出现的时间和节律；观察痰液的性质、颜色、气味和量，并正确留取痰标本及时送检。鼓励患者有效地咳嗽、咳痰。有痰不易排出时，可行超声雾化吸入，根据病情加入相应药液，以达到局部用药，稀释痰液，便于引流的目的。同时，还可采取体位引流等措施排痰。

（2）喘：患者主诉喘憋加重，呼吸费力，不能平卧，应给予半卧位吸氧。根据血气分析结果，调节吸氧流量。并指导患者练习腹式呼吸及呼吸操，以改善通气功能。

3.药物治疗的观察和护理　此类疾病最主要是控制感染，应针对致病菌的类别和药物敏感性合理应用抗生素。护士应正确采取痰标本，留痰前清洁口腔，标本盒应为无菌痰盒。抗生素使用后，应严密观察患者的体温及病情变化，重视患者主诉，为医生提供最直接的临床资料。在药物治疗的同时，应注意营养支持，注意痰液的稀化和引流，这是缓解气道阻塞、有效控制感染的必要条件。

4.健康教育　嘱患者加强身体耐寒锻炼，气候变化时注意衣服的增减，避免受凉。耐寒锻炼需从夏季开始，先用手按摩面部，后用冷水浸毛巾拧干后擦头面，渐及四肢。体质好、耐受力强者，可全身大面积冷水摩擦，持续到9月份，以后继续用冷水摩擦面颈部，冬季最低限度也要用冷水洗鼻部，以提高耐寒能力，预防和减少本病的发作。同时，应避免尘埃和煤烟对呼吸道的刺激，有吸烟嗜好者应戒除。

第四节　支气管哮喘

1.一般护理　将患者安置在清洁、安静、空气新鲜及阳光充足的房间，避免摆设花草，铺地毯等；做卫生清洁时应注意用湿法打扫，避免尘土飞扬。使用某些消毒剂时要转移患者。哮喘发作时患者多取半坐卧位或端坐位，可用枕头支托，也可让其伏桌而坐，桌上放枕，增加患者舒适感。饮食上应给予营养丰富的易消化的食物，多食蔬菜、水果，多饮水，以补充由于憋喘出汗过多失去的水分。严禁食用与发病有关的食物，如蛋类、牛奶及鱼、虾、蟹等海味食品。同时注意保持大便通畅，减少因用力导致的疲劳。另外，应协助患者寻找过敏原，并指导患者掌握发病的规律，以便采取预防措施。

2.哮喘持续状态患者的护理

（1）注意观察哮喘发作的前驱症状，如发现患者鼻、咽、眼发痒，有打喷嚏、咳嗽等黏膜过敏表现及胸部有压迫窒息感时，及时通知医师以便采取预防措施。

（2）哮喘持续状态时患者可出现全身衰竭，甚至突然死亡，必须作为急症处理。给予氧气吸入，每分钟3~5L，迅速建立静脉通路，遵医嘱静脉滴注糖皮质激素，保持呼吸道通畅，协助排痰，必要时吸痰，行气管插管或气管切开。

（3）发作时做好生活护理，及时擦干患者身上的汗水，更换干燥、柔软的衣被，协助患者变换体位，按摩受压部位及骨突处，以保持皮肤的完好。

（4）加强心理护理。哮喘发作时患者极度紧张，烦躁不安，应安慰患者，尽量满足患者的合理要求，缓解紧张情绪。

3.用药指导 教会患者正确使用定量气雾剂。方法分4步：①摇匀气雾剂。②轻轻呼气。③口含喷嘴慢慢吸气同时下压盛药子罐。④屏气10秒。若要做另一次吸入，需要等候1min以上才可重复上述步骤。应注意先使用β2受体激动气雾剂，15~20min后使用激素类气雾剂，用药后漱口，以减少口腔真菌感染。

4.健康教育 患者在缓解期应避开过敏原，加强自身体质锻炼，提高御寒能力。目前认为，哮喘患者最好的运动方式是游泳。另外，在冬季及气候多变时预防感冒，并保持情绪的稳定，可减少发作的次数。

第五节　支气管扩张

1.一般护理 反复咯血及咯血活动期应卧床休息。饮食上给予高蛋白质、高热量、多维生素、易消化的饮食或半流食。

2.症状的观察及护理

（1）咯血：患者咯血后多有恐惧紧张情绪，所以应关心安慰患者，指导患者轻轻将气管内存留的积血咳出。及时建立静脉通路及吸氧。备好抢救物品，如吸引器、止血药及气管插管等。

（2）咳痰：①密切观察痰液量及性质。支气管扩张的患者一般咳脓性痰，每日可达100~400mL。痰放置数小时后可分3层，上层为泡沫、中层为黏液、下层为脓性物和坏死组织。伴有厌氧菌感染时可有恶臭味。②排除气管内分泌物，保持呼吸道通畅。协助患者做体位引流，若病变在肺下叶时，可将患者置于头低足高位，进行深呼吸、咳嗽和咳痰；必要时引流前可先行雾化吸入，引流时辅以叩背，可提高引流效果。每次引流15~20min，每日2~4次，体位引流宜在患者空腹时（餐后2h）进行。

第六节　慢性阻塞性肺气肿

1.休息　有严重缺氧和CO_2潴留者应卧床休息，以减少氧的消耗。

2.体位　呼吸困难者取半卧位或端坐位。

3.氧疗　明显缺氧者给予吸氧，有CO_2潴留者采用鼻导管低流量持续给氧，流量每分钟1～2L。长期CO_2潴留使呼吸中枢对二氧化碳的敏感性降低，呼吸兴奋性主要靠低氧对周围化学感受器的刺激来维持。如给予高流量氧气吸入，缺氧对呼吸中枢的兴奋作用被解除，将更加重CO_2潴留。因此，慢性阻塞性肺气肿的患者单纯吸高浓度的氧是危险的，甚至是致命的。氧疗期间应监测患者反应、血气分析结果及氧饱和度情况，以免发生二氧化碳蓄积。

4.营养支持　慢性阻塞性肺气肿的患者由于克服气道阻塞、弹性回缩力变化等做了大量呼吸功，使呼吸肌疲劳，加之长期慢性咳嗽，咳痰，反复感染等的消耗，多数患者处于营养不良的状态。目前，营养支持问题日益受到重视，一般除恰当的食谱配置外，必要时应行肠道内或肠道外的营养物质补充，以维持体重，增强肌力，减少疲劳等。

5.保持呼吸道通畅　当患者痰量多且坠积于下肺，咳嗽又无力或无效时，应指导患者进行体位排痰，并辅以超声雾化湿化气道及叩背等，以利于痰液的排出。如上述效果不佳时可行吸痰及气管插管等。

6.健康教育

（1）首先让患者掌握此病的特点，树立抗病信心。同时指导患者根据病情进行适当的体育锻炼，如腹式呼吸、噘嘴呼吸、呼吸体操等，增强呼吸肌肌力。注意生活规律和丰富的饮食营养，以全面增强体力、减少复发及提高生活质量。

（2）家庭中长期氧疗，每日吸氧时间应超过15h，可延长患者生存期。

（3）加强自身耐寒锻炼，感冒流行期不去公共场所。天气变化时注意增减衣服，避免感冒，减轻发病症状，减少入院次数。

第七节　自发性气胸

1.一般护理　患者应卧床休息，取半卧位或患侧卧位，使健侧肺在上，缓解憋气症状。憋气严重时给予高流量鼻导管或面罩吸氧。给予高蛋白质、高热量、多维生素的饮食，多食水果及蔬菜，并保持排便通畅，以免过度用力加重憋气症状，必要时给予缓泻剂。

2.胸腔闭式引流的护理　一般肺压缩20%～30%，经休息、吸氧后可自行吸收；当肺压缩在20%～50%，可用气胸抽气机直接抽气；当肺压缩达50%以上时，应行胸腔闭式引流排气法。

（1）定时巡视，观察引流瓶中液体的颜色、性状，合并液气胸时应记录引流量。并观察排气情况，保持引流管的通畅。嘱患者轻轻咳嗽，可观察到管中液面的波动。

（2）患者床旁备好两把止血钳，在翻身、更换引流瓶液体时可应用两把止血钳将引流管夹闭，以免外界气体、液体逆流入胸腔，加重病情变化。

（3）水封瓶置于患侧床下，低于患者胸部，防止瓶中液体逆流，引起继发感染。

（4）手术伤口处每日更换敷料，每日用灭菌生理盐水更换引流瓶中的液体，避免感染发生。

（5）鼓励患者轻轻翻身活动，做深呼吸运动，适当咳嗽，以加速胸腔内气体排出，使肺尽早复张。

（6）如引流瓶中玻璃管末端连续无气泡排出，排除阻塞的因素，则提示肺已复张，可以先夹管，观察24h以上，无气急等症状且胸片示肺已复张时可以拔管。

3.健康教育　自发性气胸好发于20～40岁较削瘦的青年人，应对这一类型的人群加以指导。在活动中避免用力过猛、过快，如突然转身、剧烈咳嗽、打喷嚏、过度屏气或提重物等，并注意加强营养，增强体质，以免诱发气胸。

第八节　呼吸衰竭

1.非机械通气的护理

（1）一般护理：住单间设专人护理，密切观察病情变化，注意患者的意识状态、计算力、定向力、球结膜水肿情况、呼吸频率和节律、心率和血压的变化，每h记录尿量，监测电解质、血气的变化，认真做好护理记录。

（2）营养支持：热量供给不足是产生或加重呼吸肌疲劳的重要原因之一，所以，应保证充足的营养及热量供给，并尽量选择胃肠道内的方式，清醒患者应鼓励自行进食。不适当地补充过量的糖类会增加二氧化碳的产生，加重呼吸肌的负担。

（3）保持气道通畅：气道不畅使呼吸阻力增大，呼吸功消耗增多，加重呼吸肌的疲劳，也使炎性分泌物排出困难，加重感染，同时还可能发生肺不张，使气体交换面积减少。气道如完全阻塞，则必然发生窒息，患者可在短时间内死亡。所以，应注意气道的湿化、痰液的稀释及排出。可根据病变部位拍背排痰，必要时行机械通气治疗。

2.机械通气的护理

（1）保持呼吸道通畅是机械通气的首要问题。应用呼吸机治疗时，患者由于机械正压通气、咳嗽反射减弱及呼吸道分泌物增多等原因，常发生阻塞性肺不张，故呼吸道通畅及排痰至关重要。具体方法是：①经常帮助患者翻身（每h翻身1次），不但能防止压疮的发生，而且利于分泌物引流。在翻身的同时，给予叩背，利于痰液的排出。注意，在翻身拍背时应防止气管导管脱出。②每1~2h吸痰1次，必要时应反复、及时吸痰。有效吸痰的操作方法是，吸痰前先调高氧浓度至100%，气道内注入2%碳酸氢钠盐水3~5mL，2min后抽吸痰液；插入吸痰管时先关闭负压，插入一定深度（比气管导管长4~5cm）后打开负压，边旋转边上提拔出吸痰管，及时连接好呼吸机；再吸入高浓度氧2min后调低氧浓度。注意一次吸痰过程（从插入至拔出吸痰管）不能超过15s。

（2）严格无菌操作，减少院内感染的发生：①吸痰时戴无菌手套；先抽吸气管插管内分泌物，再吸口鼻分泌物，以免口鼻中杂菌进入气道；每根吸痰管只用1次。②呼吸机管道每日更换消毒1次。③保持气管切开伤口处清洁，每日更换敷料2次，如被污染及时更换。

（3）安全管理事项：①气管插管或气管切开管道固定要牢固，松紧适宜。②正确连接呼吸机管道，随时观察管道有无漏气、脱落或断开现象。③加床挡，四肢（尤双上肢）应加以约束，以免躁动时将插管拔出而窒息，导致死亡。

（4）机械通气的同时应放置胃管，进行胃肠内营养，同时给予静脉高营养，以保证机体需要。

（5）监测血气及电解质的指标，记录呼吸机参数，分析呼吸机报警原因，及时检查并处理。如低压报警提示：①通气回路脱节、漏气；②气管导管套囊破裂或充气不足等。高压报警提示：①气道分泌物增多；②通气回路打折、阻塞；③人机对抗等。

（6）心理护理：对意识清楚、使用呼吸机治疗的患者，耐心细致地解释并给予精神安慰，可以增强患者的自信心及通气治疗的效果。向患者说明机械通气的目的与需要配合的方法。询问患者的自觉感受，做一些卡片和患者交流。经常和患者握手和说话，增加患者的安全感。长期应用呼吸机者可产生依赖性，要帮助患者锻炼自主呼吸，争取早日脱机。

（7）加强一般护理：做好患者生活护理及皮肤护理，保持口腔及外阴、肛周清洁，预防压疮发生。

第二章　循环系统疾病护理

第一节　急性心力衰竭

1.协助患者采取半卧位或坐位，双下肢下垂，以减少静脉回心血量，使膈肌下降，有利于减轻心脏负担及呼吸困难。

为减少回心血量，也可用止血带轮流结扎四肢近端，每一肢体每次结扎5min，防止结扎过久引起动脉供血障碍而发生坏疽。

2.给予高流量氧气吸入，吸氧方式可采用鼻导管、鼻塞、面罩吸氧或加压给氧。

（1）鼻导管或鼻塞吸氧：为保证氧疗效果，应注意氧气流量，鼻塞或鼻导管有无堵塞情况，每8～12h更换到另一侧鼻孔。

为降低肺泡内泡沫的表面张力，使泡沫破裂，改善通气，提高血氧浓度，可使氧气通过20%～35%酒精湿化瓶，但时间不宜过长，一般为间歇应用。

（2）面罩吸氧：适用于血氧分压明显降低，或同时有二氧化碳分压降低的患者，但意识清醒者多不能耐受，故仅限于暂时应用。

（3）加压给氧：适用于给氧后氧分压仍低于6.67kPa者。加压给氧不仅可以纠正缺氧，还可通过提高肺泡和胸腔内压力，减少肺泡内液体渗出和回心血量。使用时须注意压力不宜过大，以免损伤肺泡。应间歇使用，同时注意观察患者有无恶心、呕吐、干咳、胸骨后疼痛及抽搐等氧中毒症状。应在血气分析监测下给氧。

3.严密观察血压、心率、心律、呼吸及肺部啰音的改变情况，准确记录出入量。

4.应用氨茶碱注射液静脉滴注时，配制液体量不宜过多，避免因放置时间过久药物分解变色而失效。滴注速度宜缓，浓度适当，如过快或用量过大，可引起低血压及休克，亦可引起心律失常。应用血管扩张剂剂量要准确，严格掌握速度，同时监测血压变化。应用强心药物的护理要点详见本节慢性充血性心力衰竭有关用药护理部分。

5.心功能低下患者应避免过度劳累、暴饮暴食及呼吸道感染等诱发因素。

对有心、肺疾患及年老的患者，在治疗过程中，应控制输液量及输液速度，避免心脏负荷过重而发生心衰。

第二节　慢性充血性心力衰竭

1.休息原则　心力衰竭一度患者可参加轻度活动，增加休息；二度患者则需限制活动，延长卧床休息时间；三度患者以绝对卧床休息为主。

2.卧床患者并发症的预防

（1）由于心力衰竭患者常伴有水肿、呼吸困难而表现强迫体位，患者不能活动或活动受限，加之缺氧、末梢循环差，极易发生压疮，故应加强皮肤护理，预防压疮。对伴有高度水肿的患者，在保持皮肤清洁、干燥的同时，注意避免划破、磨擦等，保持皮肤的完整性，防止皮肤破溃、感染不愈。水肿较重的部位如会阴部，可用50%硫酸镁溶液湿敷。

（2）长期卧床患者易发生下肢深静脉血栓，可每日按摩下肢，鼓励并协助患者在床上做主动或被动的肢体伸屈活动。尽量避免在下肢静脉输液。注意观察下肢皮温、颜色，有无肿胀和疼痛，如有变化，提示有血栓形成，应及时报告医生处理。同时，患者应绝对卧床，肢体抬高于心脏平面以上，避免大幅度活动、剧烈咳嗽和用力排便，以防栓子脱落而引起肺栓塞。

（3）卧床患者由于体位改变、活动量减少而出现便秘，应摄入含纤维素较多的食品，多食蔬菜、水果，养成定时排便的习惯，必要时服用缓泻药物。

3.用药护理

（1）应用利尿剂以清晨或上午为宜，以便日间利尿，防止夜间多次排尿影响睡眠。利尿期间应准确记录出入量，定期检查血液电解质水平，防止水、电解质失调。

（2）患者服用强心苷类药物前应观察心率、心律，静脉使用应稀释后缓慢推入，同时有专人观察心率、心律情况，指导用量。服用此类药物期间，如有不明原因的各种心律失常（尤其是室性早搏）、黄视、绿视、头痛、嗜睡、食欲不振、恶心及呕吐等症状，应警惕为洋地黄中毒，需及时处理。如有条件可定期查血清地高辛浓度，当>2.0μg/mL时，提示有药物中毒的可能性。

（3）应用血管扩张剂前应测量血压、心率，用药过程中定时复查，酌情调整滴速。

如出现不良反应，如胸闷、出汗、气急、脉速、血压下降、恶心及呕吐等，应通知医生减慢或停止注射。对口服血管扩张剂者，注意防止体位性低血压的发生，告诫患者服药后需卧床休息片刻，立起时动作需缓慢。静脉应用硝普钠或硝酸甘油时，应现用现配，先输注葡萄糖溶液并调整好速度后再加入药物，避光输注。因硝酸甘油易黏附在塑料上，应避免使用塑料输液器具。快速心律失常、严重贫血、低血压及青光眼患者，应慎用硝酸甘油。

4.饮食原则 限制钠盐的摄入：心功能Ⅲ级时，限制膳食含钠量为1.2～1.8g；心功能Ⅳ级时，含钠量应小于1g。但限制过严可引起低钠血症，当合并稀释性低钠血症时，应限制水的摄入。另外，为避免增加心脏负担，需少量多餐，进食易消化的食物。

5.心理护理 患者常因病情反复而表现出烦躁不安、紧张恐惧及悲观失望等，以致病情加重。因此，应帮助患者认识本病的特点，教会患者自我护理的方法，介绍如何预防呼吸道感染、避免过度劳累及饮食原则等。多给予患者鼓励和支持，讲明心理因素对疾病的影响，稳定患者情绪，增强治疗信心。

第三节　高血压病

1.保证合理的休息、睡眠，避免劳累 提倡适当的体育活动，尤其对心率偏快的轻度高血压患者，进行有氧代谢运动效果较好，如骑自行车、跑步、做体操及打太极拳等，但需注意劳逸结合，避免时间过长的剧烈活动。对自主神经功能紊乱者可适当使用镇静剂。严重的高血压患者应卧床休息，高血压危象者则应绝对卧床。

2.心理护理 患者多表现有易激动、焦虑及抑郁等心理特点，而精神紧张、情绪激动、不良刺激等因素均与本病密切相关。因此，医务人员对待患者应耐心、亲切、和蔼、周到。根据患者特点，有针对性地进行心理疏导。同时，做好卫生宣传教育工作，使其掌握预防保健的基本知识，了解控制血压的重要性，指导患者训练自我控制的能力，参与自身治疗护理方案的制订和实施。教会患者及家属测量血压的正确方法；指导患者坚持服药，定期复查。

3.饮食护理 应选用低盐、低热量、低脂、低胆固醇的清淡易消化饮食。鼓励患者多食水果、蔬菜，戒烟，控制饮酒、咖啡、浓茶等刺激性饮料。服用排钾利尿剂的患者应注意补充含钾高的食物如蘑菇、香蕉、橘子等。肥胖者应限制热量摄入，控制体重在理想范围之内。

4.病情观察　对血压持续增高的患者，应每日测量血压2~3次，并做好记录，必要时测立、坐、卧位血压，掌握血压变化规律。如血压波动过大，要警惕脑出血的发生。如在血压急剧增高的同时，出现头痛、视物模糊、恶心、呕吐、抽搐等症状，应考虑高血压脑病的发生。如出现端坐呼吸、喘憋、发绀、咳粉红色泡沫痰等，应考虑急性左心衰竭的发生。出现上述各种表现时均应立即报告医生，进行抢救处理。

5.用药护理　服用降压药应从小剂量开始，逐渐加量。同时，密切观察疗效，如血压下降过快，应调整药物剂量。在血压长期控制稳定后，可按医嘱逐渐减量，不得随意停药。

某些降压药物如哌唑嗪、胍乙啶等，可引起体位性低血压，嘱患者服药后卧床2~3h，必要时协助患者起床，待其坐起片刻，无异常后，方可下床活动。同时，告诫患者变换体位时动作应缓慢，以免发生意外。

有些降压药，如肼苯哒嗪、米诺地尔、胍乙啶等可引起水钠潴留。因此，需每日测体重，准确记录出入量，观察水肿情况，注意保持出入量的平衡。

6.高血压危象及脑病患者的护理　一旦发生危象或脑病，应迅速建立静脉通道，静滴速效降压药物，或含服心痛定。对持续抽搐患者，护士应守护在患者身旁，去除口腔内假牙，安放牙垫，以防咬伤舌头。及时吸痰，保持呼吸道通畅。对意识不清、烦躁不安者需加床挡，防止坠床。

第四节　高脂血症

1.一般护理　日常生活中要减肥、戒烟、不饮烈性酒、控制血糖及血压。脑力劳动者要坚持适量的运动和体力劳动。饮食上要控制总热量维持理想体重。限制胆固醇摄入量在每日300mg以内，限制动物脂肪摄入量，蛋白质可由瘦肉、去皮禽类、海鱼等提供，并用大豆及其制品代替部分动物蛋白质，少食甜食，增加含膳食纤维及维生素C的食物。

2.病情观察　由于限制饮食中脂肪、胆固醇及糖类，可引起某些脂溶性维生素、铁质及维生素B_1的不足。维生素A缺乏可致干眼症、夜盲症；维生素D缺乏可致佝偻病、软骨病；维生素E缺乏可致生殖系统发育不良、肌肉营养障碍；维生素K缺乏可致出血倾向；维生素B_1缺乏可致脚气病；铁质缺乏可致缺铁性贫血。因此要针对病情及时给予补充。

3.药物疗效观察 应用降脂药物可降低胆固醇及三酰甘油水平，降低极低密度及低密度脂蛋白水平，增加高密度脂蛋白水平。但目前没有一种药物能对所有脂质紊乱均有效，而且长期服用都具有一定的不良反应，如洁脂在降低总胆固醇、降低极低密度及低密度脂蛋白、增加高密度脂蛋白的同时，可有肌痛、乏力、肝损害、腹痛、肠胀气等不良反应；舒降之在降低三酰甘油、提高高密度脂蛋白、减低总胆固醇的同时，可有胃肠道反应。因此，服用降脂药物的患者要了解所服药物的不良反应，定期到医院复查血脂水平并监测血常规、肝肾功能、血糖及血尿酸指标。在应用降脂药物治疗的同时，也要做好膳食的配合治疗。

4.健康教育 使患者了解高脂蛋白血症是导致动脉粥样硬化的主要因素，控制饮食及膳食治疗比药物治疗安全、有效，切实可行。注意消除生活中不良因素。有家族史或双亲患有高脂蛋白血症的家庭最好从儿童期就开始做好预防工作，定期检测血脂水平，防患于未然。

第五节　感染性心内膜炎

1.一般护理 治疗期间尽量卧床休息，保持大便通畅，勿用力，必要时应用缓泻剂，减少栓子脱落机会。长期高热及贫血患者宜选用高热量、高蛋白质、多维生素和易消化的饮食。心功能不全的患者应限制钠盐摄入量。

2.病情观察 注意观察有无栓塞症状，如脑栓塞可出现头痛、偏瘫和失语；肺栓塞可突然发生胸痛、气促、发绀和咯血；冠状动脉栓塞可突然出现胸痛、休克、心力衰竭和心律失常等心肌梗死症状。观察有无口腔黏膜、眼结膜及前胸部皮肤的瘀血点。抽取血培养要注意选择患者寒战体温骤升时，可获阳性结果。至少2次同为阳性结果，对诊断治疗有帮助。阴性结果也不能除外本病的存在。

3.药物治疗效果观察 长期大量联合应用杀菌抗生素者，要观察肠道菌群失调引起的腹泻症状，复查肝、肾功能。抗生素药物应现用现配，并观测用药后体温变化曲线。

4.健康教育 患者住院治疗时间长，在病情不易控制的情况下，要取得患者的信任，使其了解疾病特点及治疗检查目的，增强其信心和参与意识，争取早日康复。

第六节 冠状动脉粥样硬化性心脏病

1.一般护理 日常生活中应避免诱因，如吸烟、饮烈性酒、激动、生气、劳累、不适当运动、血压高且不易控制等。进食宜清淡易消化，不要暴饮暴食。冠心病发作时应卧床休息，遵医嘱及时服药。

2.病情观察 心绞痛发作时，含服速效救心丸或硝酸甘油可缓解；不缓解者应观察心电图动态改变。心肌梗死患者要注意胸痛缓解时间、血清心肌酶变化及心电图ST段回落情况。心源性休克患者可出现面色苍白、四肢湿冷、意识改变、心率增快、血压下降及尿少等，要配合医生给予扩充血容量及升压等治疗。心力衰竭患者可突然出现呼吸困难或原有呼吸困难加重，不能平卧，憋喘，咳嗽，咳痰，血氧饱和度降低及其它血气指标不正常，肺部有湿啰音等，要配合医生给予强心利尿剂治疗。心律失常患者可出现室性心律失常、房性心律失常、窦性心律失常及传导阻滞，要及时发现，遵医嘱给药并观察疗效。

3.药物疗效观察 应用硝酸甘油扩张冠状动脉治疗时，要观察输液速度及胸闷胸痛症状缓解情况；有些患者可出现头痛或血压偏低等现象。应用利多卡因治疗室性心律失常时，要注意输液速度，少数患者可出现意识障碍、烦躁等精神症状，停药后精神症状很快消失。溶栓治疗的患者可出现寒战、发热、皮疹及出血等变态反应；溶栓成功血管再通时，患者用药2h内可出现胸痛突然缓解，心电图抬高的ST段回落50%以上，短暂的一过性的心律失常（即再灌注心律失常），血清心肌酶升高的峰值前移。

4.冠状动脉造影 患者术后卧床24h，观察穿刺部位渗血、血肿情况。观察患侧肢体感觉、皮肤温度、色泽及足背动脉搏动情况，防止血栓栓塞。观察血清心肌酶、心电图情况，防止造影导致心肌梗死。鼓励患者多饮水，尽快将造影剂排出。

5.健康教育 冠心病的高危因素中动脉硬化与高脂血症关系密切。要指导患者控制饮食，限制胆固醇及动物脂肪的摄入。有家族史的患者应定期查血脂水平，做好预防工作。嘱患者按医生要求服药，不得随意增减药物。服药不能控制症状时，应及时到医院进一步诊治，以免耽误时机。不论自我感觉如何，一定要定期到医院随诊。

第三章　消化系统疾病护理

第一节　呕吐

1.呕吐的观察

（1）观察呕吐的次数、时间、量，呕吐物的性质、气味，必要时留取标本送检，记录呕吐量。

（2）注意呕吐的伴随症状，幽门痉挛所致呕吐在食后不久发生；幽门梗阻的呕吐在食后6～12h发生，呕吐量大，伴隔餐或隔夜食物，有酸臭味，吐后症状缓解；颅压增高所致呕吐伴头痛，呕吐呈喷射状，且为顽固性；急性感染所致的呕吐常伴发热、全身感染症状、腹泻；腹部器质性疾患伴上腹胀满及腹痛；前庭功能障碍所致呕吐伴眩晕、耳鸣、眼球震颤、恶心、皮肤苍白、出冷汗，减少体位和头部位置移动，嘱其闭目平卧可使症状缓解。神经性呕吐不影响进食，营养状况无明显变化。剧烈呕吐者注意酮症出现。频繁呕吐可造成食管及胃黏膜撕裂出血。

2.防止窒息，协助患者坐起、侧卧或头偏向一侧。昏迷者及时吸净口中呕吐物，吐后协助漱口，更换被污染的衣物，减少不良刺激。

3.严重呕吐可导致营养不良、脱水、电解质紊乱、酸碱平衡失调，应注意预防或及时纠正。

第二节　腹泻

1.观察排便的性状、次数、量、气味及与饮食的关系　米汤样粪便见于霍乱；蛋花样粪便见于伪膜性肠炎；洗肉水样粪便见于急性菌痢和重症溃疡性结肠炎；果酱样便见于阿米巴痢疾和升结肠癌；酸臭的糊状便见于吸收不良。观察腹泻的特点，明确腹泻的原因。腹泻伴水样便或糊状便提示小肠病变；结肠炎症、溃疡和肿瘤患者便中含脓血和黏液；因炎症或直肠癌使直肠受激惹则出现里急后重症状。观察腹泻与腹痛的关系，并注意有无全身伴随症状，如发热、营养不良、脱水等，遵医嘱及时处理。

2.注意休息与营养　休息可减少消耗和毒素的吸收，使患者增加舒适感。饮食采用易消化、有营养的软食，忌食多脂和粗纤维食物。注意补充水分，重症者禁食、补液或给予静脉高营养治疗，及时纠正水、电解质紊乱。

3.做好肛周护理　频繁腹泻可致肛周皮肤发炎、糜烂，注意便后及时用温水清洗，用棉布或软纸吸干水分，涂鞣酸软膏或氧化锌软膏加以保护，起到消炎和收敛作用。

4.留取粪便标本及时送检　应取粪便的异常部分作为标本，以增加检测的阳性率。注意记录粪便量。感染性腹泻患者注意便器的消毒，粪便应用消毒剂浸泡后弃之，防止交叉感染。霍乱患者应采取严密隔离措施，并注意上报传染病卡。

第三节　便秘

1.注意观察，明确原因，治疗原发病。观察消化道有无机械性梗阻症状，如腹部有无扩张的肠型，可否触及存粪的肠襻，有无腹胀、腹痛等。了解有无肛门疾患，如内痔、外痔、肛裂引起的排便疼痛、精神紧张或粪便嵌塞，应及时对症处理。观察患者全身情况是否虚弱，协助有关检查，明确是否存在器质性病变。

2.对于非器质性病变的便秘，为刺激肠蠕动，应进食富含纤维素的食物，多食水果、蔬菜，多饮水。

3.生活起居要有规律，应养成良好的排便习惯，在睡醒和进餐后结肠蠕动增强，即可产生便意，应每日定时排便，形成习惯。坚持适当的体育锻炼，改善肌张力，增加肠蠕动，有利于排便。

4.对卧床患者应创造良好的排便条件，老年体弱者，可适用缓泻剂，如蓖麻油、番泻叶、酚酞；滑润剂如植物油、石蜡油等，也可用灌肠法清肠。

第四节　呕血、黑便和便血

1.出血量大时，患者应卧床休息，抬高下肢增加回心血量，注意保暖，给予吸氧，迅速建立静脉通路，配血，补充血容量，纠正休克，禁食；对消化性溃疡仅有便血者，应尽早进流食或少渣饮食中和胃酸；呕血停止后24h可进流食，促进肠蠕动，便于胃内积血向下运行，减少恶心、呕吐症状。

2.加强病情观察，注意出血先兆和伴随症状。嘱有上腹不适、恶心、欲吐等出血先兆患者，保持镇静情绪并卧床休息。观测血压、心率变化，详细记录病情。观察呕吐物和粪便的颜色、性状及量，正确估计出血量。一般出血5~10mL，粪便隐血阳性；出血量在60mL以上可有柏油便排出；胃内潴血在250~300mL可引起呕吐；出血量在500mL患者可有头晕；出血量达800mL时，临床表现有口渴、心烦、少尿、血压下降；出血量在1500mL可有休克表现。中等量出血患者可有体温升高表现，可能因血容量减少而体温调节中枢不稳定，或有继发感染。

3.协助病因诊断。采取各种止血措施，注意询问病史，配合紧急纤维胃镜检查。

第五节　消化性溃疡

1.一般护理　溃疡病患者应避免劳累和精神紧张，要求生活规律，保持乐观情绪，注意睡眠和休息；养成良好的饮食习惯，采用定时、少量多餐、逐渐增加饮食的原则。忌食刺激胃酸分泌的酸辣、生冷、油炸食物和咖啡等，禁烟戒酒。

2.并发症的观察和护理

（1）出血：上消化道出血是消化性溃疡常见的并发症，出血前可有疼痛加重，于出血后疼痛减轻或消失，其原因是胃酸被血液稀释、中和。溃疡出血的临床表现取决于出血的速度和量，出血量在50~100mL时，临床即可出现黑便；出血量在1000mL以上时影响循环功能；而快速出血在1500mL以上时，会出现休克症状，即脉细速、收缩压低于10.6kPa，皮肤湿冷、苍白、呼吸浅促、口渴、焦躁不安。因肾血流灌注不足出现少尿，细胞缺氧出现代谢性酸中毒。此时，应绝对卧床休息，观测血压、脉搏及呼吸，详细记录病情、出血量和性状，迅速建立静脉通道，保证各种有效治疗措施及时、准确进行，如输血、输液、升压及止血等。做好口腔护理，呕血后及时漱口，更换被血污染的衣物，消除不良刺激因素。出血量少可进少量冷流食以中和胃酸，按时服用止血药。严重出血保守治疗无效时，应做好手术前准备，并做好安慰和解释工作。

（2）穿孔：溃疡深达肌层、浆膜层可发生穿孔，出现急性弥漫性腹膜炎，突然有剧烈腹痛，腹肌呈板状，伴明显压痛、反跳痛，肝浊音界消失，恶心，呕吐，面色苍白，脉细速，血压下降。要认真听取患者主诉，协助医生给予禁食、补液、配血，做好手术准备。

（3）幽门梗阻：典型症状是上腹饱胀，餐后加重，吐有酸臭味的隔餐或隔夜食物，吐后症状缓解。查体上腹饱满，有胃型和振水声。症状轻者可进流食，重症者禁食、补液。每晚洗胃或胃肠减压。此时注意补充足量的水、电解质，维持体内酸碱平衡。对胃肠减压患者要观察和掌握负压吸引力，不可因负压过大损伤黏膜造成出血。对长时间呕吐、禁食、洗胃或胃肠减压的患者要加强口腔护理，预防口腔和呼吸道并发症，严格记录24h出入量。经内科治疗效果不佳应做好手术准备。

3.指导患者合理用药　护士应熟悉掌握所用药物的药理作用和不良反应，督促患者按时服用。抑酸剂应在餐后1～2h研碎服，胃动力药应餐前15～30min服，且不宜与抗胆碱能药同服，以免影响药效。硫糖铝和复方铋剂需在酸性环境中才能发挥作用，故应空腹服，若与H_2受体拮抗剂同用，要提前30min给药。H_2受体拮抗剂及质子泵抑制剂有较强的抑酸作用，是治疗溃疡病的主要药物。为抑制夜间胃酸分泌高峰，睡前应加服1次。清除幽门螺杆菌可以降低溃疡病的复发率，所以对幽门螺杆菌阳性的患者应该同时进行杀菌治疗。

第六节　溃疡性结肠炎

1.一般护理　病情活动期应卧床休息，以减少肠蠕动、肠痉挛和热量消耗，病情好转可逐渐增加活动。给予营养丰富、易消化、少纤维素的软食，忌冷食与吸烟，避免进食可引起过敏的牛奶等乳制品。急性发作期应禁食或进流食，为使肠道充分休息可行胃肠外高营养治疗。情绪紧张、焦虑可使症状加重，应创造安静舒适的休养条件，保证充足的睡眠。

2.症状的观察和护理

（1）注意观察腹痛的部位、性质和时间，有无腹部胀气、压痛和反跳痛，扩大的肠襻及肠鸣音是否会减退或消失。及早发现中毒性巨结肠和肠穿孔。

（2）注意观察记录排便次数、性状和量。频繁腹泻、大量便血时，及时报告医生处理。观察生命体征变化，尽早发现水、电解质紊乱或失血性休克。做好肛周护理，便后温水清洗，涂鞣酸软膏加以保护。及时留取大便标本送检，以排除其它肠道感染的可能。

3.药物治疗和护理

（1）解痉止泻药可以减少肠蠕动，用药后要观察腹部体征，有诱发急性肠扩张的可能。

（2）在使用柳酸偶氮磺胺吡啶治疗过程中，注意观察药物的不良反应。不良反应有头痛、厌食、恶心、呕吐、腹部不适或皮疹；变态反应有发热、粒细胞减少、再障或自身免疫性溶血。

（3）糖皮质激素类药物能抑制炎症和免疫反应，缓解毒性症状，应遵医嘱准确给药，不可随意增减。用药期间患者抵抗力下降，有继发感染的可能，应注意防护。

（4）正确掌握灌肠治疗手法：药物保留灌肠，对病变局限在直肠和左侧结肠的轻中型患者疗效较好，常用药物有锡类散、黄连素、氢化可的松琥珀酸钠。灌肠前向患者做好解释工作，消除紧张情绪，取得配合，并嘱其排便；灌肠时应取左侧卧位，臀部垫枕抬高；护士操作手法要轻柔，灌肠液量最好在100~200 mL，温度37℃，选用粗的导尿管，插入深度大于15 cm，多涂润滑油，尽量减少对局部肠黏膜的刺激，以免增加痛苦，引起排便。进行低压灌肠或缓慢滴入，可延长药液在肠道内的保留时间，有利于肠黏膜充分吸收。

4.注意事项　育龄期妇女病情活动期应避免妊娠，因妊娠期和产褥期可加重病情。硫唑嘌呤等免疫抑制剂可导致胎儿畸型。

第七节　急性胰腺炎

1.一般护理　急性期患者应卧床休息、保证睡眠、减少胰腺负担，增加脏器血流量，促进组织修复。疼痛时除使用解痉镇痛剂外，可取前倾坐位，减轻症状；为减少胰腺分泌，降低胰管内压而行禁食阶段，要保证充足的液体和营养供给，以补充热量和维持血容量。加强口腔护理，减少异味，防止细菌感染和口腔并发症发生。患者因腹痛、发热、口干、精神委靡、烦躁，不能耐受禁食，应耐心解释，给予安慰，使其了解并配合。

2.胃肠减压的护理　用胃肠减压法吸引胃内容物，可减轻恶心、呕吐、腹胀、腹痛症状，是治疗胰腺炎的常用方法，于症状缓解后停止使用。对置胃管患者护理时应注意：胃管在鼻尖部固定牢固，防止脱管和减少对咽部的磨擦刺激；注意观察引流管是否通畅，可定时冲洗；观察引流液的性状和量并详细记录。胃肠减压抽吸力不可过大，以免造成胃黏膜损伤。减压瓶每日清洗、消毒，防止逆行感染。减压阶段机体丢失大量水分及电解质，易造成脱水、酸碱平衡失调，要密切观察生命体征，准确记录出入量，定时抽血查电解质。

3.症状观察　对水肿型胰腺炎患者行禁食、减压、止痛、抗炎等治疗，症状数日即可缓解，血清淀粉酶下降。当腹痛弥漫全腹，发热弛张不退，白细胞计数升高，黄疸加深，有腹肌紧张等腹膜炎症状，血清淀粉酶持续上升或骤然下降，应警惕坏死型胰腺炎并发感染。需密切监视病情变化，耐心倾听主诉，发现有明显循环衰竭或主要脏器功能不全表现时，应进行监护治疗。

4.寻找诱因　治疗后期协助患者寻找诱发胰腺炎的因素，如有无胰腺、十二指肠、胆管的慢性疾病，及早治疗。避免酗酒和暴饮暴食或饥饿后饮食过度，尤其是高脂肪饱餐。向患者介绍少油、无刺激、易消化的合理食谱，防止复发。

第八节　上消化道出血

1.患者绝对卧床，禁食，头偏向一侧，保持呼吸道通畅，防止因大量呕血吸入气道而致窒息。对患者进行安慰，以减少恐惧心理。建立静脉通道，及时施行扩容、止血及升压等抢救措施。密切观察生命体征变化，并详细记录。

2.密切观察出血，估计出血量。幽门以上出血常为呕血，幽门以下出血表现为黑便；如出血量少而缓慢，即使出血部位在幽门以上，也可表现为黑便，反之出血量大而急，出血部位虽在幽门以下也可返流入胃，引起呕血，并有黑便。呕血和黑便除反映出血部位外，还反映出血的速度和量，如每日出血量在5mL时，大便隐血即为阳性，出现黑便时出血量至少在50mL以上。胃内潴血达250~300mL则出现呕血。消化道出血在500mL以下多数患者只有轻度头晕；出血量在500~1000mL时，可出现口渴、烦躁不安、心慌、头晕，收缩压下降至12kPa，脉搏每分钟100次；出血量在1000~1500mL以上时，可有周围循环衰竭表现，如面色苍白，出冷汗，脉细速，每分钟120次以上，收缩压下降至8~10.6kPa，尿少、尿闭等失血性休克表现。

3.配合医生实施止血措施

（1）食管胃底静脉曲张破裂出血：三腔二囊管压迫止血，三腔管使用前应进行充气、试压，检查是否漏气，向患者做好解释。置管后胶布固定必须牢固，防止因脱管气囊压迫气道，引起窒息死亡，应设专人看护。压迫过程中每隔12h放气5~10min，以免受压时间过长致黏膜缺血糜烂。放气期间注意观察出血情况。为防止管壁和黏膜粘连，可间歇吞服5~10mL石蜡油。注意保持胃管通畅，每2h用生理盐水冲洗1次，置管2~3d病情稳定可考虑拔管。拔管前依次将食管囊、胃囊气体抽空，置管保留12h观察有无出血。拔管时口服石蜡油20~30mL，润滑管壁，防止因牵拉再次引起出血，操作动作要轻稳。置管期间做好患者口鼻及皮肤护理，注意观察体温、脉搏、呼吸、血压、胃内容物及大便的次数、颜色和量，判断止血效果。

（2）食管静脉曲张硬化剂治疗：在内窥镜下用胃镜注射针向静脉内、静脉周围，或静脉内及静脉周围多次注射适当的硬化剂，使静脉栓塞、机化，达到止血目的。一般在出血时或止血稳定后进行。治疗前做好解释，消除紧张情绪，使患者配合。治疗当日禁食，取下义齿，肌内注射地西泮和解痉灵。术后给予静脉补液并应用抗生素。8h后可进少量冷流食，每次治疗间隔1周，4~6周为1个疗程。整个硬化剂治疗期间进流食，术后密切观察病情变化，注意有无食管溃疡、食管狭窄、发热、穿孔、出血及胸骨后疼痛等并发症。

（3）降低门静脉压力药物治疗：可用生长抑素或垂体后叶素。静脉输注垂体后叶素时，注意保持管道通畅，防止药液外渗，造成组织损伤。

4.非食管静脉曲张出血。冰盐水洗胃止血法：从胃管抽净胃内容物和积血，注入冰盐水100~200mL。嘱患者变换体位，使冰水与胃黏膜充分接触，降低胃黏膜温度，使血管收缩，减少出血，达到止血目的。10~15min后将冰水全部抽出，反复数次，至抽出液完全澄清为止。再自胃管注入去甲肾上腺素冰盐水、凝血酶、云南白药或吉胃乐、安胃得等药物，以促进止血，中和胃酸，保护胃黏膜。此法对小动脉出血非常有效。治疗中密切观察患者全身情况，对年老体弱者尤要注意心率、呼吸及血压变化，观察腹部情况，有无急性腹痛及腹膜炎等。冰水灌注量一般不宜过多，以免造成胃扩张并影响凝血。

协助内窥镜下局部喷撒止血药、注射止血剂、压迫止血、微波、激光等治疗并观察疗效。

第四章 血液系统疾病护理

第一节 再生障碍性贫血

1.一般护理 根据病情，可适当活动，活动时防止滑倒或碰伤；不宜使用锐利的工具，如小刀等，以免刺伤后出血。重症患者应绝对卧床。给予高热量、多维生素及高蛋白质易消化的饮食。消化道出血时，应禁食。

2.预防并发症

（1）出血倾向：观察患者出血情况，如皮肤黏膜出血点、瘀斑、鼻出血、牙龈出血、眼底及颅内出血等。①注意口腔、鼻腔的清洁、湿润，避免剔牙及挖鼻。选用软毛牙刷刷牙。鼻腔出血可用冰袋、冷毛巾局部外敷或用明胶海绵、药物纱条填塞压迫止血，填塞时间不可超过72h。取条前，局部滴入适量油液，待充分浸润纱条后，再慢慢取出。避免撕拉损伤鼻腔黏膜，造成新的创面出血。②密切观察患者，若突然出现头痛、恶心、呕吐、视物模糊或意识改变，须警惕颅内出血。应保持安静，患者取平卧位，头偏向一侧，保持呼吸道通畅。做好各种抢救的准备工作。及时记录病情变化。③进行各种穿刺或注射后，注意局部按压，避免出血、渗血。静脉穿刺后，应沿血管走向按压。

（2）预防感染：预防原则是多方面阻止外部细菌的侵入。病室应环境整洁、空气清新，温度、湿度适宜。病床应平整、清洁，无食物残渣。长期卧床患者应定时翻身、叩背，预防压疮及肺部感染。口腔是病原微生物侵入人体的途径之一，应注意清洁，积极预防感染。有口腔疾患，如溃疡、脓肿、糜烂者，应给予特殊的口腔护理和药物处理。真菌感染常选用2%碳酸氢钠液漱口或将制霉菌素片剂研磨成粉状，配以液体石蜡油调制成糊状，涂于清洁后的局部，每日3~4次；口腔黏膜出血、牙龈出血，选用1.5%过氧化氢液（双氧水）含漱或局部擦拭，用药后局部可产生气泡。双氧水有清除血块及坏死组织的功能，但高浓度对组织有较强的刺激性，使用时应注意药液配制。绿脓杆菌感染常用0.1%醋酸溶液漱口；所用口腔护理器械应注意消毒。肛周护理是预防感染的重要环节，患者应保持肛周清洁、干燥，养成每日便后局部清洗的卫生习惯。有肛周疾患者，每次便后以1:5000高锰酸钾水坐浴。注意保持排便通畅，防止肛裂。肛周糜烂、脓肿的患者，应定时清洁创面，必要时脓肿部位切开放盐水纱条引流，促进伤口愈合。创面也可用抗生素纱布覆盖，预防感染。各种注射、操作均应严格无菌要求。患者白细胞低于0.5×10^9/L，应行保护性隔离，有条件住单间病房，谢绝家属探视，严格无菌操作。

3.药物治疗护理 再障患者常规给予抗生素治疗，应密切观察患者对药物的反应及体温变化等。一般患者慎用退热药物，禁用怀疑与本病发病有关的药物。必要时，应在病历上注明。发热患者降温应注意保暖，嘱患者多饮水，及时更换被汗液浸湿的衣物、被服。使用雄激素治疗，患者会出现痤疮、毛发增多或女性男性化等，应做好解释工作，消除疑虑。长期注射丙酸睾丸酮，易引起局部硬结甚至脓肿，须深部肌内注射，并交替变换注射部位。反复输血的患者易产生白细胞抗体，输血时要注意速度，观察患者反应情况，发现问题，及时给予处理。

第二节　缺铁性贫血

1.一般护理 依贫血患者症状护理，酌情卧床休息与适当活动。纠正偏食习惯，有针对性地增加富含铁的食物，如肝类、瘦肉、豆类、木耳、香菇及海带等。并积极寻找病因，治疗原发病。

2.药物治疗及不良反应的护理 掌握铁剂用药的知识与不良反应。口服液体铁剂，应使用吸管吸入，避免药液与牙齿接触。两餐间服用铁剂，不应与茶、抗酸药物同服，因食物和抗酸药物可降低铁的吸收。同时服用维生素C，可促进铁的吸收。铁剂药物刺激性大，若患者出现恶心及呕吐等症状，给予胃复安等镇吐药，以减轻症状。服用铁剂后，粪便呈黑色，属正常情况，应先向患者说明，消除其疑虑。注射铁剂宜采取深部肌注，并应双侧交替。注射后会出现发热、局部疼痛、皮疹、淋巴结炎及头痛等症状。偶有过敏性休克，应注意观察。静脉输注铁剂应在穿刺成功后，再将药物注入液体瓶内，以免药物渗出导致静脉炎症。

第三节　巨幼红细胞性贫血

1.一般护理　根据病情适当地活动与休息；注意饮食结构，合理营养配餐，纠正偏食习惯。掌握科学的食物制作方法，烹煮食物避免过久。多食富含维生素（尤其是叶酸）的易消化食物，如新鲜的水果、蔬菜、瘦肉、蛋类及乳类食物。

2.并发症护理　注意口腔护理，保持口腔的清洁、湿润。每次进餐后漱口或清洁口腔，避免食物残渣滞留。严重口腔炎、舌炎影响进食，餐前给予1%普鲁卡因盐水含漱数分钟，待疼痛消除再进食。口腔溃疡者局部涂擦溃疡散、锡类散，鼓励患者多进餐。

3.药物治疗不良反应护理　巨幼红细胞性贫血的药物治疗，以补充所需叶酸及维生素B12为主。要督促、协助患者定时定量服药，接受治疗。长时间使用维生素B12治疗，可出现低血钾症，应定时监测血钾浓度，必要时给予补钾。叶酸缺乏者多给予叶酸片剂口服，不良反应少，若使用前未排除维生素B_{12}缺乏，使用后则会加重因维生素B_{12}缺乏造成的神经系统症状。

第四节　急性白血病

1.一般护理　嘱患者卧床休息，注意饮食营养，了解患者心理变化，对初次治疗的患者，要体贴关心，正确引导患者，接受现实，配合治疗。

2.并发症护理　白血病患者极易感染，应采取预防措施。搞好病室环境，房间定时通风、消毒。协助督促患者注意自身卫生，如口腔、皮肤、会阴及肛周等经常保持清洁；勤修剪指甲及胡须，洗头、洗澡及理发。严格无菌操作，白细胞低于0.5×10^9/L，行保护性隔离，限制探视。高热患者应随时观测体温变化，采取有效的降温措施，如温水擦浴等物理降温，必要时药物退热。注意观察出血倾向，口腔、鼻腔、皮肤、眼底、颅内、消化道及泌尿道等是常见的出血部位。警惕弥散性血管内凝血的发生。

3.药物不良反应护理　化疗是白血病的治疗手段，但化疗药物不良反应大，会出现不同程度的消化道症状，如食欲差、恶心及呕吐等，可遵医嘱预防性使用镇吐剂，及时调节饮食品种，以清淡、易消化的食物为主，并尽可能鼓励患者进餐。化疗药物种类很多，给药途径分为静脉、皮下注射及口服。静脉用药均有较强的刺激性，应注意保护血管。选择稍粗大富有弹性的静脉进行穿刺，尽量避开靠近韧带及关节处的静脉，如腕部、手背处静脉。静脉滴注或推注化疗药，须先用带有生理盐水或葡萄糖液输液装置行静脉穿刺，穿刺成功后再将化疗药物加入滴瓶滴入或静脉推注。推注过程中，要不断抽查静脉回血，以避免药液渗漏。推药毕，须再行推入数毫升或滴入适量生理盐水或葡萄糖液，以减少化疗药物长时间滞留、刺激引起静脉炎或静脉阻塞。加强化疗患者的心理护理和卫生宣传教育。老年人由于器官和组织的老化，反应较年轻人迟钝，更须细心观察，及时发现问题，给予相应的护理。化疗期间须准确记录出入量。鼓励患者多饮水，以促进患者排尿，降低药物对膀胱及肾脏的影响。化疗后 7~14d 白细胞降低，应加强预防感染的措施。补充适量的营养，禁止出入公共场所。白细胞低于 0.5×10^9/L，应保护性隔离，限制探视，严格无菌操作。

第五节 淋巴瘤

1.一般护理 早期淋巴瘤患者可适当休息，晚期患者应卧床。化疗、放疗及发热使患者机体消耗量增大，食欲差，故饮食上应注意营养调配，给予高热量、高蛋白质及富含维生素的食品。

2.并发症护理 肿大的淋巴结会引起邻近器官的压迫症状。如纵隔淋巴结严重受累时，患者会出现呼吸困难和发绀等症状，应给予吸氧、半卧位，并安慰患者，避免紧张。消化道受累时，常出现腹痛、腹泻及肠梗阻。应注意调节饮食，以流食或少渣食物为主，肠梗阻患者应禁食。骨骼受累时易发生骨折，应减少活动量，注意保护，防止发生外伤。护士应注意听取患者的主诉，观察病情变化，给予相应的对症护理。

放疗患者易出现口干、恶心及腹泻，应及时对症处理。给予清淡、易消化的食物，鼓励患者进餐。放疗后局部皮肤发红，继而呈黑色，部分患者局部瘙痒、疼痛，应注意皮肤护理，保持皮肤的清洁、干燥，不宜搔抓，避免摩擦及风吹日晒。可局部涂抹紫草油、维生素软膏或薄荷淀粉类药物，缓解上述症状。

3.药物不良反应护理 联合化疗对解除或缓解症状效果显著，应遵医嘱顺序给药。静脉滴注药液勿外渗。怀疑或已有外渗时，应立即停止注射，回抽注射器，尽量减少渗出。因多种化疗药液可致局部组织坏死，应立即给予普鲁卡因局部封闭，并局部冰敷，减轻损害。严密监测患者出入量，及时补充体液量，注意避免电解质紊乱。督促患者多饮水,以促进排尿,使药物代谢产物迅速稀释,排出体外。

第六节　多发性骨髓瘤

1.一般护理　观察病情变化,关心体贴患者,鼓励患者下床活动,坚持身体锻炼。动作不宜过猛,防止磕碰、滑倒及跌伤。晚期患者应卧硬板床。翻身或搬动时,动作应轻柔,减轻骨痛,避免骨折。长期卧床患者须注意营养。调节饮食,促进食欲。给予优质蛋白质及维生素含量丰富的易消化食品。肾功能不全时,应限制钠盐摄入。

2.并发症护理　晚期患者机体免疫功能降低,应注意预防感染,注意环境及个人清洁卫生,加强基础护理。注意气温的变化,避免受凉、感冒。严重骨质破坏患者应绝对卧加厚棉垫的硬板床。指导患者床上活动及大小便。下地活动须配带矫正支架。剧烈咳嗽易引起骨折,应及时处理。注意尿量,给予充足的液体摄入,以避免肾功能损害、高尿酸血症及高钙血症。

3.药物治疗不良反应护理　干扰素治疗后患者会程度不同的出现发热反应,可预防性使用退热药物,如注射前和注射后服用萘普生片剂。向患者做好解释工作,消除其紧张心情。注意观察,及时对症处理。

第五章　肾脏疾病护理

第一节　急性肾小球肾炎

1.一般护理

（1）急性期应卧床休息，以减少血尿及蛋白尿。一般应卧床休息至肉眼血尿消失、水肿消退及血压正常。

（2）饮食：可根据患者血压及尿量情况，一般给予低盐、高糖、高热量及易消化的饮食。低盐可改善水肿，控制血压，减轻脑水肿和心脏负担；高糖食物既能减少心脏负担，又能补充热量；清淡的饮食有利于消化和吸收，又能增加食欲。对于尿素氮和肌酐升高的患者应限制蛋白质摄入，以减少蛋白质的代谢产物，保护肾功能，防止蛋白质代谢产物进一步升高。

2.症状及并发症的护理

（1）少尿、血尿、蛋白尿是急性肾炎的主要症状，应严密观察患者的病情变化，及时准确记录每日液体出入量，仔细观察尿液的颜色及透明度。少尿的患者应限制水分的摄入，并协助患者及时留送各种尿标本，以利于病情观察。

（2）急性肾小球肾炎多伴有不同程度的水肿，应加强皮肤护理。

（3）急性左心衰的治疗和护理见急性肾功能衰竭。

（4）各种感染都可引起急性肾炎，尤其是上呼吸道感染和皮肤感染可引起链球菌感染后肾炎。因此，锻炼身体，增强体质，改善身体防御功能，减少感冒的发生是预防的主要措施。改善环境卫生，注意个人卫生，避免或减少上呼吸道感染及皮肤感染，可降低急性肾炎的发病率。猩红热或流感的流行期间应注意隔离，尽量避免去公共场所，以防传染。一旦发生化脓性扁桃体炎、皮肤疖肿等，应积极给予抗感染治疗，并在发病后1~3周内密切注意尿液变化，以便早期发现及时治疗急性肾炎。对于反复感染的腭扁桃体炎，应去除慢性感染灶。

（5）急性肾小球肾炎是一自愈性疾病，90%以上的患者可于发病后半年内痊愈。一般儿童预后较成人好，年龄越大，转为慢性肾小球肾炎的可能性越大。故对于急性感染后肾小球肾炎，即使症状完全消失，实验室检查完全恢复后1~2年内，仍应定期复查。

3.药物治疗和不良反应的观察和护理　急性肾小球肾炎的主要治疗是对症治疗。其中利尿剂较为常用。急性肾炎的患者由于肾小球滤过率降低及全身毛细血管通透性增加，表现为轻重不等的全身或局部水肿。为有效地控制水肿，减轻症状，使患者排尿增多，尽快恢复肾功能，临床上常用速尿、双氢克尿塞、安体舒通及氨苯蝶啶等药物。使用大剂量速尿时，应注意观察其不良反应，如恶心、体位性低血压、直立性眩晕、口干及心悸等。长期应用利尿剂时不仅要密切观察血压，还要注意电解质的变化，如果因低血钾、低血钠出现肌张力下降、表情淡漠甚至心律失常时，应及时给予对症处理。同时，也应观察患者有无脱水，准确记录24h尿量，必要时每日测体重。

第二节　慢性肾小球肾炎

1.一般护理

（1）患者若无明显水肿、高血压、血尿，尿蛋白微量，无肾功能不全表现，可以从事轻工作或学习，但要避免过度劳累及受凉，防止呼吸道感染，不使用肾毒性药物。有明显水肿、持续高血压或肾功能进行性减退，应卧床休息，并积极治疗。若有发热或感染，应尽快控制。

（2）盐、蛋白质和水分的供给，应视水肿、高血压和肾功能情况而定，一般给予低盐、适量蛋白质、富含维生素食品。

（3）给予利尿剂治疗的患者应严格准确地记录出入量。

（4）慢性肾炎患者的自然病程变化很大，有部分患者的病情比较稳定，经5~6年，甚至20~30年，才发展到肾功能不全期，极少数患者可自行缓解；另一部分患者病情持续发展或反复急性发作，2~3年内即发展到肾功能衰竭。一般认为，慢性肾炎有持续性高血压及持续性肾功能减退时预后差。总之，慢性肾炎是具有进行性加重倾向的肾小球疾病，预后是比较差的。

2.症状及并发症的观察护理

（1）血尿和蛋白尿是慢性肾炎最常见的症状，患者表现为尿蛋白（＋～＋＋＋），24h尿蛋白定量在1.5～2.5g，尿红细胞＞10个/高倍视野，并伴有不同程度的管型尿。护理患者时，要严格记录出入量，同时，要密切观察患者尿的性质和量，指导并教会患者留取各种尿标本，如清洁中段尿、24h尿、清晨一次尿等标本，并告诉取尿时的注意事项。

（2）慢性肾炎患者常有不同程度的高血压，尤其是慢性肾炎高血压型的患者，以持续血压增高为主要表现，特别是舒张压持续升高。当舒张压高于13.3kPa时，会进一步加重肾血管痉挛，引起肾血流量减少，肾功能急剧恶化。对于此类患者，护理上要密切观察患者病情，限制患者活动，每日监测血压变化，指导患者按时服药，保持排便通畅，防止过度用力引起颅内压增高，警惕患者高血压脑病的发生。

3.药物治疗和不良反应的观察和护理

（1）降压治疗：一般多选用扩血管性降压药，以保证有益于肾脏的血流动力学变化，保护肾功能。常用的药物有肼苯达嗪、可乐宁、开博通及长压定等。由于疾病的病程长，对长期服用降压药的患者，应加强卫生宣传教育，使患者充分认识到其降压治疗和保护肾功能的作用，嘱患者不可擅自改变药物剂量或停药。同时，还应观察药物的不良反应，如头痛、头晕、便秘及体位性低血压等，以确保满意的疗效。

（2）消肿利尿：利尿剂是治疗慢性肾炎最常用的药物，有关治疗的观察和护理见急性肾小球肾炎。

第三节　肾病综合征

1.一般护理

（1）饮食与营养：患者水肿明显时应严格限制水和钠的摄入，限制钠的摄入不仅可以控制水肿进一步发展，也有利予高血压控制。肾病综合征患者由于尿蛋白丢失较多、食欲减退及进食量减少，处于总热量不足状况。因此，改善和促进患者食欲，增加进食量，对疾病的治疗有积极作用，应给予患者低钠、高热量、低脂肪及富含维生素的饮食。

（2）为促进患者食欲，增加对疾病的抵抗力，不仅要在饮食上注意色、香、味，而且，还应加强患者的口腔护理，注意保持口腔清洁，防止口腔炎。

（3）对于合并有低钙和维生素D缺乏的患者，应限制其活动，尤其患有骨软化及囊性纤维性骨炎的患者应卧床休息，以防止发生病理性骨折。

2.症状及并发症的观察和护理

（1）水肿：水肿是病程中最常见的表现，水肿的发生可急可缓。病初多见于踝部，呈可凹性，继则延及全身，清晨起床时眼睑水肿明显易被发现。严重水肿除皮下组织外，胸腔、腹腔、阴囊鞘膜腔均可大量积液，一般伴少尿。

（2）感染：由于大量免疫球蛋白自尿中丢失，血浆蛋白降低，影响抗体形成。肾上腺糖皮质激素及细胞毒药物的应用，使患者全身抵抗力下降，极易发生感染，如皮肤感染、原发性腹膜炎、呼吸道感染、泌尿系感染，甚至发生败血症。护理患者时要保护性隔离，严格无菌操作，有条件住单间，限制家属探视。

（3）血栓形成：肾病综合征的患者容易发生血栓。形成血栓的原因有水肿、患者活动少、静脉淤滞、高血脂、血液浓缩使黏滞度增加、纤维蛋白原含量过高以及使用肾上腺糖皮质激素时血液易发生高凝状态等均可导致血栓的形成。因此，对于肾病综合征患者在病情允许的情况下，可适当增加活动，防止下肢静脉血栓的形成。同时，要观察患者有无心慌、憋气等症状，警惕肺栓塞的发生。

（4）急性肾功能衰竭：肾病综合征患者因大量蛋白尿、低蛋白血症及高脂血症，体内常处在低血容量及高凝状态。呕吐、腹泻、使用抗高血压药及利尿剂大量利尿时，都可使肾脏血灌注量骤然减少，进而使肾小球滤过率降低，导致急性肾功能衰竭。护理见急性肾功能衰竭。

3.药物治疗和不良反应的观察和护理

（1）肾上腺糖皮质激素是肾病综合征患者的常用药物之一。根据病情可静脉或口服给药，因此在观察药物疗效的同时还应密切观察药物的不良反应。加强保护性隔离防止感染。指导患者按时服药，切不可擅自停药。加强卫生宣传教育，使患者正确对待脱发及肥胖等现象。

（2）消肿利尿：肾病综合征的患者血浆蛋白低，在应用利尿剂的同时应补充白蛋白，一般静脉输入白蛋白后再给速尿效果较好。

（3）抗凝治疗：由于肾病综合征在病程中有血液高凝状态，可发生血栓，因此主张抗凝治疗，常用肝素。为了防止肝素过量，静脉注射24h后用试管法测定凝血时间，并随时调整剂量。使用肝素时应注意观察患者用药反应，防止出血。

第四节 急性肾功能衰竭

1.一般护理

（1）急性肾功能衰竭的诊断确立后，应绝对卧床休息，以减轻肾脏的负担。

（2）准确记录每日液体出入量，每日测体重。

（3）急性肾功能衰竭少尿时，体内常发生水过多，控制及预防心衰的重要方法是控制水及盐的摄入。当患者不能理解或不能耐受时，应向患者解释限水、盐摄入及记录的重要性，使患者能积极配合治疗。

（4）应给患者高热量、高维生素、低盐、低蛋白质、易消化的饮食。尽量避免食用含钾过高的食物，防止高血钾的发生。必要时补充氨基酸，以减轻蛋白质分解，最大限度地防止尿毒症性代谢产物、酸性代谢产物及钾离子过快地在体内蓄积。

2.症状及并发症的观察和护理

（1）急性左心衰竭：是急性肾功能衰竭少尿期的主要并发症，患者表现为呼吸困难、端坐呼吸、烦躁不安、发绀、冷汗淋漓、恐惧和濒死感觉、咳粉红色泡沫痰甚至咯血、心率快、双肺可闻湿啰音。此时，治疗的主要环节如下。①纠正缺氧，可给患者面罩吸氧，湿化瓶中加30%酒精。②镇静，给吗啡5~10mg皮下注射。③给利尿剂以减少血容量，缓解肺循环和体循环的淤血症状，并给予强心及扩血管治疗。④必要时进行透析治疗。

（2）感染：急性肾功能衰竭可由严重的感染引起，而急性肾功能衰竭时由于免疫功能低下，以及各种诊断、治疗措施，如导尿、气管插管又常导致感染，可加速蛋白质的分解，促进病情进一步恶化，常以呼吸道和泌尿道感染多见。因此，必须采取有效措施预防感染，如做好病室的清洁消毒和空气净化，尽量避免不必要的检查，如需导尿时应严格无菌操作。由于患者病情较重，长期卧床，应加强口腔护理，保持口腔清洁、舒适，促进食欲，防止发生感染；做好皮肤护理，防止损伤及感染；对于年老体弱的患者应注意保持呼吸道通畅，避免发生呼吸道感染和肺炎。

（3）高钾血症：急性肾功能衰竭常伴有电解质及酸碱平衡紊乱。高钾血症是最常见的并发症之一。因此，对于并发高血钾的患者应注意——①积极控制感染，纠正酸中毒；②禁食含钾高的食物和药物；③如需输血，应输入新鲜血；④给高糖和胰岛素静脉点滴；⑤静脉输入氯化钙或葡萄糖酸钙；⑥必要时行透析治疗。

第五节 慢性肾功能衰竭

1.一般护理

（1）慢性肾功能衰竭患者症状严重时应卧床休息，症状缓解后可适当活动，避免过度劳累。病情较重、心功能衰竭及尿毒症脑病的患者应绝对卧床休息。必要时加床挡，保证患者安全。

（2）慢性肾功能衰竭的患者由于长期营养不良、贫血及高血压，使血管脆性及硬度增加。因此，在做检查、治疗、静脉输液时，应注意有计划地选择使用血管，尽量保留前臂、肘、踝等大静脉，以备用于血透等治疗。

（3）在护理慢性肾功能衰竭患者时，应严密观察病情变化，监测患者的心率、血压、瞳孔、意识、尿量、出血倾向及有无继发感染等。尤其应注意有无神经精神方面的异常。对重症及昏迷患者应加强护理，防止发生意外。

（4）饮食治疗应以高热量、高维生素、低磷、低蛋白质饮食为宜。慢性肾功能衰竭患者血中非必需氨基酸增多，而必需氨基酸减少。故在低蛋白质饮食基础上应限制植物蛋白质的摄入，补充优质蛋白质。

（5）对于少尿、无尿的患者应严格控制水分的摄入，并准确记录出入量。

2.症状及并发症的观察和护理

（1）慢性肾功能衰竭，因肾功能严重损害，导致体内非蛋白氮等代谢产物蓄积，使患者出现胃肠道症状、口中有氨味及皮肤尿素霜沉积等。因此，做好口腔及皮肤护理尤为重要。

（2）慢性肾衰竭患者由于长期营养不良，多伴有不同程度的贫血，晚期患者可有出血倾向，出现皮下出血点、瘀斑、胃肠道出血及脑出血等。因此，对于低蛋白质饮食治疗的患者，除选择优质蛋白质外，还应给患者补充肾病必需氨基酸、铁剂和叶酸；也可使用促红细胞生成素皮下注射。输入肾用必需氨基酸时要严格无菌操作，缓慢滴入，一般250mL，4小时滴完。输液过程中如有恶心、呕吐可少量用止吐剂、镇静剂，同时减慢输液速度。切勿在氨基酸内加入其它药物，以免引起不良反应。

（3）慢性肾衰患者可见尿毒症脑病。早期出现疲乏、呆滞、记忆力减退、健忘、失眠、精神委靡、肌肉颤动或不自主抖动，严重者可出现定向力障碍、谵语、躁动、惊厥甚至昏迷等。因此，要加强病情观察，仔细倾听患者主诉，必要时应给患者约束或加床挡，保证患者安全。

3.药物治疗和不良反应的观察及护理

（1）降压治疗：慢性肾功能衰竭患者多伴有不同程度的高血压，护理同慢性肾炎。

（2）导泻疗法：常用的导泻疗法是大黄制剂口服或保留灌肠，对尿毒症前期患者可使部分症状得到缓解。给予大黄制剂保留灌肠时应注意如下要点。①用前先将大黄制剂用200mL开水充分溶解，浸泡10min再加温水到800mL，温度与体温相同。②嘱患者先尽量排空粪便，保持肠黏膜和灌肠液充分接触。③操作时插入肛管要深（约15～20cm），注药液时速度要慢，一般保留20min。④灌肠液不能过凉，以免造成患者因剧烈腹痛而影响灌肠效果。

（3）护理：透析治疗的护理同血液透析和腹膜透析。

第六节　肾小管酸中毒

1.一般护理

（1）肾小管酸中毒严重者需卧床休息。

（2）应给予高热量、高蛋白质及富含多种维生素的饮食。

（3）出入量是反映患者机体内水、电解质和酸碱平衡的重要指标，可直接反应病情变化，而各项实验室检查又为临床诊治提供良好的依据。所以应准确记录出入量，正确收集各种标本并及时送检。

（4）肾小管酸中毒易反复发作，要为患者合理安排饮食起居，避免上呼吸道感染及其它部位的感染，并加强锻炼，增强机体抵抗力。

2.症状及并发症的观察和护理

（1）肾小管酸中毒患者较常见酸碱失衡、电解质紊乱，如低血钾。患者主要表现为肌无力、腹胀，严重者可出现周期性麻痹。一般口服或静脉补钾，症状可缓解。因此，在护理患者观察症状的同时，要指导患者按时服药，以确保治疗效果，减少并发症的发生。

（2）肾性骨病，肾小管酸中毒常伴钙代谢异常，对因低血钙出现手足搐搦的患者可静脉或口服钙剂。对此类患者要限制活动，必要时卧床休息，加强护理，防止病理性骨折。

第六章　内分泌系统疾病护理

第一节　糖尿病

1.健康教育　目前我国糖尿病患者已达2 000万人，糖尿病患病率呈逐年上升趋势。糖尿病已成为严重威胁患者生命安全的主要慢性非传染性疾病。为降低糖尿病的患病率、致残率及病死率，应重视健康教育。进行糖尿病卫生知识宣传，使患者了解什么是糖尿病及糖尿病对个人、家庭及社会的危害。提倡健康人学习糖尿病有关知识，减少热量摄入，增加体育锻炼，保持正常体重，以预防糖尿病的发生。对糖耐量减低者进行健康教育的重点是糖尿病症状、糖尿病的监测、预防和治疗方法。

对住院糖尿病患者健康教育的重点是心理卫生、饮食调节、运动锻炼、药物治疗原则及如何检查、预防、治疗糖尿病急、慢性并发症等。

2.心理护理　糖尿病是一种终身的慢性病，目前尚无根治方法。因此，糖尿病患者心理负担较重，甚至悲观失望，这对于控制疾病发展是十分不利的。糖尿病患者要保持开朗、平静的心情，树立长期与疾病作斗争的信心。

3.饮食护理　糖尿病患者的饮食要定量、定时、少吃盐、不吃糖，可多食纤维素多的食物。应指导患者参照食物交换份调整饮食结构。食物交换份是将食物按其所含营养成分的比例分为6类，标明各类食物提供同等热量376 kJ的重量，以便交换使用。这样既能使糖尿病患者饮食丰富多彩，得以享受正常人进食的乐趣，又不致热量摄取过多或者过少。

4.运动治疗护理　让患者长期坚持适量的体育锻炼，保持血糖水平的正常和身体的健美。应选择适量的、全身性的、有节奏的锻炼项目，如做操、打拳、慢跑、跳交谊舞、扭秧歌等。但在血糖控制不稳定、糖尿病患者出现心血管并发症、糖尿病肾病时，不宜进行体育锻炼。

5.药物治疗护理

（1）口服降糖药注意事项：嘱患者按时及正确服药。磺脲类药物应在饭前15~30min服用。双胍类药物对胃肠道有刺激作用，可在饭中或饭后服用。

（2）胰岛素的注射方法：需要应用胰岛素治疗时，必须指导患者或家属掌握正确注射方法。胰岛素应在饭前15~30min皮下注射。常用注射部位有上臂三角肌下缘、腹部脐周、大腿外侧、前臂及臀部外上1/4处。应经常更换部位，防止注射皮肤局部硬化而吸收不良。两种胰岛素同时注射时应先抽短效胰岛素后抽长效胰岛素混匀后方可注射，抽药先、后顺序不可颠倒，否则长效胰岛素会通过针头带入到短效胰岛素瓶内而影响短效胰岛素的速效效果。胰岛素应在4℃冰箱内保存。

6.并发症的预防及护理 糖尿病并发症分急性并发症和慢性并发症两种。糖尿病急性并发症包括急性感染、酮症酸中毒、高渗性非酮症昏迷和低血糖症。相应的预防护理措施如下：

（1）较常见的急性感染：有呼吸道、泌尿道及皮肤感染等。每年对糖尿病患者进行1~2次胸部X线检查，有助于早期防治呼吸道炎症。糖尿病患者要注意会阴部卫生，防止泌尿系感染。嘱患者保持皮肤清洁，经常洗澡，勤换内衣；避免皮肤损伤，对任何轻微的皮肤损伤都必须及时治疗。糖尿病患者下肢可并发神经病变和血管病变，足部容易受损伤导致感染，一旦感染很难控制，可造成下肢坏死甚至截肢，因此糖尿病患者的足部护理尤为重要。患者应经常用温水泡脚，但要避免烫伤；不宜穿太紧、太硬的鞋，鞋的通气性要好。在修剪趾甲时，不能剪得太短，以免损伤皮肤、伤及甲沟造成感染。平时经常检查足部有无红肿、水疱、溃疡及感染，一旦发现及早治疗。

（2）糖尿病酮症酸中毒：预防措施是患者不要随意停用胰岛素或减少胰岛素的剂量，去除急性感染、创伤等诱因，可有效地防止酮症酸中毒的发生。已发生酮症酸中毒的患者应卧床休息，根据医嘱及时补液纠正脱水；清醒的患者则应多补水以加速酮体排出。按医嘱每2~4h查血糖、电解质，必要时抽血做血气分析，定时留取尿标本查尿糖及酮体。准确记录出入量，密切观察生命体征，以便及时发现病情变化。

（3）糖尿病高渗性非酮症昏迷：诱因主要是没有实施正规治疗，甚至误用高糖药物或输含糖液；有感染、心绞痛或心肌梗死等急性情况；失水过多造成血液浓缩。预防的关键在于早期发现、积极治疗。

（4）低血糖症：主要是因为没有掌握好饮食、运动和药物治疗这3条原则，如进食量不够，运动量过大，或者药物使用不合理等。要注意观察患者有无低血糖反应，指导患者了解低血糖症状，学会自我观察，以便及时发现、及时纠正。发生低血糖后，应立即进食或喝糖水，严重者给予静脉注射50%葡萄糖溶液40～60mL。

（5）糖尿病慢性并发症：包括心血管并发症、眼底病变、肾脏并发症及神经并发症。及早发现和控制糖尿病是预防和延缓糖尿病慢性并发症的关键。糖尿病患者应定期检查心血管系统、肾脏及眼底有无病变，以便早发现和早治疗。

7.糖尿病患者的自我监护　教会患者正确测尿糖，以间接了解血糖情况。若发现尿糖持续升高，应及时找医生调整治疗方案。

第二节　胰岛素瘤

1.预防低血糖的方法是了解引起患者低血糖发作的诱因、时间和症状，做好交接班。在发作前提醒患者加餐。经常巡视患者有无低血糖反应，做到及时发现及时处理。指导患者及家属了解低血糖症状，及早加餐，减少低血糖发作次数。嘱患者随时备好食物或糖果，以备低血糖发作时食用。

2.对低血糖发作时有精神症状的患者，应保证患者安全，避免发生意外。

3.做饥饿试验时向患者解释清楚，让患者主动配合，自觉禁食，以顺利完成试验。

第三节　甲状腺功能亢进症

1.一般护理

（1）患者安置于凉爽、安静、无强光刺激的房间中，避免因不良环境刺激导致病情加重。

（2）关心、体贴患者，说话态度要和蔼，掌握交流技巧，给患者以精神上的安慰，避免情绪激动。

（3）饮食选择高蛋白质、高热量、多维生素、低碘饮食。鼓励患者多饮水。禁饮浓茶或咖啡等兴奋性饮料。

（4）嘱患者充分休息，减少体力消耗。

2.观察体重 每周测量体重1次，每日测脉搏4次，以便及时观察治疗效果，调整治疗方案。

3.药物治疗的护理 安排好服药时间，遵医嘱按时服药，患者不能自行停药。服药期间注意观察药物的不良反应，如白细胞降低、血小板降低、皮疹、发热、关节痛及肝功能损害等。一般用药初期每周查白细胞1次，以后根据病情每2周或1个月查1次。如白细胞低于3×10^9/L，应进行保护性隔离，医护人员要严格执行隔离制度。

4.突眼护理 有恶性眼球突出的患者，眼睑常不能闭合，易引起角膜损伤，故应注意保护角膜和球结膜。日间为防阳光及灰尘刺激可嘱患者戴茶色眼镜，用0.5%氯霉素眼药水滴眼，4次/日，以保持角膜湿润及预防感染。睡前涂抗生素眼膏，并用清洁的纱布轻轻覆盖，以防止角膜干燥及溃疡。睡眠时适当抬高头部，减轻眼部肿胀。同时，做好患者的心理护理，鼓励患者增加战胜疾病的信心。

5.预防甲亢危象的发生 感染、过度劳累、精神创伤及术前准备不充分是甲亢危象的主要诱发因素。如发现患者有高热、心率加快、腹泻、呕吐等症状加重时，应立即报告医生，及时处理，控制病情。

第四节 甲状腺功能减退症

1.一般护理

（1）饮食护理：选择高热量、高蛋白质、易消化的低盐、低脂饮食。

（2）重症患者应卧床休息，加强生活护理。有嗜睡或精神症状时，应注意患者安全，避免发生意外。

2.症状护理

（1）对体温偏低、代谢率低的患者，应采取保暖措施，如加盖棉被、置热水袋等。

（2）患者常有便秘，可适当服用缓泻剂，并多吃新鲜蔬菜和水果。适当活动，增加肠蠕动，以保持排便通畅。

（3）患者皮肤干燥粗糙，应注意加强皮肤护理，每天用温水擦洗全身，可涂润滑剂。

（4）每周测量体重1次，每天记录出入量，观察有无水肿减轻、体重下降。

3.注意事项　遵医嘱按时服药，并观察疗效及药物的不良反应。如患者出现心动过速或心前区不适，应立即报告医生处理。

第五节　原发性甲状旁腺功能亢进症

1.一般护理

（1）根据病情限制患者活动，给予适当的生活护理。安排患者睡硬板床，避免发生病理性骨折。

（2）已发生骨折的患者应绝对卧床，抬高患肢，并注意观察骨折部位血液循环情况。

（3）术前给予患者低钙高磷饮食。含钙低的食物有：猪肝、鸡、带鱼、牛羊肉及西瓜等。含磷高的食物有：小米、玉米、番茄、花生米及核桃等。手术后则应改为高钙、低磷饮食。嘱患者多吃含纤维素高的食物，保持排便通畅，必要时服缓泻剂。

（4）加强皮肤、口腔护理：卧床患者应按时翻身，防止发生压疮。翻身时动作要轻，以免发生新的骨折。

2.留尿的注意事项　留24 h尿时，容器一定要用蒸馏水冲洗干净，保证无尿垢，并加入10 mL稀盐酸做防腐剂。

3.预防并发症　注意观察病情变化及有无并发症发生，如泌尿系感染、顽固性溃疡等。

4.其他　做功能试验时需要控制钙、磷摄入量，给予代谢饭。应嘱患者将代谢饭全部食入，喝水只能喝蒸馏水，以保证试验的准确性。

第六节　甲状旁腺功能减退症

1.饮食护理　向患者强调饮食护理的重要性，给予高钙、低磷饮食。

2.避免各种刺激，以减少患者手足搐搦的发作。

3.遵医嘱长期坚持服用钙剂及维生素D，不可随便停药。定期复查血钙，及时调整药物剂量。

4.密切观察病情变化　如发现手足搐搦，应立即静脉注射钙剂。严重低血钙引起喉痉挛、呼吸困难或癫痫发作时，应协助医生进行抢救。对有精神症状的患者要注意保护，以防意外。

第七节 皮质醇增多症

1.由于患者体型特殊、精神压力较大，故应同情、体贴患者。告诉患者手术治疗效果是显著的，手术后特殊体型可以纠正，鼓励患者增强战胜疾病的信心。

2.对有骨质疏松的患者应加强生活护理，避免摔、碰，应睡硬板床，防止病理性骨折。

3.加强基础护理，防止患者因抵抗力降低致口腔、会阴及呼吸道感染。

4.密切观察患者血压和血糖变化。经常询问患者有无四肢乏力、软瘫等低血钾表现，发现异常及时处理。

5.准确、及时留取血、尿标本，以协助诊断。

6.对有精神症状的患者应加强保护，防止发生意外。

第七章　风湿性疾病护理

第一节　类风湿性关节炎

类风湿性关节炎是慢性、全身性疾病，病程长、易反复。有关节疼痛、运动障碍及畸形，给患者造成很大痛苦。护士应耐心做好患者的心理护理，帮助患者认识疾病，掌握自我护理方法，恰到好处地运用休息、锻炼、理疗和药物等多方面的治疗、护理手段，为患者减轻痛苦，促进关节病的恢复，保持关节功能。

1.病情活动期的护理要点　卧床休息，注意体位、姿势。可采用短时间制动法，如石膏托、支架等，使关节休息，减轻炎症。

进行主动或主动加被动的最大耐受范围内的伸展运动，每日1～2次，以防止关节废用。活动前关节局部可进行热敷或理疗，缓解肌肉痉挛，增强伸展能力。有晨僵症状的患者应在服镇痛药后出现疲劳或发僵前进行活动。

2.病情稳定期的护理要点　此时期患者血液中类风湿因子的效价有所下降，免疫复合物测定趋于正常，关节及全身症状好转。因此，应以动静结合为原则，加强治疗性锻炼。基本动作为关节的伸展与屈曲运动，每日进行2～3次。活动前局部应行热敷或理疗。活动程度以患者能够忍受为标准，如活动后不适感觉持续2h以上者，应减少活动量。指导患者逐渐锻炼生活自理能力，鼓励患者参加日常活动。

3.卧床患者的护理　加强皮肤护理，按摩受压部位，定时翻身，保持床单平整、清洁，防止发生压疮。加强口腔护理，防止口腔黏膜感染及溃疡的发生。加强胸廓及肺部的被动活动，如深呼吸、咳嗽、翻身、拍背等，以防止呼吸道及肺部感染。

4.用药护理

（1）应用非甾体抗炎药：应饭后服用或应用肠溶片剂，以防止胃肠道反应。服药期间应定期检查血白细胞计数，若白细胞低于4×10^9/L，应酌情暂时停药。服用布洛芬应定期检查视力，出现视力减退，应立即停用，防止中毒性失明。

（2）应用青霉胺：应注意观察有无变态反应，如有发生，在抗过敏无效的情况下，应停药。同时，应定期检查尿常规，警惕肾脏损害，出现尿蛋白阳性需停药。

第二节 强直性脊柱炎

强直性脊椎炎治疗护理的目的是力争延缓病程，减少畸形的发生。

1.心理护理 本病是隐袭性慢性进行性的关节病。教育患者认识本病，了解防治方法，按要求进行治疗与锻炼，掌握自我护理的方法，这对于减少关节功能障碍、延缓病程直至参加正常的工作和学习尤为重要。

2.活动基本原则 早期进行适当活动，可减少脊柱及关节畸形的程度。每日进行脊柱及髋关节的屈曲与伸展锻炼2次，每次活动量以不引起第2日关节症状加重为限。活动前应先按摩松解椎旁肌肉，可减轻疼痛，防止肌肉损伤。同时，水疗、超短波等物理治疗方法，可起到解除肌肉痉挛、改善血液循环及消炎止痛的作用。

3.延缓畸形的护理 维持直立姿势和正常身高。睡低枕以减少颈椎前弯。睡硬板床。平时注意减少脊椎的负重，避免长期弯腰活动。过于肥胖的患者，应减轻体重，从而减轻关节的负担。

4.预防感染 由于胸廓受累，易发生肺部感染，应鼓励患者每日进行扩胸运动及深呼吸。对生活不能自理患者，给予翻身拍背，鼓励咳嗽。同时，注意补充营养，增强机体抵抗力。并发眼色素膜炎时，定时冲洗眼滞留的分泌物，保持结膜囊清洁，眼部不宜遮盖，以免发生感染。

5.用药护理 应用柳氮磺胺吡啶期间，应定期检查血象，对粒细胞降低者，应采取保护性隔离措施。同时，定期检查肝肾功能，加强对肝肾功能的保护。

第三节 多发性肌炎、皮肌炎

本病病因不明，渐进性肌力下降，给患者造成很大心理负担和生理功能障碍。护士应耐心、细致地做好心理护理和生活护理，帮助患者认识疾病，鼓励患者树立战胜疾病的信心，配合治疗，争取病情得到缓解。

急性多发性肌炎患者，病情发展迅速，临床症状严重，应卧床休息，避免肌肉损伤。严密观察病情变化，如呼吸肌无力而出现的呼吸困难甚至窒息，及心肌受损而出现严重的心律失常等，均应做好各种抢救准备。

缓解期患者肌酶谱、肌活检、肌电图皆好转或趋于正常，可适量活动，逐渐锻炼肌力。每日行温水浴，按摩肌肉，鼓励患者尽量自己料理生活，以提高动作协调能力，延缓肌力下降和肌肉萎缩过程。同时，注意避免日光曝晒或受冻。女性患者尽量避免妊娠，以免病情复发或恶化。

给予营养丰富、易消化、高蛋白质、多维生素饮食，利于肌力恢复。对吞咽困难者，给予半流质或流质饮食，宜采用少量多餐的方法。进食有呛咳者必要时给予鼻饲，避免引起吸入性肺炎。

皮肤护理极为重要。皮肌炎急性期，皮肤仅表现红肿或出现小疱，局部可使用炉甘石洗剂或单纯粉剂涂抹。如有渗出可使用1∶8000高锰酸钾溶液或3%硼酸溶液冷湿敷。

发生皮肤破溃时应防止皮肤感染。皮损局部保持清洁、干燥，尽量不予包扎。每日更换衣裤、被单，保持清洁卫生，减少感染机会。如皮损并发感染，应做细菌培养，根据结果，采取相应的处理。

第四节　系统性硬化症

1.皮肤护理　硬皮病患者的皮肤极易发生皲裂，由于血管病理改变，皲裂难以愈合并易发生感染。因此，患者应保持皮肤清洁，每日或隔日进行热水浴。同时，避免使用碱性较强的肥皂，并涂护肤油脂，以保护皮肤。

根据气候变化，及时实施保暖或散热措施，采用升高室温，增添衣服等方法进行保暖；采用降低环境温度、浸浴等进行散热，以替代皮肤部分功能。尽量避免皮肤损伤，一旦出现要积极预防感染，缩小创面，促进愈合。

2.疼痛的护理　由于肢端血管管腔变窄，痉挛收缩，造成肢端皮肤苍白疼痛，可使用硝酸甘油膏剂涂擦局部皮肤，以改善症状。同时，应稳定患者情绪，避免激动；减少刺激血管收缩的因素，如寒冷、吸烟等，维护肢端血运通畅，减轻症状。

注意观察雷诺现象发生频率及持续时间，观察皮肤病变程度、范围及颜色的变化，以了解病情发展程度。

3.缓解关节障碍的护理 为减缓四肢皮肤硬化和纤维化所造成的活动障碍及肌肉因废用而发生的萎缩，可根据情况，每日做多次肢体屈曲、伸展及关节旋转运动。运动前应进行肢体按摩，以松解肌肉的紧张度。

4.内脏受累患者的护理

肺脏是本病常见受累器官之一，肺纤维化造成弥散和通气障碍，呼吸困难，最终可并发感染，危及生命。其护理可参照呼吸系统疾病的护理。

对胃肠受累的患者，在加强营养的基础上给予易消化饮食或半流食，利于吞咽，减轻胃肠负担。吞咽困难者，进食时需细嚼慢咽。对消化吸收不良或脂肪泻患者，给予低脂饮食。对并发有食管裂孔疝、食管炎、胃食管反流及食管狭窄者应积极治疗。

5.心理护理 本病有自行缓解倾向，许多症状受精神因素的影响。护士应努力做好耐心细致的解释工作，帮助患者树立信心，掌握自我护理的技能，使其保持乐观的情绪，积极配合治疗。

第五节　痛风

1.急性发作期护理 发作期需卧床休息，待关节疼痛缓解3d后，可恢复活动。发作时，抬高患肢，局部冷敷。发作24h后局部可行热敷或理疗，同时注意保暖，减轻疼痛。

2.慢性期及缓解期护理 对于关节畸形者，应先进行理疗，如热敷、热水浴及按摩等，以促进关节血液循环，减轻肌肉痉挛、僵硬，然后进行功能锻炼。锻炼方式以伸展与屈曲动作为主。避免劳累、寒冷、饥饿、精神紧张、创伤和感染等因素，防止诱发急性发作。对存在高尿酸血症而又无临床症状者，应定期检查，如尿pH低于6，应服用碱性药物，以碱化尿液，利于尿酸排泄。鼓励患者多饮水，保持每日尿量在2000 mL以上。

3.饮食护理 选择适宜的饮食对于本病的治疗十分重要。在急性发作期，应选用无嘌呤食物，如脱脂奶、鸡蛋、植物油等，或选用低嘌呤食物如富强粉面包、饼干、稻米饭、牛油、蔬菜、水果等。发作期患者常无食欲，因此应给予足量牛奶、鸡蛋，尽可能多地食用水果和蔬菜。食物应尽量精细，如面包、稻米饭等，全天液体摄入量应在3000 mL以上，两餐之间可饮用碳酸氢钠类液体。

慢性期或缓解期应选择低嘌呤饮食，每周应有2d为无嘌呤饮食。饮食中注意补充维生素及铁质，多食用水果及黄绿叶蔬菜，控制体重，每日摄入总热量应低于正常的10%~15%。因脂肪有阻碍肾排泄尿酸的作用，故应限制脂肪摄入。禁食用辛辣刺激性调味品，禁饮酒。

对无症状的高尿酸血症患者，宜食用低嘌呤饮食，多食用偏碱性食物，如水果、蔬菜、矿泉水等，同时也需大量饮水。切忌食用高嘌呤食品，如动物肝、肾、脑、鱼类及禽类等。

4.用药护理

急性期应用秋水仙碱时，静脉推注速度要慢，一般使用相当于药物5~10倍容积的生理盐水稀释，静脉注射时间不少于5min。严防药液漏出静脉外，造成皮下组织坏死。

应用促进尿酸排泄的药物或抑制尿酸合成的药物时，应从小剂量开始，逐渐加量，避免促使急性发作。应用此类药物时，须定期检查肝肾功能、血象及粪便隐血等。密切观察有无胃肠道症状、出血倾向和变态反应。准确记录出入量，及时处理药物的不良反应。

本病在治疗期间，尽量避免使用水杨酸类药物和吡嗪酰胺、烟酸、乙胺丁醇、利尿剂等药物，以免引起尿酸增高。必须使用时，应注意监测，及时给予对症处理。

第八章 神经内科疾病护理

第一节 脑出血

1.一般护理 脑出血急性期应绝对卧床休息，保持安静，减少不必要的搬动，以防出血加重。大量脑出血昏迷患者，24～48h内禁食，以防呕吐物反流至气管造成窒息或吸入性肺炎。及时清理呼吸道分泌物，保持通畅，防止脑缺氧。加强口腔护理，防止口腔细菌感染并发症。定时翻身，保持皮肤清洁干燥，预防压疮发生。尿潴留者应置留导尿管定时放尿。置留导尿管时严格无菌操作，预防逆行性泌尿系统感染。便秘者，用缓泻剂或开塞露协助排便。

2.控制脑水肿、降低颅内压 患者须卧床，头抬高15°～30°，以利于静脉回流，使颅内压下降。吸氧可改善脑缺氧，减轻脑水肿。头置冰袋可降低头部温度，增加脑组织对缺氧的耐受力。甘露醇等脱水剂可快速有效降低颅内压，应注意甘露醇快速静脉滴入速度，以保证降颅压效果。血压维持在适宜水平，既保证有效的灌注压，又防止血压高引起出血。

3.病情观察 急性期重点动态观察生命体征，包括意识、瞳孔、血压、脉搏、呼吸，每半小时测1次，平稳后，2～4h测1次，并认真记录。如意识障碍加重或躁动不安，双瞳孔不等大，对光反应迟钝，脉搏缓慢，血压升高，说明已有脑疝发生，应及时发现，立即进行抢救。

4.康复指导 脑出血患者多有不同程度的偏瘫或失语等神经功能障碍，恢复期主要帮助患者进行功能训练。应向患者讲明，通过训练，功能可逐步改善，以取得其合作。同时，向家属介绍训练方法，以便出院后坚持训练。具体方法是：按摩和被动活动瘫痪肢体，以促进血液循环，预防和减轻肌肉挛缩，维持关节及韧带活动度。按摩痉挛性肢体手法要轻，以降低神经肌肉兴奋性，使痉挛的肌肉放松。弛缓性瘫痪按摩手法应适当加重，以刺激神经活动兴奋性。每次按摩5～10min，每日2次。肢体被动活动时，要按关节活动的方向和范围做被动运动，一般先活动大关节再活动小关节，幅度从小到大。痉挛性瘫痪肢体活动要缓慢，弛缓性瘫痪肢体勿过度牵拉，以防肌肉和关节损伤。肌力在Ⅱ级以上者，应鼓励自己活动。瘫痪肢体功能训练时，指导患者用意念对患肢发出冲动，使瘫肢的肌肉收缩。反复训练，促进神经传导功能恢复，达到上肢可举起，下肢可站立和行走。为提高生活自理能力，可指导患者用健肢替代患肢的方法，如右侧肢体瘫痪时，可练习用左手吃饭、写字、取物；穿上衣时先穿患肢再穿健肢，脱衣时则相反。训练患者用一只手穿脱鞋、袜、衣裤，使用拐杖及习步车辅助行步等。失语患者，应进行语言训练，从单字、单词发音，达到讲短句、短语。

第二节 蛛网膜下腔出血

1.一般护理 保持患者安静，尽量少搬动，绝对卧床休息，头部抬高30°左右，利于自然止血，使破裂的血管得以充分修复。降低颅内压。头置冰袋，有一定的止血镇痛作用，增加脑组织对缺氧的耐受力。头痛剧烈和烦躁不安者，用镇静止痛剂。进易消化半流饮食，多吃水果、蔬菜，补充足够的营养。给缓泻药，保持排便通畅，避免大便用力引起再出血。

2.预防再出血的护理 减少各种用力活动，避免引起血压、颅内压增高。给予特护，照顾全部生活。头部转动时应缓慢，不要过早下床活动。病室安静，光线宜暗，减少刺激。保持患者情绪稳定，谢绝探视，不可与患者过多交谈。应向患者说明情绪稳定的重要性，以使其配合。排便用力，会增加腹压致使颅压升高，引起脑疝发生，应确实避免。多进粗纤维食物。泻药通便无效时，可慎用开塞露和"1、2、3"灌肠，以保持排便通畅。预防呼吸道感染，因咳嗽和缺氧可造成颅内压增高及血压波动而加重病情。对已有呼吸道感染者应积极用抗生素治疗，服止咳药，减轻咳嗽用力。严密观察生命体征，出现剧烈头痛、烦躁不安、呕吐频繁、意识障碍加重、双瞳孔不等大、对光反应迟钝、脉搏慢、血压升高及呼吸减慢等症状，说明有脑疝发生，应立即进行抢救。

3.健康教育 蛛网膜下腔出血多由动脉瘤或动静脉畸形引起，发病后应尽早做脑血管造影检查。有手术适应证者应积极行手术治疗，去除隐患。动脉瘤破裂易在发病后2~4周内再出血，在这期间应尽量避免上述诱因。对于原因不明的蛛网膜下腔出血，病愈后也不宜参加过重体力劳动，注意生活规律，保持情绪稳定，排便通畅。高血压者坚持服降压药。定期门诊复查。

第三节 脑梗死

1.一般护理 脑梗死急性期应卧床休息，头位不宜过高，以利脑部血液供应。梗死灶小、肢体功能障碍不明显者，可适当下床活动。对卧床患者做好生活护理，定时翻身，保持皮肤清洁干燥，防止压疮发生。进易消化低脂饮食；昏迷患者及吞咽困难者，用鼻饲保证入量。注意口腔护理，保持口腔清洁卫生。便秘者，可服缓泻剂，保持排便通畅。

2.症状护理 患者出现意识障碍、呕吐及血压增高等颅压增高症状时，可用脱水剂治疗。吸氧纠正脑缺氧。痰多不易咳出时可雾化吸入，稀释痰液有利于排痰和保持呼吸道通畅。急性期血压偏高，不宜快速降压，调整至适合范围，以保持脑血液供应。对脑梗死患者，注意对原发病如心脏病的护理，观察患者心率，有无水肿情况；输液速度要慢，以防止心力衰竭。警惕发生新的脑栓塞，以便及时进行处理。

3.用药观察 进行溶栓抗凝治疗时，应准确给药，观察用药反应。抗凝治疗开始时每日检验凝血酶原活动度，稳定后，每周检验1次，作为用药情况的观察及药物调整的依据。注意皮肤和黏膜有无出血点，有无血尿及消化道出血等，一旦发生应立即停药。在抗凝治疗过程中应避免针灸及脑血管造影等，以防引起出血。结束疗程时，应逐步减少药量直到停药，使凝血酶原逐渐回升至正常。

第四节 癫痫

1.一般护理 对全身性发作的患者，应随时做好保护准备。如患者在站立或行走中突然发作，需快速扶其躺下。有先兆者自行就地躺下，以防抽搐时摔倒跌伤。发作时注意保护头和四肢，摘下眼镜、假牙，解开衣领腰带。保持呼吸通畅，吸氧，头转向一侧，及时清理呼吸道分泌物，防呕吐物反流气管而窒息。用手托下颌，避免下颌关节脱臼。用缠有纱布的压舌板置于上下臼齿之间，以免咬伤舌头。抽搐时勿用力按压抽搐的肢体，以免骨折和脱臼。床旁有人保护，加床挡，防止坠床。发作时常大汗淋漓，尿便失禁，发作后应予擦干，更换清洁内衣裤，预防感冒。对精神运动性发作的患者，注意保护，防自伤、伤人或走失。抽搐发作后应很好休息，恢复疲劳。进高热量易消化饮食，避免过饱。

2.癫痫连续状态护理　患者发作间歇期意识一直不清醒，称为癫痫连续状态，常伴有高热、脱水和酸中毒，如不及时抢救，中止发作，会因全身衰竭、功能紊乱而死亡。需配合医生在最短的时间内中止发作，并保证在24～48h内不再发作。严密观察患者意识、发作控制情况，用药后效果不好，应加大剂量或更换药物。一些药物需根据患者呼吸、血压、心律变化及发作情况控制使用。抑制呼吸的药物，使用时应注意观察。因连续抽搐致脑缺血、缺氧导致脑水肿、颅内压增高时，用脱水剂降低颅内压。吸氧、吸痰保持呼吸道通畅。无自主呼吸者，行气管切开，使用人工呼吸机维持呼吸。静脉输液保持水、电解质平衡。抗生素预防、治疗肺部感染。加强口腔护理，防止口腔感染。注意皮肤护理，防止压疮发生。

3.健康教育　患者应建立严格的生活制度。可进行体育运动，但应适度；注意安全，不宜驾车、游泳、单独在河边或夜间外出；不能从事高空作业，不在转动很快的机器或锅炉旁工作，平时远离火炉和开水锅等危险处，防止发作时出现意外。避免各种诱发因素，如精神刺激、惊吓等。妇女经期限制水量，不宜妊娠，不可过于劳累和暴饮暴食。饮食应富于营养易于消化，多吃水果和蔬菜，忌烟酒和辛辣食物。鼓励患者和正常人一样生活、工作和学习。

第五节　震颤麻痹

1.一般护理　严重震颤，有肌强直，需卧床休息；症状减轻者鼓励下床活动。休养环境应清洁、舒适，使患者精神放松，以减轻症状。进低胆固醇、多维生素及易消化软食。避免刺激性食物，多吃水果、蔬菜，预防便秘。因咀嚼吞咽缓慢、进餐时间长，冬天注意饭菜保温。手震颤持物不稳、自行进餐困难者，应耐心喂水喂饭，防止呛咳和口腔内积存食物。吞咽困难者，可鼻饲进食，以保证入量。加强口腔护理，保持口腔清洁。

2.症状护理　患者步态不稳，动作笨拙，需陪伴照顾，防止跌伤。长期卧床患者加强皮肤护理，定时翻身，保持皮肤清洁，防止压疮发生。流口水多时，及时擦干，保持胸前衣服洁净。每日对肢体进行被动活动，防止关节挛缩。患者生活自理困难，精神负担重，需关心、安慰患者，鼓励患者多活动，坚持工作和学习。

3.用药观察　主要用抗胆碱能药和左旋多巴治疗，应注意观察用药后反应。常见不良反应有食欲不振、口干、眼花、无汗、面红、恶心及失眠，严重者出现谵妄和消化道溃疡等。服药后，还可能出现直立性低血压，故患者更换体位时应缓慢。有青光眼的患者禁用此类药物。患者出现严重不良反应时，应与医生联系减少药量或更换用药。

第六节　多发性硬化症

1.一般护理　双下肢瘫痪的患者，应卧床休息，经治疗好转后可下床活动，鼓励患者生活自理。应进高营养、多维生素食物，以增强体质。有吞咽困难者，需鼻饲进食。做好口腔护理，防止口腔感染。长期卧床患者，要加强皮肤护理，定时翻身，清洁皮肤，防止压疮发生。便秘时，可进行腹部按揉，促进肠蠕动，用通便药、灌肠等方法协助排便。

2.症状护理　病变部位多，表现症状复杂，应注意观察处理。患者在痛性痉挛性发作时，应保持安静，减少对皮肤的各种刺激，可服镇痛药减轻症状。如有欣快及情绪不稳，应避免精神刺激，加强对患者保护，防止自伤。有尿潴留时需安置保留导尿管，定时放尿。有尿失禁的患者，应及时更换尿垫，保持清洁干燥。视力下降的患者少看书，以使眼睛得到休息，失明的患者需加强生活护理。患者走路步态不稳，应注意安全，防跌倒摔伤。

3.康复指导　本病特点是反复发作，目前尚无根治方法，给患者的工作和生活造成困难，故患者思想负担很重，应加强向患者做有关疾病知识的宣传。在疾病缓解期间可参加正常工作，生活应有规律，注意劳逸结合，避免情绪波动、感染、感冒及妊娠等诱发因素。遵医嘱服药，不可自行停服治疗药物，防止疾病复发。

第七节　重症肌无力

1.一般护理　病情严重者应卧床休息，轻症患者应避免劳累、受凉、感染、创伤及情绪波动等，因可诱发加重病情。进营养丰富、易消化饮食。咀嚼肌无力、吞咽困难者给半流质饮食，必要时鼻饲，以增强患者体质。有些患者需在进餐前半小时口服抗胆碱酯酶药，以提高咀嚼和吞咽功能。

2.肌无力危象护理

（1）肌无力危象抢救：患者突然出现呼吸困难、躁动不安、心率加快及发绀，提示已发生肌无力危象。应立即吸氧，清理呼吸道分泌物，嘱患者保持安静以减少氧的消耗；尽快行气管插管或气管切开，使用人工呼吸机辅助呼吸。此时，患者因气管切开不能发音讲话，必须关心患者的需求，给以安慰照顾，消除其紧张恐惧心理。

（2）使用人工呼吸机的护理：应安排特护，密切观察患者意识、血压及心率变化。如意识状态好转，发绀消失，血压、心率平稳，表明呼吸机使用恰当。定时进行血气分析，根据血气结果对呼吸机进行调整。注意观察两侧胸廓运动和呼吸音是否对称，如两侧不对称，可能有肺不张发生，应及时通知医生进行处理。翻身移动头部时，防止插管和气管套管脱出。做好气管切开伤口的护理和口腔护理，防止感染发生。要及时清理呼吸道内分泌物，保持呼吸道通畅，保证良好的肺内气体交换。当病情好转，自主呼吸恢复，可改为间断使用呼吸机，呼吸有力达到正常供氧后方可停用呼吸机。

（3）两种危象的鉴别：配合医生鉴别肌无力危象与胆碱能危象，以便采取正确抢救措施。

3.健康教育 抗胆碱酯酶药物用量不足或突然停药易导致肌无力危象，用药过量可发生胆碱能危象，因此必须指导患者遵医嘱正确用药。有胸腺肿大及胸腺肿瘤者应行手术摘除，防止肌无力发生。要避免感冒、过度劳累、精神刺激等诱发重症肌无力危象因素。禁用神经–肌肉传递阻滞的药物，如麻醉剂、肌松剂、止痛剂；慎用降低肌肉应激能力的药物，如奎尼丁、利多卡因、链霉素、卡那霉素及庆大霉素等。

第八节 周期性麻痹

1.一般护理 发作时需卧床，防止因双下肢无力而跌倒，如心脏受累应绝对卧床休息。大多数患者发病时血钾降低，应给予低钠、高钾饮食，避免摄入过多糖类，以免大量钾离子转移至细胞内，加重低血钾，影响恢复。

2.病情观察与护理 四肢瘫痪的患者要严密观察有无呼吸肌麻痹，当发现呼吸困难时应立即吸氧、除痰，保持呼吸道通畅，必要时做气管切开或使用人工呼吸机辅助呼吸。当出现心律失常、心率慢及血压下降，提示低血钾累及心脏，应协助医生取血查血清钾，做心电图，及时明确诊断进行治疗。静脉补钾时，浓度不可过高，速度要慢，以免刺激血管引起疼痛，造成心率减慢，甚至心脏停跳。

3.健康教育　周期性麻痹的患者的生活应有规律，避免过度疲劳、暴饮暴食、受寒、酗酒及创伤等诱发因素，以减少复发的可能。

第九章　普通外科疾病护理

第一节　甲状腺功能亢进症

1.术前护理

（1）估算基础代谢率：基础代谢率=脉率+脉压-111，正常值范围是±10%。测定基础代谢率可以了解甲状腺的功能状态，避免患者在基础代谢率高的情况下手术。护士应向患者解释估算基础代谢率的正确方式及重要性，以得到患者的理解和配合。嘱患者在清晨醒后空腹静卧，不要讲话，精神放松，护士为其测量血压及脉搏，以取得正确数值。

（2）术前用药：甲亢患者术前需服用碘剂，以减少甲状腺充血，使腺体缩小变硬，减少术中及术后出血。常用碘剂是复方碘化钾溶液（卢戈液）。一般于术前2周开始服用，每日3~5滴，每日3次，逐日每次增加1滴至每日每次16滴后维持此量。患者要严格按正确剂量服用，不可中断或减少次数。为了预防碘剂刺激口腔及胃黏膜，引起呕吐、食欲不振等胃肠道反应，可将药物稀释或滴在食物上在进餐时服用。服用中注意有无变态反应。

（3）手术体位训练：为了使患者适应手术需要，顺利完成手术，护士应指导患者进行手术体位训练：患者取仰卧位，用枕头垫高肩背，头后仰伸颈，每日练习1~2次，直至可保持此固定体位2~3h。

2.术后护理

（1）体位：术后麻醉清醒后，给予半卧位，以利于呼吸及切口引流。24h内限制颈项活动，减少出血。患者改变体位时，应用手扶持头部，以减轻疼痛。

（2）饮食：麻醉作用消失后，可选用冷流质饮食，利于患者吞咽，并防止局部出血。可食用冷果汁、冰淇淋、酸奶等。避免食入过热食物引起血管扩张。

（3）并发症观察。①出血：多发生于术后24~48h。应观察血压、脉搏及伤口渗血情况。有时伤口渗血自颈侧面流出至颈后，常被忽视。如发现患者颈部迅速增大、烦躁及呼吸困难，应立即通知医生，剪开缝线，清除淤血，必要时人手术室止血。②呼吸困难或窒息：多发生于术后48h，可由于出血、喉头水肿、气管软化及痰液阻滞等原因引起。应注意患者呼吸状况，床旁准备气管切开包。协助患者排痰，痰多不易咳出时，给予雾化吸人。注意听取患者的主诉，及时发现、处理和预防呼吸道梗阻的发生。③喉返神经损伤：术后患者出现声音嘶哑或失声，可考虑为不同程度的喉返神经损伤。暂时性的手术损伤或一侧损伤均可在术后3~6个月逐渐恢复正常。护士要耐心向患者讲解，解除患者的焦虑和心理负担。④喉上神经损伤：患者饮水或进流质食物时发生呛咳、误咽，可考虑为喉上神经损伤。一般可自行恢复，亦可采用理疗等方法促进康复。应协助患者坐起进食或用半流质及半固体食物，防止误吸。⑤手足搐搦：多发生于术后2~3d，大多由于术中误切或挫伤甲状旁腺引起甲状旁腺功能低下。患者出现口唇、四肢麻木，有针刺感或强直感，手足痉挛。急性发作时，应立即静脉注射10%葡萄糖酸钙或氯化钙溶液，并防止将药液漏入皮下引起组织坏死。要定期复查血钙及血磷。⑥甲亢危象：这是甲状腺术后特殊并发症，多发生于术后12~36h。主要表现为高热、脉细数、烦躁、谵妄、大汗，常伴呕吐及腹泻，严重者可出现昏迷。如不及时处理，患者常很快死亡。故应密切观察患者意识、体温、脉搏、皮肤及排泄等情况，及时发现问题，采取预防措施。

（4）健康指导：患者拆线后应适度练习颈项活动，防止手术瘢痕收缩。如需服用碘剂，应严格按医嘱要求，定时定量，确保疗效。

第二节 乳腺癌

1.术前护理

（1）心理护理：乳腺是女性重要的器官，乳腺切除不但对女性形体产生一定的影响，而且可能使女性心理受到重大打击。护士应加强与患者的交流，了解患者对手术的心理承受力，帮助患者做好充分的思想准备，勇敢地接受现实，树立战胜疾病的信心。

（2）患者乳头有溢液或肿瘤局部破溃者，应及时给予更换敷料，保持局部皮肤清洁。

2.术后护理

（1）伤口护理：术后伤口使用绷带加压包扎48～72h，以防止皮下形成积液、血肿而影响伤口愈合。要随时观察伤口敷料有无渗血、绷带松紧度及加压包扎后患肢远端血运情况。如发现肢端肤色发绀、温度低，应及时放松绷带。

（2）负压引流管护理：伤口负压引流管一般放置24～48h。指导患者床上活动时保护引流管，防止扭曲。妥善固定，防止滑脱。随时观察引流情况，发现血块堵塞及时清除，保持引流通畅，避免因创面积液导致皮瓣或所植皮片坏死；使用适当负压吸引力，避免因吸力过大引起伤口出血。

（3）患侧上肢护理：术后3d内患侧上肢制动，患侧上肢垫软枕，取抬高外展位。观察肢端血运、温度及有无肿胀。不要在患侧上肢测量血压及静脉输液，防止淋巴及血运障碍。术后3～5d，鼓励患者活动患侧上肢，进行功能锻炼，从握拳、屈腕、屈肘开始逐步增加肩部活动，直到能将患侧上肢高举过头且可以做梳头的动作为止。

（4）健康指导：乳腺癌为浅表肿瘤，易发现。早期治疗效果好。应定期就医检查，并定期做自我检查。以预防为主，提高自我保健意识。乳腺检查应每月1次，选在月经后1周进行，此时乳房最松弛，容易检查。自我检查步骤如下。

第一步：双手下垂，观察乳房外形，有无隆起、凹陷、橘皮样变，乳头有无回缩、溢液，乳晕有无湿疹。

第二步：两臂高举过头，看乳房外形，有无不规则凹陷或突起。

第三步：仰卧，肩下垫薄枕，一侧手臂高举过头，使同侧乳腺平铺于胸壁，用对侧手沿顺时针方向仔细检查乳房各部位有无肿物。

第四步：手臂放下，触摸腋窝有无肿大的淋巴结。

第三节　胃及十二指肠溃疡

1.术前护理

（1）饮食：胃及十二指肠溃疡患者往往长期受疾病困扰，体质较差，术前饮食要量少而精，选用高价营养食物，如鱼、蛋、乳、巧克力等，辅以维生素C含量高的水果、蔬菜。主食以软饭、面食为主，保持少食多餐，以增强患者机体对手术的耐受力。部分幽门梗阻者可选用少量流食，如并发出血、穿孔、完全幽门梗阻者要禁食。

（2）洗胃：伴有幽门梗阻的患者术前3d用生理盐水洗胃，以减轻胃壁水肿及炎症。每日洗胃1次，使用生理盐水200～500mL，依具体情况而定。并注意观察胃液性质。

2.术后护理

（1）胃肠减压护理：调节适当的负压吸引力，若吸力过小，胃液滞留，加重对伤口的压力；若吸力过大，可引起胃黏膜出血。胃管要固定牢固，严防脱出。定时检查及冲洗胃管。保持胃肠减压通畅，4h冲洗1次，冲洗量不可超过10mL。冲洗胃管时动作要轻柔，不可骤然用力，以免引起吻合口损伤。指导并协助患者排痰，嘱患者不要将分泌物咽下，以免阻塞胃管。观察胃液的颜色、性质及量，并准确记录引流量。由于胃管刺激，患者常感口咽干燥不适，应体谅患者，耐心安慰患者，并做好口腔护理。一般术后3～4d，患者肠蠕动恢复，可根据情况拔除胃管。

（2）症状观察及护理。①出血：术后24h可从胃管抽出少量暗红或咖啡样胃液，一般不超过300～600mL，并逐渐减少。如果胃管内引流出大量鲜红色胃液，患者出现头昏、脉快、呕吐、黑便及血压下降，应考虑为胃内出血。及时通知医生，给予凝血、止血药物。②倾倒综合征：由于胃大部切除后丧失了幽门括约肌，食物失去控制，未经与胃液充分混合、稀释即过快地进入空肠，呈高渗浓度，因渗透作用将大量体液"吸入"肠组织，使循环血量骤然减低，患者在进食后出现上腹胀痛、心慌、头晕、出汗、呕吐、腹泻，甚至虚脱。应立即帮助患者平卧，数分钟后可缓解。应向患者解释发生这种现象的原因。帮助患者调节饮食种类，多食易消化的蛋白质、脂肪类食物，控制糖类的摄入。指导患者取半卧位缓慢进食，进餐时和进餐后不要饮水。多数患者在半年至1年内能逐渐自愈。

（3）饮食：术后拔除胃管后，可少量饮水，每次4～5汤匙，2小时左右1次。如无不适反应，第2日可进半量流汁饮食，如糖水、橘汁，每次50～80mL。第3日增加至全量，每次100～150mL，并避免选用胀气的食物，以蛋汤、菜汤、藕粉等为宜。如果一切正常，第4日可食用稀粥等低脂肪半流食；逐渐食用软饭，10～14d后可食干饭。主食与配菜都应软烂易于消化，每日5～6餐，忌食生冷、油炸、刺激性及易胀气的食物。

（4）健康指导：患者出院后，饮食要有规律，掌握好进餐时间。术后1个月内应每日5～6餐，以后视自身具体情况逐渐减少餐次，适应正常进餐时间。食用易消化饮食，应忌烟酒。同时，情绪要保持稳定，生活要有规律。

第四节　胆石症

1.术前护理

（1）饮食：患者应选用低脂肪、高蛋白质、高糖饮食。因为脂肪可促进胆囊收缩排出消化液，会加剧疼痛。

（2）术前用药：严重的胆石症发作性疼痛可使用镇痛剂及解痉剂缓解，但应避免使用吗啡，因吗啡有收缩胆总管的作用，可加重病情。

（3）病情观察：对于急性胆石症患者应注意观察其体温、脉搏、血压、尿量及腹痛情况，及时发现有无感染性休克征兆。注意患者皮肤有无黄染、粪便颜色变化，以确定有无胆道梗阻。

2.术后护理

（1）症状观察及护理：定时观察患者生命体征变化，注意有无血压下降、体温升高及尿量减少等全身中毒症状，及时给患者补充液体，保持出入量平衡，保证水及电解质平衡。

（2）T形管护理：胆总管切开放置T形管的目的是为了引流胆汁，使胆管减压。T形管护理应注意以下几点。①保持管道在正常位置，固定牢固，防止扭曲及打折。嘱患者采取正确卧位及床上活动方式，同时注意保护管道，防止因早期脱落引起胆汁性腹膜炎。②保持T形管无菌。每日更换引流袋；患者下床活动时引流袋应置于胆囊水平面以下，避免胆汁回流。术后7d内不能加压冲洗T形管，防止污染的胆汁回流至腹腔。③观察并记录每日胆汁引流量、颜色及性质，并保持引流通畅，防止胆汁淤积引起感染。一般术后胆汁引流量为200～400mL，如无胆汁流出，应考虑是否有碎石、血块、泥沙样结石淤积，或为蛔虫钻入胆管所致。可用注射器抽吸T形管，并观察患者有无寒战、发热及腹痛等症状，以及早发现有无胆汁性腹膜炎。

（3）拔管：如果T形管引流通畅，胆汁色淡黄、清亮、无沉渣，且无腹痛、无发热等症状，术后10～14d可夹闭管道。开始每日夹2～3h，无不适可逐渐延长时间，直至全日夹管。此过程要观察患者的耐受情况，有无体温增高、腹痛、恶心、呕吐及黄疸等不适。经T形管造影后如显示胆道通畅，则于造影后再引流2～3d，以及时排出造影剂。注射造影剂的压力可使细菌通过肝窦进入血液循环，同时造影剂的刺激可引起发冷、发热等症状，经过引流观察患者无特殊反应，可拔除T形管。

第五节　胰腺癌

1.术前护理

（1）改善营养状况：胰腺癌患者大多伴有明显营养缺乏、贫血、体重下降、血浆蛋白低及低血钾等，应建议患者食用高热量、高蛋白质、高糖类饮食；如进食少或不能进食，可通过鼻饲给予要素饮食或及时为患者静脉滴注新鲜血浆及白蛋白等营养物质，以提高机体耐受力。

（2）皮肤护理：大多数胰头癌患者有不同程度的黄疸，由于胰液胆汁淤滞及胆盐沉积，胆盐进入血循环，作用于末梢神经，可致皮肤瘙痒。护士应同情患者，劝告患者不要搔抓，避免皮肤破溃引起感染。帮助患者剪短指甲。患者应使用柔软毛巾擦洗身体，保持皮肤清洁，不要使用肥皂等碱性较强的洗涤剂，应适当使用润肤剂。发现患者皮肤破溃或感染时，应及时抗炎处理。如果因瘙痒影响夜间睡眠，可适当服用镇静剂。卧床患者应保持床铺干燥、整洁，预防压疮。

2.术后护理

（1）症状观察及护理。①出血：胰液消化、腐蚀手术区血管或患者凝血机制改变可导致大出血。术后要密切观察患者生命体征及伤口引流情况，及时发现有无内出血。②胰瘘：胰瘘是胰腺术后常见的并发症。发生胰瘘后，胰液引流量增加，少则每日50~100mL，多则可超过150mL以上，因此要保持胰液引流通畅。保护好引流管周围皮肤，经常换药，保持干燥，防止因胰液外渗引起皮肤糜烂。按时遵医嘱给患者输注抑制胰腺分泌的药物，以争取最佳疗效。

（2）引流管的护理：胰头癌术后常放置多根引流管，一般有胃管、空肠造瘘管、胰肠引流管、胆肠引流管、PTCD管、腹腔引流管及导尿管等。患者能否顺利康复，引流管的护理至关重要。护士应了解各种引流管的治疗作用，向患者讲解保护引流管的重要性，以取得患者的配合。定时冲洗胃管，如果引流不畅，应调整胃管位置，保证胃肠减压的有效性，避免胃酸通过体液因子刺激胰腺分泌，加重病情。观察引流液颜色、性质及量，及时发现有无出血、感染、胆瘘及胰瘘等并发症。在帮助患者活动及更换床单等护理中，应妥善固定引流管，防止脱落或污染。为了便于识别，腹部的各种引流管应分别粘贴标记，标明管道名称。

（3）其他：由于各种引流较多，患者体液丢失较多，要保证静脉通路的通畅，及时补充营养物质，维持正常入量，保持水及电解质平衡。

第六节　直肠癌

1.术前护理

（1）心理护理：大多数直肠癌根治术后患者腹部带有永久性人工肛门，患者往往对此顾虑重重，情绪低落。应关心患者，增加与患者的交流，向患者讲解手术及护理的有关知识，并鼓励病友间相互交流，使患者了解只要护理得当，人工肛门不会影响正常生活，消除患者思想顾虑，减轻其心理负担，树立信心，配合治疗。

（2）肠道准备：充分的肠道准备非常重要，可以增加手术的成功率和安全度。具体步骤如下。①术前3d服用肠道准备药物——抗生素及泻剂：庆大霉素8×10^5U，每日3次，40%硫酸镁溶液40mL，每日2次（年老体弱者可口服石蜡油50mL，每日2次），以抑制肠道细菌、预防术后感染和保证有效地清洁肠道。应督促患者按时服药。②术前1d患者禁食，进行全消化道灌洗或清洁洗肠。全消化道灌洗液是由氯化钾、氯化钠及碳酸氢钠组成的平衡电解质溶液，通过胃管快速注入胃肠道后，刺激肠蠕动，使肠内容物从肛门排出，达到彻底清洁肠道的目的。灌洗液总量为4000～10000mL不等，应根据具体情况决定。灌洗液温度应保持在37℃左右，每次灌注1000mL。灌洗前应给患者肌注胃复安10mg，防止恶心、呕吐。灌洗过程中要注意患者的反应及耐受情况，当患者感到腹胀又未排便时，要停止灌洗，协助患者走动，按摩腹部；如患者感到心慌、出汗，应立即让患者卧床，饮用糖水或静脉补充液体。

2.术后护理

（1）伤口护理：观察出血情况。因直肠癌根治术后创面大，出血较多，要注意术后伤口渗出及引流情况，结合定时测量血压及脉搏，及时发现出血迹象。

（2）骶前冲洗护理：术后骶前腔定时用无菌盐水加氟尿嘧啶滴注冲洗。要保持冲洗管及负压引流的通畅，防止血块及坏死组织阻塞管道。观察冲洗液的颜色及性质，准确记录冲洗出入量。

（3）防止伤口感染：要保持床铺衣物整洁，如有污染应及时更换；结肠造瘘口（人工肛门）与伤口之间，用塑料薄膜妥善隔开。根据患者情况，肛门部切口可于手术后1周左右用1：5000高锰酸钾溶液坐浴。

（4）人工肛门护理。人工肛门于手术后2～3d开放，要指导患者学会必要的自我护理。①皮肤护理：用清水洗净造口周围皮肤，涂抹适当氧化锌膏，防止皮肤红肿、破溃，保持皮肤的完整性。②人工肛门袋的使用：应准备几个人工肛门袋交替使用，袋内有粪便要及时清理更换，避免感染和臭气。如果是胶皮制品每次用后应洗净煮沸或浸泡于0.1％新洁尔灭液中消毒后待用。亦可使用一次性人工肛门袋。③掌握适当的活动强度：避免增加腹压，引起肠黏膜脱出。④症状观察：人工肛门常见的并发症有瘘口狭窄、造瘘肠端坏死、瘘口肠管缩回及瘘口水肿。要注意观察粪便数量及形态、造口形态、颜色及变化，发现异常及时处理。

（5）导尿管护理：为了防止术中输尿管及膀胱损伤，防止直肠切除后膀胱后倾所致的尿潴留，术前应放置导尿管，术后要保留尿管5～10d。其间，应保持会阴部清洁，必要时做膀胱冲洗，预防尿路感染。拔管前，应先夹闭尿管，定时开放，以训练膀胱张力，膀胱功能恢复后，方可拔管。

（6）健康指导。①饮食：出院后进食要有规律。应选用易消化的少渣食物，避免过稀和粗纤维较多的食物，以豆制品、蛋类、鱼类为好。水果和蔬菜易使粪便变稀及次数增加，可食用菜汤和果汁。②排便：锻炼每日定时排便，逐渐养成有规律的排便习惯。③患者要自我监测，发现人工肛门狭窄或排便困难应及时就诊。

第十章 心胸外科疾病护理

第一节 肺癌

1.术前护理 协助患者排痰，清除呼吸道分泌物，保持其通畅。吸烟患者绝对戒烟，并注意口腔卫生，早晚各刷牙1次或给予口腔护理，以避免术后并发症。鼓励患者适当活动，增加心肺功能。

2.术后护理

（1）体位：患者麻醉未清醒前，采取平卧位，头偏向一侧；清醒后改为半卧位，以增加肺活量，并有利于胸腔引流。肺叶切除术后的患者，若呼吸功能较差，禁止采取健侧卧位，以免影响呼吸。全肺切除术后，应采取半卧位.禁止侧卧位，以免引起纵隔过度移位及大血管扭曲导致循环呼吸异常。

（2）呼吸治疗和护理。协助患者有效排痰是预防术后肺炎、肺不张的重要环节。为了减轻患者因咳痰引起的伤口疼痛，可采取以下方法：护士站在患者非手术侧，伸开双手，五指合拢，越过中线，双手分别置于患者胸部前后，压紧伤口，待患者咳嗽时稍加用力。为了稀释痰液、利于排痰，每日给予雾化吸入2～3次，每次20min。另外，术后应训练患者吹瓶、吹气球，亦可使用呼吸治疗仪，以促进肺泡完全膨胀，减少肺不张的发生。

（3）胸腔闭式引流管的护理。安置胸腔闭式引流管的目的，是为了排出胸膜腔内的气体和液体；重建胸腔负压使肺复张；平衡压力，预防纵隔移位及肺受压缩；观察胸腔引流液的性质、颜色和数量。胸腔闭式引流方法如下。①准备：备好引流装置。②置管部位：上肺切除术后，为消灭残腔，防止积液，要在锁骨中线外侧第2肋间及腋中线第8肋间分别置入上下两根胸管，前者为排出气体，后者为排除液体。全肺切除术后虽置胸管，但要夹闭，以防纵隔摆动，要定时开放，排出术后积存的胸液，48h后拔除；脓胸者胸管应置于脓腔最低点。③影响引流的因素：水封瓶放在患者胸部水平下60~100cm，严禁高于患者胸部。引流管长短适宜，太短可因剧烈咳嗽或深呼吸引起胸水回流，造成胸腔污染；太长易扭曲，增大呼吸道死腔，且不易引流，影响肺膨胀。患者取半卧位有利于引流。患者在翻身或活动时，防止胸管受压、打折、扭曲和脱出。保持引流通畅，术后早期每15min挤压胸管1次，正常情况下可见长管中水柱上下波动4~6cm，且有气体或液体排出。随着肺不断膨胀，波动逐渐减少，直至停止。维持引流系统密封，水封瓶的长管置于液面下2~3cm。胸管接头部位应用胶布固定，避免脱开。④预防感染：水封瓶内加无菌生理盐水500mL，倾倒引流液时严格无菌操作，以免逆行感染。⑤观察记录引流液量：术后前5个小时需记录每小时引流量，正常应每小时少于100mL，24h少于500mL，引流液的颜色由鲜红色逐渐变为淡红色。⑥拔管指标：胸腔闭式引流管安置48h后，如肺完全复张，12h内引流液少于50mL，无气体排出，水柱无波动，听诊呼吸音清晰，即可拔管。拔管后用无菌油纱堵塞引流口，以防气胸。同时，注意观察患者有无呼吸困难、皮下气肿及渗液等。

第二节 食管良性狭窄

1.术前护理

（1）误服强酸或强碱后，应立即饮温开水以冲洗和稀释残留的化学制剂。对食管烧伤严重者，禁忌洗胃或饮水，以防后纵隔感染。

（2）体弱及消瘦的患者要加强营养，不能进食者可先行胃肠外营养，待情况改善后再行手术治疗。

2.食管扩张术后护理

（1）术后须禁食24h，以后可进流食；如无不适症状，进食通畅，可逐步过渡到半流食、普食；如仍进食困难，可延长禁食时间，并给予静脉营养。

（2）术后如发现呕血，可用等渗冰盐水200mL，加入去甲肾上腺素7mg，分4次经胃管注入食管，用以止血。

（3）食管扩张术无效者应手术治疗。手术后护理同食管贲门癌手术后护理。

3.出院指导

（1）教育患者勿乱饮性质不明的液体，加强对腐蚀剂的管理。

（2）勿暴饮、暴食，勿酗酒及进食刺激性食物，饭后不宜剧烈活动，以免引起食管炎。

第三节 食管贲门癌

1.术前护理 多数患者有不同程度的营养不良，为改善患者营养状况，纠正贫血、低蛋白血症和水、电解质平衡紊乱，应合理安排患者饮食，提供高蛋白质、高热量、少纤维的流食或半流食。对不能进食者，可给予胃肠外营养支持或空肠造瘘灌注营养要素。

2.术后护理

（1）饮食的管理：胃肠蠕动未恢复正常前禁忌饮水或进食。一般术后5～6d开始进清流食，每次100mL，每日6次。术后约第10日给予全流食。术后第15日可给予半流食。在患者未能进足够饮食前给予静脉输液以补充营养。

食管胃吻合术后的患者，若有胸闷或进食后呼吸困难，多是由于胃上提入胸腔后，压迫肺脏所致。此时患者应少食多餐，经1～2个月后，此症状可缓解。这是由于：①胸胃黏连、固定，限制了胃肠扩张，减缓了对肺的压迫。②胸胃运动功能恢复，具有一定的排空能力。③手术侧肺功能的恢复。

贲门癌切除术后，由于胃液易返流至食管，患者常出现返酸，平卧时加重。此类患者在饭后2h内不宜卧床，睡眠时可将枕头垫高。

有些患者进食后出现呕吐，这多是由于进食太快、太多或吻合口水肿所致。严重者应禁食，给予胃肠外营养，待3～4d水肿消退后再继续进食。如术后2个月左右出现下咽困难，应做食管碘油造影，以排除吻合口狭窄。

食管贲门手术后严禁暴饮、暴食或进硬质、块状食物。药片、药丸类应研粉化水后服用，以免导致吻合口梗阻。

（2）吻合口瘘的观察：吻合口瘘是由于愈合不良而致吻合口存在漏隙，使食物及消化液经瘘口进入胸腔引起胸腔内感染，是食管手术后最严重的并发症，其病死率高达50%。吻合口瘘的表现为呼吸困难、胸腔积液及全身中毒症状，包括黄疸、高热、咳喘、白细胞计数升高，甚至出现菌血症。诊断方法为口服美蓝后，1h之内胸管处流出蓝色液体，或行食管造影。吻合口瘘出现后要立即禁食，给予胸腔引流、抗感染治疗、维持营养及对症处理。某些病例出现吻合口瘘可早期再次手术。

第四节 缩窄性心包炎

1.术前护理

（1）患者因心脏受压，心排出量减少，冠状动脉灌注不足，使心肌萎缩，心功能较差。因此，应限制患者的活动量，给予低盐饮食，应用洋地黄和利尿剂，以控制心衰。

（2）有明确结核病诊断者，须坚持抗痨治疗，督促患者按时服药。

（3）大量腹水患者可间断适量放腹水，每次放腹水量应小于2000mL，操作中严格遵守无菌原则，并静脉补充蛋白质，提供高蛋白质饮食，以改善患者的营养状况。

2.术后护理

（1）由于手术切除大部分心包，解除了上、下腔静脉的阻力，大量静脉血回流至右心进肺，术中易造成急性肺充血，术后易并发心衰，故术后要给予适量的利尿剂和血管收缩剂（如多巴胺等），以降低前负荷，增加心肌收缩力。同时，应用洋地黄控制心率。术后要密切监测中心静脉压、血压、心率、心律及尿量，准确记录24h出入量。严格控制液体入量，输血补液要24h均匀滴入，避免短时间内输液过多、过快，使容量负荷增加，造成肺水肿。

（2）术后使用利尿剂，可使大量的钾排出体外，易造成低血钾，故每日应检查血钾含量。对低钾者可静脉输液补钾或口服10%枸橼酸钾溶液，要及时补足。

（3）水、钠潴留可加重水肿，故术后应坚持低盐饮食，每日食盐摄入量不超过3g。

（4）术后下床活动不宜过早，可在术后3d开始床旁活动，术后2周之内要限制活动量，以免因活动量增加而加重患者心脏负担。

（5）每日测量腹围，观察腹水消退情况。

第五节 心血管疾病

1.术前护理

（1）加强肺功能锻炼，教会患者使用呼吸治疗仪或吹气球，以有利于手术后肺功能的恢复。

（2）测量患者的身高和体重，为术中和术后确定用药剂量提供依据。

（3）慢性心力衰竭的患者，因长期使用利尿剂易造成低血钾。术前1周给予静脉输入极化液（10%葡萄糖溶液500mL+15%氯化钾溶液10mL+普通胰岛素8U），每日1次，以补充细胞内钾的含量，并为心肌提供能量。

（4）术前3日停止服用心得安或洋地黄类药物。此类药物可以减慢心率、抑制房室传导系统，从而影响手术后心脏复跳，易发生房室传导阻滞。

2.术后护理

（1）心血管系统的监护：术后48～72h内，要连续监测患者的心率、心律、动脉压及房压等。观察外周静脉充盈情况，外周静脉萎陷常提示血容量低。四肢末梢皮肤的温度、颜色及毛细血管充盈时间均可反应组织灌注情况，四肢末梢暖、颜色红提示组织灌注满意，末梢毛细血管充盈时间长、局部发绀及皮温低常提示组织灌注不良。

（2）呼吸系统监护：体外循环心内直视手术后，一般需用呼吸机辅助呼吸24h。气管插管的患者，应仔细观察气管插管的深度及双肺呼吸音，避免因插管过深导致单侧肺通气。术后床旁胸部X线摄像对于判断气管插管的位置尤为重要。仔细观察胸廓运动可及时发现因肺不张、气胸、大量胸腔积液及因左心衰竭引起的肺淤血、肺水肿等造成的呼吸功能减退。维持呼吸道通畅是呼吸监护的重点，在患者生命体征平稳的情况下，每小时给予左、右两侧翻身、叩背，必要时做深部气管吸痰。对自主呼吸患者，注意观察自主呼吸情况，包括观察呼吸幅度和呼吸频率，防止发生呼吸窘迫。拔除气管插管后，每2h协助患者咳嗽、排痰1次，每日雾化吸入3次，每次20min，以促使肺复张。术后1周左右可进行各种呼吸疗法。

（3）中枢神经系统观察：患者术后可并发脑血栓、气栓及脑血肿，也可因脑缺氧引起意识障碍，应密切观察患者的意识情况、瞳孔大小和对光反射及四肢活动情况。

（4）肾功能监护：术后1～2d内，测量每小时尿量，观察尿的颜色，导尿管应保留至心血管功能和肾功能稳定后拔除。每小时尿量可直接反应肾功能并间接反应心脏功能情况，通常每小时40～50mL以上，尿色清、尿比重正常的尿液可以提示心肾功能正常。

（5）体温监测：体温对心血管功能的影响极大，术后应持续监测患者体温变化。由于术中降温的影响，通常体外循环术后前1～2个h患者体温较低，术后早期应注意患者的保暖，以减少热量继续丢失，避免患者术后出现寒战，因寒战可明显增加患者的氧耗。低温体外循环术后复温过程，患者体温会逐渐恢复并上升，体温高可使心率加快，增加心肌耗氧量。当体温上升至38℃时，就应给予物理降温，可使用冰袋冰敷或酒精擦浴。

（6）术后出血的监测：术后出血是心脏手术后常见的并发症，术后应密切观察每小时出血量、出血总量、出血形式及患者血流动力学情况。术后8h内，每隔15～30min挤压心包、纵隔或胸腔引流管，保持通畅。正常术后第1个5h内引流量，每小时不应超过100mL，24h引流量400～500mL。术后出血的性状也非常重要，如出血鲜红、血温高，常提示有活动性动脉出血。以下情况应即刻手术止血。①急性心包压塞术后初期，若引流管被血块堵塞，可引起心包压塞，患者表现为烦躁不安、血压下降、脉压差小、中心静脉压增高、心排血量降低及尿量减少。②出血过多或怀疑外科止血不满意。③纵隔、胸腔内积血短时间内增多。

（7）维持水、电解质平衡：心脏手术后，应补足失血量，维持正常的渗透压。先输入胶体溶液（如血及血浆），后输入适量晶体溶液，以维持血容量。术后几日内，要控制液体输入量，避免增加前负荷，并发肺水肿。输液速度要根据中心静脉压或肺毛细血管楔压的变化及尿量的多少而增减。术后24h内，每4h实验室检查电解质1次，此后每日1～2次。要特别重视血清钾的含量，维持血钾3.5～5.5mmol/L。低血钾可引起心律失常，当血钾低于3.5mmol/L，应快速补钾，15%氯化钾溶液5mL溶于5%葡萄糖溶液200mL中，2h滴完，再复查血钾；血钾高于7mmol/L，可使心跳骤停；血钾高于5mmol/L时，应停止补钾；血钾高于6mmol/L时，应静脉滴注高渗葡萄糖液和胰岛素液（5:1），并给予利尿剂。当尿量正常时，每输入500mL液体应加入15%氯化钾溶液10mL，以维持正常的血钾含量。

第十一章　神经外科疾病护理

第一节　重型颅脑损伤

1.急救护理

（1）症状观察及护理：首先了解患者受伤时间、原因及病情发展过程等。严密观察患者生命体征及意识、瞳孔、肢体活动情况，特别注意患者有无休克、颅内出血、脑疝、机体其它部位的并发症。迅速建立静脉通路，对脑疝患者立即静脉滴注脱水药；对疑有颅内血肿的患者做好术前准备工作。

（2）保持呼吸道通畅：重型颅脑损伤患者多伴有不同程度的意识障碍，故应采取侧卧位或半卧位，头偏向一侧，以利于呼吸道分泌物排出，防止呕吐物误吸引起窒息。舌后坠阻塞呼吸道时应放置导气管或用舌钳将舌拉出，必要时可行气管切开。

（3）纠正休克：开放型颅脑损伤时引起失血性休克，应使患者保持平卧，注意保暖，补充血容量。

（4）转送患者：当患者休克得到初步纠正，生命体征相对平稳后方可转运。当伴发其它脏器损伤和骨折时，应当初步处理后再转送。转送途中应备好急救物品，并严密监测生命体征、意识、瞳孔、肢体活动及伤口情况，保持呼吸道通畅。

2.一般护理

（1）卧位：术前术后均应抬高床头15°～30°，以利静脉回流，减轻脑水肿。有脑脊液耳漏者，以头偏向患侧为宜，以便引流，防止脑脊液逆流造成颅内感染。

（2）预防颅内感染：开放性颅脑损伤应及时清创和常规应用抗生素。有脑脊液耳、鼻漏者，要注意保持耳、鼻孔及口腔的清洁，尽可能避免挖鼻孔、打喷嚏和咳嗽，严禁填塞或用水冲洗耳、鼻以及经鼻吸痰和插胃管，以免引起逆行感染。每日测体温4次，密切观察有无颅内感染征象。

（3）高热护理：感染或脑干损伤均可引起高热，应查明原因。体温高时应及时给予降温，保持体温在正常或接近正常范围内。可采用药物及物理降温两种方法。对中枢性高热多以物理降温为主，如酒精擦浴、冰水灌肠、冰水洗胃或冰毯；必要时行低温冬眠疗法。

（4）加强基础护理，防止并发症的发生：对于昏迷的患者要注意保暖，定时拍背排痰，清理呼吸道，预防坠积性肺炎。按时给予翻身，保持床单清洁干燥，每日按摩骨凸部位，做好皮肤护理，防止压疮的发生。躁动患者谨慎使用镇静药，应设专人看护，给予适当约束，防止坠床及意外发生。

（5）冬眠的护理：冬眠疗法是采用冬眠药物和物理降温的方法使机体处于低温状态。广泛脑挫裂伤、脑干及丘脑下部损伤伴有中枢性高热者，采用此疗法，以达到镇静、安眠、降低脑组织新陈代谢、提高脑组织对缺氧的耐受力的目的，保护受伤脑组织，减低脑水肿。常用药物有冬眠Ⅰ号、Ⅱ号、Ⅳ号合剂。护理时应注意以下要点。①遵医嘱选用适当的冬眠合剂，待自主神经受到充分阻滞、机体御寒反应消除、患者进入昏睡状态后，再加用物理降温措施。因为如果没有冬眠药物的保护，36℃以下的体温可使机体产生寒战，从而增加机体耗氧，并消耗热量。降温以肛温32～34℃为宜，冬眠时间一般为3～5d。②患者房间应保持安静，光线较暗，室温在18～20℃。有专人看护，并备好急救药品及物品。患者应平卧，搬动患者或翻身时，动作要轻柔、缓慢，以防止发生体位性低血压。③治疗前观察并详细记录患者的生命体征、意识及瞳孔等，以比较治疗前后症状变化。治疗期间严密观察病情，特别是血压和体温的变化，发现异常及时采取措施。④冬眠药物最好经静脉滴注，以便通过滴速的调节控制冬眠深度，使体温稳定在治疗要求范围内。⑤保持呼吸道通畅，定时翻身、叩背、超声雾化吸入，以防止肺炎的发生；仔细观察皮肤及肢体末端的血液循环情况，并给予按摩以防止发生冻伤及压疮等并发症。⑥停止冬眠治疗时，应首先停止物理降温，再停止冬眠药物。停止冬眠措施后，患者体温会自然升高，如因药物蓄积致使复温困难时，可使用热水袋等方法升温。

（6）营养支持：颅脑外伤或术后采用静脉输液补充热量，输液总量一般不宜超过1 500mL，以防止脑水肿的发生或发展。以后可根据患者的意识状态和胃肠功能改为流食或鼻饲饮食。

（7）健康指导：重型颅脑损伤患者昏迷时间较长，其护理是一个漫长的过程，且病情常有波动，因此护士要做到主动、细致、认真、负责。要指导患者家属掌握必须的护理知识，取得家属的配合，促进患者早日康复。

第二节 颅内肿瘤

1.术前护理

（1）颅内压增高的护理：颅内占位病变随着病情发展均会出现颅内高压症状。由于呼吸道梗阻、剧烈咳嗽、用力排便等还可导致颅内压骤然增高而发生脑疝。因此，患者应注意保暖，预防感冒；适当应用缓泻剂，保持大便通畅。另外，还可采取以下措施以降低颅内压。①使用脱水剂，以减轻脑水肿。②床头抬高15°～30°，以利颅内静脉回流，减轻脑水肿。③充分给氧改善脑缺氧，使脑血管收缩，降低脑血流量。④控制液体摄入量。⑤高热者立即降温，防止机体代谢增高，加重脑缺氧。

（2）注意保护患者：对出现神经系统症状的患者应视具体情况加以保护，如防止健忘患者走失；督促癫痫患者按时服药；运动障碍患者应卧床休息；躁动患者给予适当约束，放置床挡，防止坠床摔伤和自伤。

（3）病情观察：严密观察病情变化，当患者出现意识障碍、瞳孔不等大、缓脉、血压升高等症状时，提示有发生脑疝的可能，应立即报告医生。保持呼吸道通畅，迅速静脉滴注脱水剂，并置保留导尿管，以了解脱水效果。迅速做好术前特殊检查及手术准备。

2.术后护理

（1）卧位：患者清醒后抬高床头15°～30°，以利静脉回流，减轻脑水肿，降低颅内压。

（2）病情观察：严密观察生命体征，肢体活动，特别是意识及瞳孔的变化。术后24h内易出现颅内出血及脑水肿引起脑疝等并发症，当患者意识由清醒转为嗜睡或躁动不安，瞳孔逐渐散大且不等大，对光反应迟钝或消失，伴对侧肢体活动障碍加重，同时脉缓、血压升高，要考虑颅内出血或脑水肿的可能，应及时报告医生，立即使用脱水剂进行救治。

（3）应用脱水剂注意事项：遵医嘱使用20%甘露醇液是临床常用脱水剂，应注意输入速度，一般20%甘露醇液250mL应在20～30min内输完，防止药液漏于血管外，以免造成皮下组织坏死；不可与其它药物混用；血压过低时禁止使用。

（4）脑室引流的护理：须脑室引流的患者按脑室引流护理常规进行护理。

（5）保持出入量平衡：术后常通过静脉补充营养及电解质，应注意补液速度不宜过快，一般根据出量决定补液量，以免入量过多，加重脑水肿。

（6）骨窗的护理：胶质瘤术后，为了起到减压的作用，一般将患者颅骨骨瓣去除或游离，成为骨窗或游离骨瓣。骨瓣去除后脑组织外只有头皮保护，易受伤，应加强保护。通过骨窗还可直接观察到颅内压变化情况，如骨窗处张力较大或脑组织膨出，说明颅内压增高，应采取措施降低颅内压。

（7）功能锻炼：术后患者常仍有偏瘫或失语，要加强患者肢体功能锻炼和语言训练。协助患者肢体被动活动，按摩肌肉，防止肌肉萎缩。耐心辅导患者进行语言训练，指导患者从简单发音开始，逐步发多个音。鼓励患者及家属建立信心，平时给患者听音乐、广播等，刺激其听觉中枢，及早恢复健康。

第三节　垂体腺瘤

1.手术前护理

（1）预防术后伤口感染：经蝶窦垂体腺瘤切除术患者，术前3日常规使用抗生素，朵贝尔液漱口，用0.25%氯霉素眼药水及新麻液滴鼻，每日4次，每次2~3滴，滴药时采用平卧仰头位，使药液充分进入鼻腔。

（2）皮肤准备：经蝶手术患者需剪鼻毛，操作时要精神集中，动作轻稳，防止损伤鼻黏膜而致鼻腔感染。观察有无口鼻疾患，如牙龈炎、鼻腔疖肿等。如有感染存在，须暂停手术。另外，行右股内侧备皮10~20cm^2，以便手术中取皮下脂肪填塞蝶鞍。

2.经蝶手术后护理

（1）生命体征的监测：麻醉清醒前每30min测量生命体征1次，清醒后每小时测量1次，24h后每2~4h测量1次。

（2）卧位：麻醉清醒后均采取头抬高15°~30°的卧位，以利伤口引流，减轻头部水肿。如术中发现有脑脊液鼻漏者，术后需去枕平卧8~10d。

（3）伤口护理：术后3d鼻腔充填纱条取出后，用0.25%氯霉素眼药水及新麻液滴鼻，每日4次，每次2~3滴，防止感染。股内侧伤口隔日换药1次，10d后拆线。

（4）口腔护理：由于术后鼻腔用纱条填塞止血，患者只能张口呼吸，应加强口腔护理，并用湿纱布盖于口唇外，保持口腔湿润，减轻不适。

（5）术后并发症的观察及护理。①水、电解质紊乱：由于手术对垂体后叶及垂体柄的影响，术后尿崩症的发生率较高，故需监测每小时尿量，准确记录出入量，经口或静脉合理补液，保持出入量平衡。由于尿液大量排出，可造成低血钾，应进行血生化检查，及时纠正水、电解质紊乱。②脑脊液鼻漏：手术中损伤鞍隔所致。脑脊液鼻漏常发生于术后3~7d，尤其是术后3d拔除鼻腔填塞纱条后，可见患者鼻腔中有清亮液体流出。因脑脊液内含有葡萄糖，可用尿糖试纸检测，如为阳性，即为脑脊液鼻漏。患者应绝对去枕平卧2~3周，禁止用棉球、纱条、卫生纸等填塞鼻腔，以防逆行感染。③垂体功能低下：由于机体不适应激素的变化而引起。常发生于术后3~5d，患者可出现头晕、恶心、呕吐及血压下降等症状。此时应检查血钾浓度，以便与低血钾相区别。一般给予氢化可的松100mg加入5%葡萄糖溶液中静脉滴注即可缓解。④颅内出血：常在术后24h内发生。患者出现意识障碍、瞳孔及生命体征变化、视物不清及视野缺损等，均提示颅内出血的可能。应密切观察病情变化，及早发现，及时通知医生进行处理。

第四节　缺血性脑血管病

1.术前护理　控制血压，预防病情恶化。缺血性脑血管病患者多伴有不同程度的高血压，而高血压常使动脉粥样硬化的发展加速加重，从而造成脑组织供血不足引起局部脑组织坏死，导致一系列临床症状。故应监测血压的变化，指导患者按时服降压药，做好心理护理，减少造成血压升高的紧张因素，防止病情进一步发展。

2.术后护理

（1）药物治疗和护理：手术后给予静脉滴注硝酸甘油，以降低血压。此时，应注意观察血压的变化，术后血压应控制在正常或偏高水平，以防止血压过低、血流缓慢使手术部位形成血栓。故应连续监测血压变化，并根据血压情况调节输液速度。

（2）注意伤口渗血情况：床旁备好气管切开包，因手术部位在颈部，术中及术后应用肝素抗凝治疗，伤口局部易形成血肿，压迫气管、食管及颈动脉、静脉，出现憋气、脑缺血缺氧等症状，所以，应随时观察伤口敷料有无渗血及患者呼吸有无异常，如发现有憋气等异常情况应及时报告医生，并给予吸氧和做好气管切开前的准备工作。

（3）抗凝治疗的护理要点：颈动脉内膜剥脱术后，为防止内膜切除部位血栓的发生，常于静脉或皮下给予肝素或口服华法林等抗凝药物治疗，剂量及疗程视患者具体情况而定。常规每日监测凝血酶原时间和活动度。凝血酶原时间维持在正常值的 2～2.5 倍，活动度在 0.20～0.40。在取血标本时应严格按 1∶9（抗凝剂∶全血）比例采取血标本，比例失调将影响其结果，对临床治疗造成影响。禁止反复穿刺、针灸及腰穿等，以避免组织损伤而引起出血。用药后应注意观察患者皮肤、黏膜、牙龈有无出血点及紫癜，穿刺部位有无出血，观察尿、便颜色并经常留取标本送实验室检查。观察意识、瞳孔及肢体活动情况以了解有无脑出血的发生。备好鱼精蛋白，如发生肝素过量，可立即用药以中和肝素。

（4）心理护理：脑血管意外常为突然发病，患者无思想准备，且发病后伴随而来的是肢体瘫痪、活动障碍及生活不能自理，且手术复杂，患者对此常有恐惧感，顾虑多、思想负担重。故护理人员在进行护理时应随时了解患者的心理活动，解除患者的心理负担。每日协助患者肢体活动 4～6 次，使患者及家属了解肢体锻炼的必要性，得到患者的积极配合，以利于早日康复。另外，护士应向患者介绍术后可能再度出现脑缺血或脑梗死的症状，使他们有思想准备，以防止再发作而出现意外。

（5）出院指导：①嘱患者遵医嘱按时服用抗凝药及血管扩张药，并要注意观察有无出血倾向，如皮肤有无出血点、瘀斑及牙龈出血等现象。定期复查凝血酶原时间和活动度。②控制血压，生活上尽量保持安静，避免过度烦躁、疲劳。③禁止饮酒、吸烟。④保持饮食的摄入平衡，避免刺激性强的辛辣食物，养成良好的饮食习惯和生活规律。⑤出院后患者如有不适，及时到医院就诊。⑥定期到门诊复查随诊。

第十二章 泌尿外科疾病护理

第一节 肾积水

1.引流管的护理

（1）确保引流管通畅，勿打折或扭曲，并固定好，以防患者活动时脱出。观察引流液的性质、颜色、量，发现问题及时处理。

（2）记录每日引流量及尿量，并定期检查血电解质，以监测肾功能情况。

（3）肾造口引流管不通畅时，可在无菌操作下用无菌生理盐水进行冲洗，每次冲洗量不宜超过5mL，冲洗时要缓慢，不可压力过高，若压力过高，可增加伤口张力，造成冲洗液由吻合口外溢或引起漏尿。

2.加强营养 静脉给予输全血或白蛋白，提高机体抵抗力，促进伤口愈合。同时，应用抗生素，以防治感染。

3.拔管 肾盂输尿管支架管于手术后3～4周拔除，如为双J管内引流可在手术后4～6周拔除。拔除支架管3d后可夹闭肾造口管，注意观察肾区有无胀痛及管周漏尿等情况，并行肾造口管造影检查，以证实吻合口是否通畅，确无疑问方可拔除肾造口引流管，同时嘱患者取健侧卧位，防止手术漏尿。此口约1周左右愈合。

4.复查 术后6个月行静脉尿路造影复查，以观察疗效。

第二节 肾癌

1.防止出血 密切注意有无手术后内出血及休克。内出血可因手术后肾蒂出血、下腔静脉破裂或因血管结扎不良引起。应严密观察患者血压、脉搏及意识的变化，每小时测血压和脉搏1次，同时观察伤口有无渗血及引流管的出血量。出血严重可有休克表现，有时肾周围血肿在患侧腰腹部出现肿块，应及时再次手术探查。

2.体位 术后取平卧位，24h后可取半坐位。肾实质切开或肾部分切除的患者，应卧床1周，以防术后过早活动引起继发出血或肾下垂。

3.肾功能的观察 由于手术对肾脏的直接影响，可造成机体水和电解质平衡失调。术后准确记录每小时尿量，并根据血、尿生化检查结果，相应调整水和电解质的摄入量。

4.抗生素的应用 选用对肾脏无损害或损害较轻的抗生素。

5.引流管的护理术 后常规放置肾窝引流管，应保持引流管的通畅，勿打折或受压，防止脱落，并观察引流液的性质、量、颜色，准确记录。

第三节 肾移植

1.术前准备

（1）血液透析：充分的血液透析可以减轻氮质血症，纠正水及电解质和酸碱平衡紊乱，纠正体内水、钠潴留，控制高血压，改善心功能。透析时间一般应在3个月以上，使患者机体处于较理想状态再行肾移植手术。术前24h内必须增加透析1次。

（2）输血：适当输血可使受者产生免疫耐受并纠正贫血。以输血细胞或少量多次输新鲜血为宜，维持血细胞比容在20%～25%以上。

（3）防治感染：有感染病灶必须控制或清除，咽拭子培养和清洁中段尿培养应为阴性。

（4）其他：手术前应用免疫抑制剂，如硫唑嘌呤100mg，以减轻术后排异反应。

2.术后护理

（1）术后患者应住单间，进行保护性隔离，并设专人护理。

（2）严密观察生命体征，术后每小时测量血压和脉搏1次，平稳后第2日改为4h1次，第3日改为1d2次。每4h测体温1次。

（3）尿液的观察。①多尿期护理：肾移植术后常有3～5d的多尿期，此时需记录每小时尿量，严密观察出入量变化。及时调整输液速度和量，维持水及电解质平衡，做到"量出为入"。24h出入总量差额不超过1500mL。②少尿及无尿的观察：分析少尿及无尿的原因，如低血压、肾后性梗阻、尿外渗、急性肾衰、超急或加速性排斥反应均可引起少尿或无尿。此外，还要排除血块阻塞导尿管等因素。③观察尿的颜色及比重：术后3~5d可有轻度的血尿，属正常现象。尿比重与尿量及尿中排出成分成反比。

（4）各种管道护理：术后患者有移植肾周及输尿管吻合引流管及导尿管，要经常检查各种管道是否通畅，防止扭曲、脱落和堵塞等现象。要经常挤压引流管，使之通畅，并保持引流管的正确位置。留置导尿管期间，对女患者每日用1：1000新洁尔灭清洁尿道口1次，注意无菌操作。导尿管拔除后要定时督促患者排尿，并记录每次尿量。

（5）口腔护理：术后应用朵贝尔液漱口。每2h含漱1次，饭前、饭后均要漱口。真菌感染引起的口腔炎，可采用1%双氧水或酮康唑液漱口。

（6）饮食护理：术后肠蠕动恢复排气后，可进流质饮食，并逐步改为半流食、普食，肾功能恢复正常后饮食应为高蛋白质、高热量、含多种维生素及低脂肪。患者尿多时可不限制盐的摄取。

（7）保持排便通畅：术后3d未排便者，应给予少量缓泻剂。因粪便干燥可导致排便时腹压增高造成移植肾血管破裂的严重后果。

（8）动静脉外瘘护理：要定时更换敷料，注意预防感染，避免局部受压扭曲等，防止吻合口脱开而大出血，禁用此肢体测血压和输液。

（9）密切观察排斥反应：排斥反应的主要临床症状有体温突然升高达38.5℃以上，其特点为常在凌晨4—5时体温升高；移植肾区胀痛、尿量显著减少、体重增加、血压升高；检查发现移植肾明显肿大。以上症状可同时出现或仅出现若干项。发现排斥反应时护士需及时与医生取得联系，以便早期诊断和及时处理。

（10）重视体液平衡：由于患者肾功能异常，饮食受限，加之肾上腺糖皮质激素的使用易造成患者的水、电解质和酸碱平衡紊乱，应根据血液生化检查结果予以调整。

（11）应用抗生素预防感染：由于术后放置各种引流管及大剂量免疫抑制剂的应用等，极易继发感染。因此，除应采取严格消毒隔离措施外，还应使用抗生素1~2周。

第四节　皮质醇增多症

1.术前护理

（1）由于肿瘤引起皮质醇分泌过多抑制了促肾上腺皮质激素的分泌，可使肾上腺皮质萎缩。为防止肿瘤切除后体内糖皮质激素缺乏，术前1~2d肌注醋酸可的松，每日4次。皮质增生实行肾上腺切除者术前12h肌注醋酸可的松。

（2）由于钠水潴留导致患者血压增高，术前观察血压变化，应每日测血压两次，如血压过高可给予镇静药和降压药。

（3）肾上腺糖皮质激素分泌过多，可引起电解质的紊乱，特别易发生低钾血症，术前应补充钾盐以纠正低血钾。补钾时应注意：钾不能从输液器茂菲滴管内加入，浓度不能过高，以每小时不超过1g为宜，速度不能过快。同时，应根据血生化检查调整补钾剂量，以免造成高血钾。在治疗高血压时不宜使用噻嗪类药物，以免加重低血钾。

（4）患者因血糖高，抗感染能力降低，有痤疮，术前2d起适当应用抗生素，以预防感染。

（5）一般生活护理：给予高蛋白质饮食，加强生活护理，减少患者活动，必要时加床挡以防因肌肉萎缩、疲惫无力、血压高而导致坠床、摔伤。

2.术后护理

（1）肾上腺皮质危象的观察：术后皮质激素不足，患者可发生急性皮质功能低下症，表现为头痛、呕吐、无力、腹泻、血压下降及昏迷等。严密观察血压，每小时测1次。发现问题及时通知医生，在排除出血的情况下，立即静脉输入氢化可的松100mg，观察反应。症状不缓解可加大用药剂量。

（2）加强营养，维持水及电解质平衡：补充足够的糖及蛋白质，静脉补液量则应根据24h尿量，保持出入量平衡，以防补液量过多，导致心肺并发症的发生。

（3）伤口护理：患者术后伤口愈合较慢，拆线时间应延长至10d以上。为减轻腹部张力，应将腹带裹紧，并预防咳嗽及便秘。同时，应用抗生素预防感染。

（4）预防压疮发生：保持床铺干燥整洁，及时更换浸湿的衣服、被褥，每日温水擦浴两次，以防皮肤感染及压疮的发生。

（5）预防肺部并发症：因手术位置较高及手术创伤刺激膈肌等原因，易导致肺膨胀不全和支气管肺炎等。因此，要鼓励患者深呼吸、咳嗽，协助患者翻身、叩背、咳痰，给予雾化吸入，每日3次。

（6）激素治疗：实行双侧肾上腺大部切除或全部切除的患者，需长期或终身给予激素替补治疗，应嘱患者严格遵医嘱按时服药，并应注意服药期间的反应，及时调整用药剂量，以防肾上腺皮质危象的发生。

（7）肌内注射激素时的注意事项：因肌内注射激素不易吸收，因此注射时应采用长针头，深部肌内注射，并应严格无菌操作，以防注射部位的感染。

第五节　膀胱癌

1.术前护理

（1）增强机体抵抗力：大部分患者患病时间较长，身体虚弱，术前要加强营养，提高机体的抵抗力，以利于术后恢复。多吃高热量、高蛋白质、多维生素饮食，同时静脉输血或补充白蛋白。

（2）肠道准备：术前3d进少渣半流食，口服卡那霉素1g，灭滴灵0.2g，每日4次，同时口服50%硫酸镁40mL，每日2次。1%的肥皂水灌肠，每晚1次。术前2d进流食，术前1d禁食，给予静脉补液，同时给予清洁灌肠。女患者还应在术前3d用温无菌生理盐水500mL冲洗阴道，每日1次。

（3）心理护理：尿流改道后，给患者生活带来很大不便。因此，术前应向患者讲清手术的必要性，及术后自我护理的方法，解除患者思想顾虑，从而调动自身的积极性，促使术后早日恢复。

2.术后护理

（1）观察术后出血情况：严密观察血压及脉搏，注意患者有无面色苍白、出冷汗、烦躁不安等症状。引流液色鲜红、量多、流出速度快，甚至有较多血块，提示盆腔内有活动性出血，应及时与医生联系，妥善处理，必要时再次手术止血。

（2）各种引流管的管理：输尿管支架管对两侧移植的吻合口起支架作用，有利于吻合口愈合，一般术后2周拔除。置入代膀胱内的导尿管，可引出代膀胱内的肠道分泌物及可能漏入的尿液，一般术后1周拔除。盆腔引流管接负压吸引，以防引流不畅而导致盆腔感染，术后3d，无引流液时拔除。由于患者术后引流管较多，应分别注明。同时，要保持各引流管的通畅，勿打折、扭曲和受压。并准确记录各引流管引流量，每日更换一次性无菌引流袋1次，注意无菌操作，以防逆行感染。

（3）肠道损伤的观察：肠道损伤后其内容物流入腹腔，可造成中毒性腹膜炎。患者可有高热、腹痛、腹胀及肌紧张等腹膜炎的表现。因此，要严密观测体温，注意倾听患者主诉，一旦明确诊断应立即手术。

（4）严密观察肾功能：监测每小时尿量，当尿量减少时应查明原因，如输尿管与肠道吻合口堵塞，应在无菌操作下用0.02%呋喃西林溶液低压冲洗导尿管；如为手术中长时间低血压导致的肾功能衰竭，应及早进行血透。

（5）观察腹壁造瘘口肠管的血运：有无发绀，以防肠管因缺血而坏死。及时更换浸湿敷料，保持瘘口周围皮肤完好。如系肛门排尿者，亦应对肛周皮肤进行保护，可涂以氧化锌软膏，以免浸渍发炎。

（6）监测血电解质，预防高血氯性酸中毒：直肠代膀胱术后，尿液可潴留在直肠内，增加肠道对电解质吸收，可造成高血氯性酸中毒，所以术后要定期监测血电解质，及时纠正。

（7）防止术后并发症：患者引流管多，手术后伤口疼痛，往往不愿活动。此时，要向患者说明活动可促进肠蠕动，减少肠梗阻及肺炎的发生，争取患者配合，促进早日恢复。

第六节　尿道下裂

1.术前护理

（1）术前3d开始，每日用肥皂水清洗阴茎、阴囊皮肤各1次，并用1∶500新洁尔灭溶液做局部湿敷。

（2）有泌尿系感染的患者，应用抗生素严格控制感染。

2.术后护理

（1）抗生素的应用：由于尿道成型术后感染的因素较多，包括手术前准备不充分，如皮肤清洁消毒不彻底、尿路感染未控制等；术中止血不彻底，形成血肿；局部皮瓣坏死；术后尿道分泌物过多清理不及时或不彻底，尿液引流不畅等，均可引起感染。常规术后应用抗生素预防感染。若感染已经发生，则应尽早充分引流脓液，使用敏感抗生素。

（2）7岁以上儿童需用镇静剂及口服乙烯雌酚1mg，每日1～3次，连服5～7d，防止阴茎勃起而致继发出血及疼痛。

（3）注意观察阴茎头有无发绀及肿胀情况，以免因伤口敷料包扎过紧而引起表皮或皮肤全层坏死，必要时重新包扎。

（4）术后第2日开始自会阴部向尿道远端轻轻挤压，以排出尿道内分泌物及脓液。同时，要保持导尿管的通畅，勿打折、扭曲，并固定于床旁，以免脱出。防止伤口感染形成尿瘘。

（5）术后10～12d拆线，同时拔除导尿管，若排尿顺利，1～2d后可拔除膀胱造口管；若排尿困难，应尽早行尿道扩张术。

（6）由于便秘和咳嗽均可影响伤口愈合，此时要对症处理。

（7）术后1～2个月内限制剧烈活动，以防伤口裂开。

第十三章　骨外科疾病护理

第一节　骨折

1.骨折患者的急救处理

（1）急救原则。骨折的急救很重要，处理不当能加重损伤，增加患者痛苦，甚至造成残疾或危及生命。急救处理应在现场进行，遵循的原则是：①抢救生命，即先处理大出血、内脏损伤及休克等严重问题。②处理骨折局部，妥善包扎伤口。③给予简单而有效的固定。④迅速转运患者，以进行进一步治疗。

（2）转运患者的方法。先固定四肢骨折部位，然后再转运。对疑有脊柱及骨盆骨折时，应尽量避免骨折处移动，不论患者是仰卧或俯卧，尽量不变动位置，将四肢并拢靠向躯干，把担架放置在患者身旁，由3~4名救护者协同用"平托法"将患者移上担架。"平托法"的具体操作方法：3个人同时位于患者同一侧，1人用手分别托扶患者的头肩部和腰部。另外，两个人托起患者臀部和双下肢，3个人同时用力，将患者平托起来后轻放于担架上。搬运时，救护者动作应协调一致，保持患者脊柱平直。疑有颈椎损伤时，应采用多人"平托法"搬运，并安排专人托扶患者头部，保持与躯干长轴一致，以防颈椎过伸、过屈和旋转。平卧时不需用枕，头颈两侧用软物垫好，防止在转送过程中发生旋转。绝对禁止1人托肩、1人抱腿或1人背、拖患者的错误方法。

2.骨折愈合的功能锻炼　在骨折愈合期，没有正确而积极的功能锻炼，即使复位和固定都合乎要求，也会发生关节僵硬、肌肉萎缩或粘连。因此，指导和督促患者进行功能锻炼十分重要。功能锻炼一般可分为3期进行。

（1）早期：骨折后2周以内，主要做肌肉自主地、充分地收缩和舒张运动，以促进静脉回流，加快肿胀消退。

（2）中期：骨折后3~6周，除上述锻炼外，未被固定的关节应开始活动，活动范围逐渐增大。肌肉的锻炼亦要加强，以防肌肉萎缩。

（3）晚期：多数固定已拆除，应进行全面的肌肉和关节锻炼，增大活动量和活动范围，直到功能最后恢复。在功能锻炼期间，身体其它部位尽量照常活动。

此外，还应向患者说明功能锻炼的重要性，调动其积极性；要循序渐进；对于不利于骨折愈合的活动，应了解并加以控制；锻炼过程中，要强调患者的主动运动，禁止强力的被动活动或捏揉。

第二节　腰椎间盘突出症

1.体位

（1）手术后多需平卧6h，以压迫伤口，帮助止血。

（2）平卧6h后，每2～3h轴向翻身1次，翻身时要保持躯干部位不扭转。

2.病情观察

（1）麻醉完全清醒后，应立即观察双下肢感觉和运动情况，以了解脊髓是否受损。

（2）注意观察伤口渗血情况及伤口引流量的变化。

3.功能锻炼　术后24h即可卧床进行双下肢、股四头肌等长收缩锻炼。先将双腿伸直，用力绷紧后再放松，两腿交替反复进行。术后2～3d开始练习抬腿，防止神经粘连。术后1周练习俯卧，以锻炼腰背肌肉。2周拆线后可增强背肌锻炼，其方法是：身体俯卧，上肢后伸，抬高头及胸部，使其离开床面，双腿伸直，向上用力抬离床面，使腰背肌收缩，达到全面锻炼目的。

第三节　股骨颈骨折

1.非手术治疗的护理

（1）体位：牵引治疗期间，患肢下垫软枕并保持外展中立位，脚尖朝上，防止患肢外旋和内收，愈合时间约3～4个月。

（2）功能锻炼：在此期间要鼓励患者锻炼股四头肌和腓肠肌等肌肉，同时保持健侧肢体活动，其目的是促进血液循环，维持肌肉力量，防止腿部肌肉废用性萎缩。同时，还应防止各种并发症的发生。

2.手术治疗的护理

（1）体位：保持患肢于外展中立位，防止外旋造成脱位。可用皮牵引保持其位置，或穿"丁字鞋"以防止患肢外旋。

（2）伤口及引流：伤口引流管接负压吸引，保持引流管畅通。观察伤口有无渗血。若引流量过多，应及时处理。

（3）预防并发症：搬动患者时须将髋关节及患肢整个托起，减少关节脱位的可能性；指导患者利用牵引架上拉手抬起臀部，以防疼痛或压疮；活动或按摩下肢肌肉以促进血液循环，减少静脉血栓的发生。

（4）功能锻炼：术后第2天开始指导患者练习股四头肌及臀肌的收缩，以及足跖屈、背伸等活动，以加强髋部肌肉的力量，防止其它关节强直。应用骨水泥固定人工假体的患者，术后1周，可坐床边练髋关节活动。术后2周，可扶拐行走，在患肢不负重的情况下练习行走。

（5）出院指导：术后为防止脱位，应告诉患者不要将两腿在膝部交叉放置，不要坐小矮凳，不要用蹲位，不要爬陡坡，以免髋关节过度内收或前屈，引起脱位。

第四节　骨性关节炎

1.术前护理　术前指导患者做股四头肌、腘绳肌、臀外侧肌的收缩和足跖屈、背伸等活动，并教会患者使用拐杖或行走架。

2.术后护理

（1）抬高患肢：患者返病室后，应用一硬一软两个枕头抬高患肢，以利静脉和淋巴液回流，减轻肿胀。

（2）功能锻炼：术后当日即开始锻炼足跖屈、背伸活动。术后2～3d练习抬腿，即锻炼股四头肌，可用健足置于患肢下面，帮助患侧抬高。术后1周可让患者坐于床边下垂膝关节，练习屈膝活动。术后2周扶拐下地，并进一步练习膝关节伸屈活动。术后2个月可弃拐行走。

第十四章　妇产科疾病护理

第一节　滋养细胞肿瘤

1.心理护理　患者入院后，护士应热情接待，主动介绍疾病的有关知识、治疗方法及疗效，使患者消除对自身疾病的恐惧，积极配合治疗。

2.清宫术护理　葡萄胎一经诊断应立即清官。为防止患者术中大出血，术前应建立有效的静脉通路并备血。治疗室内应备好抢救用品及药物。清宫术开始前协助患者排空膀胱。术中护士要严密观察患者一般情况，注意有无面色苍白、出冷汗及口唇发绀等表现，并及时测量脉搏、血压，有异常立即报告医生，进行处理。术后患者需卧床休息，护士应随时观察患者阴道出血及腹痛情况，并给予保留会阴垫以估计出血量。

3.化学治疗的护理

（1）化疗前做好患者的心理护理：消除其对化疗的恐惧心理，取得患者的合作。由于化疗用药剂量是按体重计算的，故应准确测量体重。首先校准体重计，在清晨，患者空腹，排空大小便，着贴身衣裤，不穿鞋的情况下由护士为患者测量体重。化疗过程中由于患者呕吐及食欲不振，体重会下降，应定期测量，以协助医生调整药量。

（2）化疗药物准备：准备化疗药物时要做到3个严格——严格无菌操作；严格按医嘱给药；化疗药物的治疗量与中毒量极为相近，化疗过程中应严格掌握药物剂量。静脉点滴药物宜先装输液器排气后，再加入化疗药，安瓿要反复冲2次，以保证实际用药量的准确，严格三查七对，防止用错药物。化疗药物应经两名以上护士核对方可应用。

（3）保护血管，严防药液外漏：化疗时要注意保护血管，合理使用一些对皮肤血管刺激性较大的药物，如更生霉素、长春新碱、消瘤芥及阿霉素等，血管穿刺成功后再加入药物。若发现药物外漏，立即给予局部封闭治疗（封闭用生理盐水5mL加2%

普鲁卡因溶液1mL）。

（4）用药速度的观察：静脉输入化疗药物时，不同的药物输入速度不同，如5-氟尿嘧啶加入5%葡萄糖液500mL，静脉点滴8～10h，可达到最佳的治疗效果，而不良反应最小。护士应了解各种药物的输入速度，随时调整，保证化疗药物以疗效最佳的速度滴入。

（5）造血功能障碍的护理：化疗药物可抑制骨髓造血功能，主要表现为白细胞及血小板减少。当患者白细胞下降时，机体抵抗力减弱，易受各种病原菌感染。因此，要严格执行消毒隔离制度和无菌操作原则，对患者实行保护性隔离，并注意观察体温变化，每日测3次体温。护士要加强卫生宣教，嘱患者注意饮食卫生，饮食上增加蛋白质、维生素及其它营养素的摄入，以增强机体抵抗力。当患者血小板下降时嘱患者适当休息，不做剧烈活动，防止碰伤而引起皮下组织出血。随时观察患者有无皮肤黏膜及内脏出血征兆。冬季室内湿度宜保持在50%左右，防止空气干燥引起鼻出血。护士执行治疗、护理操作时动作要轻柔，肌内和静脉注射后用于棉球压迫穿刺部位至无出血为止。血小板过低的患者可遵医嘱给予新鲜血少量、多次输入，以刺激骨髓造血功能。

（6）胃肠道不良反应的观察及护理：由于胃肠道细胞增生活跃，因此化疗药物对其有一定的不良反应。主要表现为食欲不振、恶心、呕吐、腹痛、腹泻及口腔溃疡。护士应注意观察，对出现的反应给予适当的处理。当患者有食欲不振时，要鼓励患者多进食，可少吃多餐，食用自己平时喜欢的食品。保持床单位的干净整齐，创造良好的进食环境，以增进食欲。当患者出现恶心、呕吐时，护士应及时清理呕吐物，遵医嘱给予止吐药物。必要时静脉补充液体，记录呕吐量，注意防止电解质平衡失调。有腹痛、腹泻的患者，要严密观察腹痛情况，腹泻次数、腹泻量及性质，防止发生伪膜性肠炎。当腹泻次数超过3次时，要通知医生停止化疗，遵医嘱补液及药物治疗，同时及时留取粪便标本做普通培养及厌氧培养。口腔溃疡一般发生在化疗后的5～6d，患者先感唇、舌麻木，继而黏膜发红，舌苔减少，最后出现溃疡。护士应随时观察患者口腔黏膜变化，发现黏膜变红、舌苔减少后给予生理盐水漱口，保持口腔清洁。出现口腔溃疡后要根据其溃疡程度给予口腔护理。口腔护理可清除口腔内脱落黏膜、黏液及腐败物质，保持口腔清洁，预防感染，促进黏膜再生。严重的口腔溃疡患者疼痛难忍，可在进餐前给予0.03%地卡因合剂局部喷雾止痛。平时鼓励患者多进流食，避免刺激性食物，也可遵医嘱输入大剂量维生素C，促进黏膜再生。口腔溃疡患者每日测3次体温，以早期发现感染征兆，早期治疗。

（7）肝功能损害的护理：多数抗癌药物在肝脏代谢，大剂量化疗时，患者会出现血清丙氨酸氨基转移酶升高，表现为上腹痛、恶心及腹泻，严重时出现黄疸。护理时要注意患者主诉及皮肤、巩膜有无黄染，定期取血做肝功能检查。有肝功异常时可遵医嘱给予药物治疗。

（8）肾功能损害的护理：有些药物，如甲氨蝶呤、顺铂等对肾功能损伤大，护理时要注意准确记录出入量，嘱患者多喝水，24h尿量在2500mL以上为宜，每日测尿pH，若pH低时，可遵医嘱输入碳酸氢钠，以碱化体液，加速化疗药物的排泄，减轻对肾脏的损害。

（9）脱发的护理：有些化疗药物，如阿霉素、更生霉素及消瘤芥对毛囊有损害作用，引起脱发甚至阴毛、腋毛及眉毛脱落。护士要做好患者心理护理，讲解化疗药物引起脱毛特性，在停用药物后毛发会自然生长如初，减轻患者心理负担，也可配制假发或戴帽子。

4.恶性滋养细胞肿瘤阴道转移的护理

（1）预防出血：恶性滋养细胞肿瘤阴道转移易发生破溃，引起出血。由于阴道黏膜内静脉丛丰富且无瓣膜，出血往往量大、活跃，可立即致患者休克，因此预防出血是非常重要的。患者应卧床休息，护士要加强生活护理，避免诱发出血因素，如有效地为化疗患者止吐，防止便秘和尿潴留。阴道转移患者尽量不做阴道冲洗和盆腔检查，以免操作过程中碰破结节而引起大出血。护士还应加强巡视，随时注意有无阴道出血，如有异常情况，及时报告医生给予处理。

（2）大出血的抢救：当患者阴道转移结节破溃出血时，护士应立即将患者抬至治疗室，用双拳压迫腹主动脉，以达到紧急止血的目的。通知医生，建立有效的静脉通路，配血，备好阴道填塞物品及抢救药品。当患者病情危急时，可在床边进行抢救工作。阴道填塞过程中护士要严密观察患者血压、脉搏、呼吸及面色的改变，防止休克发生。

（3）阴道填塞后的观察及护理：患者需绝对卧床休息，随时观察阴道有无渗血或活跃出血，定时测量脉搏和血压。保持排便通畅，如有便秘可给开塞露或肥皂水低压灌肠，避免一切增加腹压的因素，以防诱发出血。同时，要保持外阴局部的干燥清洁，每日用无菌生理盐水擦洗外阴2次。保留导尿管的患者，每日更换无菌尿袋。为防止感染，阴道填塞纱条一般每日更换，必要时遵医嘱应用抗生素。患者需每日测量3次体温，以早期发现感染征兆，及时处理。

5.恶性滋养细胞肿瘤脑转移的护理　脑转移患者病情变化快且死亡率高，护理时要做到早期发现，及时抢救，以挽救患者生命。

（1）一般护理：脑转移患者应移至单间并有专人护理，房间内备有急救药品及物品，并保持空气新鲜，光线宜暗，避免强光刺激引起患者烦躁、紧张及头痛。抽搐及昏迷患者要放低床挡，防止发生意外。

（2）腰穿护理：为了解患者颅内压情况及向颅内注入药物，需行腰穿治疗。腰穿时护士应协助摆好体位，患者侧卧、去枕、背齐床边、低头、双手抱膝，腰部尽量向后凸，使椎间隙增宽，便于穿刺。治疗过程中护士要观察患者的呼吸、脉搏、瞳孔及意识变化，若有异常发现，立即通知医生，进行处理。腰穿后患者应头低脚高位6h，以使药物经脊髓腔流入颅内起到治疗作用，并防止低颅压性头痛。护士应加强巡视，如患者头痛，通知医生，并遵医嘱给予镇静、止痛或脱水药物。疑有高颅压的患者如需进行腰穿治疗，应先用药物降低颅内压后方可操作。

（3）脑转移抽搐的护理：当患者抽搐时，应立即用开口器，去枕平卧，头偏向一侧，保持呼吸道通畅，建立静脉通路，并同时通知医生进行抢救。

第二节　外阴癌

1.术前护理

（1）控制感染：外阴癌患者外阴呈菜花样或溃疡，分泌物增多，甚至溃疡出血。因此，每日用1∶5000高锰酸钾溶液冲洗或擦洗，勤更换内裤，保持局部清洁干燥。

（2）对症处理：局部瘙痒、疼痛的患者，给予对症处理，以减轻患者痛苦。

（3）饮食护理：外阴癌手术范围大，皮损严重，术后恢复较其它手术慢且感染发生率高。因此，术前应加强营养素的补充，多进高蛋白质、维生素丰富的食物，如肉、蛋、鱼、乳制品、新鲜水果蔬菜及干果类。

（4）术前准备：术前1d备皮，范围自下腹部至肛周，两侧到大腿内侧膝关节处。备皮时动作要轻柔，防止加重患者外阴皮损。

2.术后护理

（1）伤口局部护理：手术后伤口加压包扎48h，以防止出血及利于伤口愈合。护士要注意观察伤口有无渗血，对有引流管的患者要注意观察引流液的性质及量并保持其通畅，防止打折、弯曲及堵塞。术后第3日拆除加压包扎，切口暴露，用支架将被盖支起，以利于通风和保持外阴干燥，每日用冷风吹2～4次，每次20min。术后半卧位，双下肢外展屈膝，膝下垫软枕，抬高下肢，可促使静脉血和淋巴液回流通畅，同时降低伤口张力，利于愈合。

（2）防止感染：术后患者每日测体温3次，用无菌生理水擦洗外阴2～3次，大小便后同法清洁会阴部。患者房间应加强通风换气，以减少感染机会。外阴癌术后的患者需长时间卧床，应注意翻身防止发生压疮，同时鼓励患者做上身运动，防止血栓形成。

（3）其他：外阴切口一般5d拆线，腹股沟切口7d拆线。如切口感染，根据患者情况可提前拆线以利于引流。

第三节　子宫颈癌

1.术前护理

（1）预防感染：宫颈癌患者因癌组织坏死或感染，阴道可有大量米汤样或脓性分泌物，术前每日冲洗外阴，保持局部清洁干燥，随时更换卫生垫及内裤。每日测3次体温，以早期发现感染征兆，早期治疗。

（2）注意饮食：宫颈癌晚期患者会出现贫血、感染、消瘦及全身营养状况差。术前要加强营养，给予高蛋白质、高脂肪、多维生素饮食。必要时给予静脉营养治疗。

（3）肠道准备：手术前3d开始肠道准备，术前1d晚行清洁洗肠。由于宫颈癌压迫直肠，洗肠时动作要轻柔，缓慢插入肛管，不可用暴力，并随时观察患者的反应。

（4）阴道准备：阴道冲洗时动作宜轻柔，防止碰破癌组织引起大出血。若出现阴道大出血，马上用无菌纱布压迫止血，同时通知医生给予抢救。

2.术后护理

（1）术后病情观察：宫颈癌手术范围大、时间长、出血多，因此，术后要严密观察病情变化，应有专人护理，每15min测血压、脉搏1次至平稳。注意引流液的性质、量及颜色的变化，保持引流管通畅。如有异常情况及时通知医生给予处理。另外，要观察伤口有无渗血。

（2）导尿管护理：宫颈癌手术导尿管一般保留7~14d，要保持其通畅，并每日更换无菌尿袋，防止逆行感染。在拔除导尿管前3d，将尿管夹闭，每2~3h开放1次，以使膀胱功能逐渐恢复。拔导尿管2~3h后要协助患者排尿，不能自行排尿者给予诱导排尿，仍无效时要重新置保留导尿管。

3.出院指导　嘱患者出院后注意自身症状的观察，如有阴道出血或分泌物增多及时来院就医。同时，增加营养饮食，劳逸结合，按时来院随诊，一般治疗后最初每月1次，3个月后每季度1次，1年以后每半年随诊1次，3年后每年1次随访。

第四节　先天性无阴道

1.术前准备

（1）手术前做好患者心理护理：向其介绍手术方法及术后效果，取得合作。

（2）肠道准备：术前1d口服20％甘露醇250mL加生理盐水250mL导泻，术前1d晚12时后禁食、禁水。

（3）皮肤准备：术前清洁会阴部皮肤并剃去阴毛，备皮范围上至耻骨联合上10cm，下到会阴及肛周，左右到两大腿内侧上1/3处。

（4）膀胱准备：去手术室前排空膀胱，带导尿管于手术室，备手术结束后安置。

（5）物品准备：手术前24h内准备好羊膜（羊膜存放于无菌罐内，内放生理盐水20mL、庆大霉素1.6×10^5U），另外备好2~3个阴道模型。

2.术后护理

（1）术后患者需卧床休息1~2周，保留导尿管7~10d，保持导尿管通畅，每日更换尿袋。

（2）预防感染　术后每日用无菌盐水擦洗会阴部，患者排便后用同样方法清洗，以保持会阴部清洁。

（3）术后注意观察阴道模型位置，特别是在患者排便以后，防止外滑，如有外滑要及时请医生更换模型。

（4）出院前要教会患者冲洗阴道及阴道模具消毒的方法，嘱患者每日冲洗。未婚者需持续放置阴道模型，直至结婚；已婚者待伤口完全愈合后方可行性生活。

第五节　子宫脱垂

1.非手术治疗患者的护理

（1）避免增加腹压因素：患者要注意劳逸结合，避免重体力劳动，如有慢性气管炎及咳嗽，应积极治疗。同时，注意保持排便通畅，多食粗纤维食物，防止便秘。

（2）预防感染：注意外阴清洁，每日用温开水清洗外阴，穿质地柔软的内裤并经常更换，随时观察阴道分泌物的性质及量，如分泌物突然增多，为脓性或血性时，应及时就医。子宫脱垂患者常伴有张力性尿失禁，应保持局部清洁干燥，防止发生泌尿系感染。

（3）使用子宫托的护理：子宫托治疗子宫脱垂方法简便，经济易行，但有生殖道急、慢性炎症或可疑宫颈恶性变者禁用。使用子宫托时首先要选择大小适宜的型号，以放置后子宫既不脱入阴道又无不适感为宜。教会患者取放方法。每晚将子宫托取出清洗，次日晨放入，以免因放置时间过长，托盘摩擦，压迫阴道而发生糜烂、溃疡或感染。严重时子宫托可嵌顿在阴道壁不易取出或发生压迫坏死，甚至形成尿瘘或粪瘘。放置子宫托的患者应在放后第1、第3、第6个月各复查1次，以根据阴道组织张力的恢复情况调整较小型号的子宫托。

2.术后指导　子宫脱垂术后有复发的可能，患者术后仍需注意休息，半年内不从事重体力劳动，不宜举重物及长时间站立、行走，预防咳嗽及便秘。手术后指导患者做提肛锻炼，以使松弛的盆底组织逐渐恢复张力。具体方法为：患者端坐凳上，双脚交叉，双手平放于大腿上，交替做起立、坐下两种动作，重复30~50次；另一种方法是做闭缩肛门动作或每逢小便时主动中断排尿若干次，以促进阴道肌力恢复。

第六节　绝经期综合征

1.加强卫生宣传教育　指导患者学习生理卫生知识，讲解出现症状的原因，增加患者对更年期这一生理过程的了解，解除不必要的顾虑，以减轻症状。帮助患者合理安排工作与休息，嘱患者做适当的户外运动，并保持心情愉快，必要时可去医院就诊，在医生的指导下服用镇静安神药物。

2.激素治疗护理 严重的更年期综合征患者，经对症治疗无效，可用雌激素或孕激素治疗。激素治疗时，要耐心、细致地讲解每种药物的服用时间及剂量，并注意观察服药后症状有无缓解。如服药期间有阴道出血或腹痛，要及时就诊。激素治疗的患者要定期复查，以随时调整用药剂量。

第七节 腹腔镜检查术

1.术前准备 腹腔镜手术前，护理人员要了解患者的病情及心理状态，讲清麻醉方法及手术方式，安慰患者使其更好地配合手术。同时，要进行血尿常规、血型、肝功能及心电图检查。手术前为患者进行皮肤准备，清洁腹部皮肤，用络合碘及酒精棉棍先后擦洗脐窝，除去污垢并剃去脐周汗毛，对于有可能进行双切口的患者，会阴部要备皮。另外，术前1d晚开始肠道准备，给患者口服缓泻剂或用1%肥皂水洗肠1次，以减轻手术中肠胀气。术前1餐禁食，防止手术中应用麻醉药和牵拉内脏引起呕吐。在即将开始手术时要患者排空膀胱，必要时给予导尿。患者上台后进行外阴及阴道冲洗。

2.术中观察 注意观察患者脉搏、面色及血压的变化，若有异常立即告知手术医生进行处理。

妇科腹腔镜手术是靠人工气腹膨胀腹腔以便有足够空间进行操作检查，良好的人工气腹是手术成功的关键。因此，在充气时要随时观察压力表的变化及患者病情。正常情况下充气时患者会有腹胀、恶心、呕吐、肩痛等表现，这是由于膈肌上升刺激所致。调整体位，略呈头低脚高位，可缓解上述症状。如果症状严重，甚至出现疼痛、晕厥、手冷、脉弱、血压下降，则要停止操作，检查有何异常，进行紧急处理。

3.术后护理 嘱患者卧床休息，注意伤口有无渗血及腹腔内有无出血情况，同时观察患者脉搏、血压的变化。一般手术后1~2h后鼓励患者翻身活动，4~6h督促患者排尿，防止发生尿潴留，但对双切口并有腹腔灌注液的患者一定要卧床休息24h，防止发生外阴水肿。患者伤口疼痛要报告医生，排除异常情况后，遵医嘱给予口服止痛药物。腹腔镜手术后患者无需特殊饮食或禁食。一般手术后3~4h可进食、进水。

腹腔镜手术后患者阴道会有少量出血，若阴道出血量多于月经量，应及时来院就医。一般术后2周内禁止盆浴及性生活，术后1周来院拆线并复查。

第八节　宫腔镜检查术

1.术前准备　术前向患者介绍检查的目的及意义，取得合作，做好血、尿常规及阴道清洁度检查。手术宜在月经干净后3～7d内进行，在此期间禁止性生活。手术前一餐禁食并测体温1次，排空膀胱后可开始手术。

2.术中及术后护理　手术中严格无菌操作，护士应守护在患者身旁，观察其一般情况，如有胸闷、咳嗽或疼痛剧烈，应立即停止操作，为患者测量血压、脉搏，待症状缓解后继续操作。同时，备好抢救物品及药品，以便必要时应用。

手术后患者需卧床观察1h，无特殊不适方可返回。由于膨宫液的刺激，术后会有下腹部疼痛，但数小时后可自行恢复。如有少量阴道流血也属正常情况，无需治疗，几日后会自行消失。为防止感染可酌情给抗生素口服，同时禁性生活2周。

第九节　妊娠及分娩护理

（一）产前检查

产前检查是保障孕妇和胎儿安全分娩的重要措施。通过定期检查和对母婴的监测，可以系统全面地了解胎儿发育及孕妇妊娠过程中健康状况，及早发现和治疗并发症，尽可能降低早产、难产及死产的发生率。

1.产前检查的时间　月经周期正常已婚育龄妇女，停经40d左右应到医院确定妊娠诊断，进行常规妇科检查，了解生殖器有无异常，测量基础血压，检查心肺，了解有无传染病等内外科疾患，做血、尿常规检验等，如无异常可继续妊娠。妊娠16～20周时转入产科初诊。妊娠28周前每4周检查1次，孕28～36周每2周检查1次，孕36周以后每周检查1次。如发现异常情况，应增加检查次数，必要时入院观察和治疗。

2.检查的内容及方法

（1）初诊：包括询问病史、全面体格检查及产科检查。

询问病史：孕妇姓名、年龄、结婚年龄、胎产次、职业及住址、月经史、孕产史、末次月经以推算预产期。了解本次妊娠情况，如早孕反应、有无病毒感染及用药史、胎动开始时间、有无阴道出血及下肢水肿等症状。了解既往有无高血压病、心脏病、糖尿病、结核病等内科疾患。了解家族史及丈夫健康状况，有无遗传病等。

全面体格检查：观察孕妇发育与营养状况，四肢及脊柱有无畸形，甲状腺、心肺及乳房发育，乳头有无凹陷，下肢有无水肿等。测量身高、体重、血压，进行各项实验室检查。

产科检查：包括腹部、阴道、骨盆检查及肛查。腹部检查是通过视诊及四步触诊法了解宫底高度、胎儿大小、胎心、胎产式、胎方位等。阴道检查主要了解产道、宫颈及附件有无异常情况。骨盆检查是了解骨盆的形态和测量主要径线值，预测胎儿能否从阴道分娩。肛查了解胎先露、坐骨棘及尾骶关节活动度。

（2）复诊：孕妇在前次检查后定期复诊，主要了解孕妇有何特殊变化和不适，给予相应的检查及治疗。测量体重、血压，检验尿蛋白及尿糖，复查胎位，听胎心音，测量宫高、腹围及先露下降，做B超检查，以了解胎儿发育情况及羊水量。孕32周和38周时，再次核对预产期，对母、胎双方在妊娠期情况做全面检查，对安全分娩方式及时间做出初步估计。如有并发高危迹象，则转至高危门诊。孕妇在整个妊娠期间要接受2次产前宣传教育，讲授孕期保健、母乳喂养、临产、分娩及产后的有关知识，取得孕妇及家属配合，解除对妊娠分娩恐惧，增强其对正常分娩的信心。

（二）妊娠期卫生保健

妊娠期卫生保健要以预防为主，保护孕妇及胎儿在妊娠期间的身心健康，是做好围生期保健及安全分娩的重要环节。

1.工作与休息 健康无并发症的孕妇妊娠期间可继续日常工作，但应避免重体力劳动或接触有毒物质。妊娠末3个月不做夜班，安排有规律的生活，注意劳逸结合，每日保证充足的睡眠时间，适当午睡和户外活动。保持乐观、地西泮的精神状态。休息的环境空气要新鲜，避免被动吸烟，有吸烟习惯的孕妇也要停止吸烟，以免影响胎儿的生长发育。孕妇卧床休息时，应采取左侧卧位，可减少子宫对腹主动脉及下腔静脉的压迫，以增加子宫、胎盘血液灌注量，减轻下肢水肿。

2.饮食 孕妇应合理而均衡地安排膳食，多食营养全面，易于消化，含铁、钙、碘及维生素丰富的食物，注意粗细粮搭配，荤素菜比例要适当，多吃新鲜蔬菜及水果。预防便秘，克服偏食，少吃辛辣、刺激性食物，不喝酒，控制盐的摄入。

3.个人卫生 妊娠期全身新陈代谢旺盛。汗腺和皮脂腺分泌增多，皮肤敏感，要保持全身清洁，勤洗澡，勤更换内衣裤。洗澡时水温不宜过热，最好淋浴或擦浴。每日清洗外阴，如有阴道流血及妊娠末3个月应禁盆浴，防止细菌进入阴道引起宫内感染。

4.着装 孕妇衣着以宽松、舒适为宜，避免乳房和腰部过紧，以免影响胎儿活动和血液循环。衣料最好选用松软、透气性及吸湿性较好的棉布类。孕期不宜穿高跟鞋，因孕妇体重不断增加，身体重心前移，容易引起疲劳、腰背痛和跌倒，可选用鞋跟高2～3cm的轻便鞋。

5.乳房护理 妊娠后乳房继续发育，乳房、乳头增大且敏感。孕期应选用合适的棉布或丝质胸罩，以维持乳房的张力。从妊娠7个月开始，每日用温水毛巾轻擦乳头、乳晕1次，以增加皮肤的韧性，预防乳头皲裂和炎症的发生，为产后哺乳做准备。乳头有痂垢不易清洗时，可用消毒植物油涂于痂垢处，浸软后再用热水洗掉，避免用手抠痂或用力揉搓。如乳头扁平或内凹，清洗时用手捏住乳头根部轻轻向外牵拉使之突出。

6.性生活指导 妊娠初3个月、末3个月应禁止性生活。因妊娠早期，由于性生活刺激可引起盆腔充血及子宫收缩而致流产。晚期能诱发早破水、早产或发生感染等。在整个妊娠期间如出现腹痛或阴道流血，以及习惯性流产或患有严重并发症时也应禁止性生活。

7.妊娠期用药指导 多数药物可通过胎盘输送给胎儿，尤其是妊娠早期，必须用药时需在医生指导下进行。避免应用对胎儿生长发育有影响的药物，切不可随意滥用药物。

8.自我监护 指导孕妇和家属自己测数胎动，听胎心率是在医院外对胎儿情况进行监护的可行手段。孕妇自妊娠18～20周开始感到胎动，通过对胎动次数及强弱的观察，可及早发现异常。监护的方法是：自妊娠30周开始，每日数3次，每次数1h，静坐或侧卧，思想集中，每次胎动均记录，每日3次胎动次数的总和乘4，即得12h的胎动次数。12h胎动次数在30次或以上，反映胎儿情况良好；若小于30次，多数有宫内缺氧的情况，应及时到医院就诊。指导家属掌握听胎心音的方法，每日定时听胎心音并记录，正常胎心率为120～160次/min，过快或过慢均属异常，应随时到医院就诊。

9.产前宣传教育 通过多种形式，如讲课、放录像等向孕妇及其家属讲解有关妊娠、胎儿发育、分娩、产后的知识及注意事项，使她（他）们了解妊娠分娩是一个正常的生理现象。针对其生理改变及需要，给予科学性的保健指导，解除紧张、恐惧心理。讲课内容包括：妊娠的生理变化及胎儿发育、孕期保健的重要意义、孕期常见症状的处理、孕期营养及孕期卫生指导、分娩先兆、产程配合、入院及出院的物品准备、产褥期的生理变化及卫生指导、计划生育指导及新生儿护理及母乳喂养的有关知识等。课程的安排可根据不同的妊娠阶段分组进行。

第十节 正常分娩护理

1.第一产程护理 从有规律宫缩到子宫口开全称为第一产程。初产妇一般持续12~16h，经产妇4~6h。此时临床表现为：孕妇规律宫缩由弱变强，持续时间由30s进展到50~60s，宫缩间歇期由5~6min缩短至2~3min，伴有胎先露下降和宫颈口扩张，胎膜多在宫口近开全时自然破裂。正常情况下羊水清亮、色淡黄、有时混有少量白色胎脂。

（1）一般护理：产妇入院后，护理人员应主动热情接待，介绍病室环境及有关注意事项，消除其思想顾虑。同时，为产妇测量体温、脉搏、呼吸及血压，填写病历，报告值班医生。初产妇常规外阴备皮，若宫口开大<3cm时，遵医嘱用温肥皂水灌肠，以刺激子宫收缩，清洁肠道，避免产时污染产道。如有破水、产前阴道出血、胎头高浮或妊娠并有心脏病者应免灌肠。

（2）饮食与休息：临产时应鼓励产妇多进易消化、高营养食物和水分。对产程偏长或不能进食者可适当输液，为分娩储存足够的热量。正常产妇临产时，根据宫缩情况可鼓励其下床在室内活动。若出现阴道流血、破膜或使用止痛镇静剂后应卧床休息。当初产妇宫口开到4cm时，遵医嘱肌内注射度冷丁100mg，并给氧气吸入，以保持体力，加速产程进展。

（3）预防尿潴留：临产后应提醒产妇2~3h定时排尿1次，防止膀胱过胀，影响子宫收缩和胎头下降。若发生尿潴留，可置导尿管，长期开放至分娩前。

（4）并发症的观察：产程中若出现头晕、眼花、头痛、呕吐、上腹部痛、阴道异常流血、烦躁不安、下腹部持续疼痛及呼吸困难等症状，须警惕发生并发症，应及时报告医生积极处理。

（5）产程观察。①观察子宫收缩：将手放在产妇腹部，以感觉观察子宫收缩强度、频率及持续时间。每次应观察3次以上宫缩并记录。②监测胎心音：正常胎心率120～160次/min，临产后应每隔1～2h于宫缩间歇期听胎心音1次，有条件可做胎心监护，以了解胎儿有无宫内窘迫现象。同时，观察胎膜破裂时间及羊水量和性质，注意胎心音变化以免脐带脱垂。③肛门检查：根据宫缩、胎产次进行肛门检查，次数不宜过多。通过肛门检查了解子宫口开大及先露下降程度，以确定产程进展情况。初产妇宫口开至10cm，经产妇宫口开至3～4cm，用平车送至产房准备接生。

2.第二产程护理　自子宫口开全至胎儿娩出称为第二产程。初产妇需1～2h，经产妇数分钟至1h。第二产程大于2h，临床上诊断为二程长。

第二产程表现：产妇宫缩进一步加强，持续时间延长，间歇时间缩短，宫口已开全，胎膜已破，先露下降至阴道口压迫盆底。产妇有排便感，当宫缩时不由自主地向下屏气用力，主动增加腹压。在两力共同作用下，按分娩机制逐步向外娩出胎儿，直到胎儿全身娩出。

（1）产妇护理：第二产程是分娩中最紧张的时刻，护理人员应关心体贴并守护在产妇身旁，指导其正确屏气和使用腹压，使宫缩与腹压力量相协调。当宫缩间歇时尽量让产妇放松休息，护士为产妇擦汗，协助喝水，使其顺利渡过第二产程。

（2）胎儿的观察：宫缩频而强，影响胎儿血液循环，易引起胎儿宫内缺氧。每次宫缩后应听胎心音，给予产妇吸氧，减少胎儿宫内窘迫的发生。如胎心音有异常，应协助医生尽快结束分娩。

（3）准备接生：消毒外阴，开启产包，备好新生儿用物。天冷时，备好热水袋，最好产房配有辐射开放暖箱。协助医生记录胎儿娩出时间及宫底高度。遵医嘱肌内注射10U催产素，加强宫缩，预防产后出血。

（4）新生儿出生后护理：新生儿出生后进行阿氏评分并注意保暖，同时给母亲看清楚新生儿性别。早开奶，以减少产后出血量。用消毒花生油擦洗新生儿，去掉胎脂并用0.25%氯霉素眼药滴双眼，打脚印，测量体重身长并记录，系好手腕条，放睡篮内，置母亲床旁。

3.第三产程护理　从胎儿娩出至胎盘娩出称为第三产程。一般5～10min，不超过30min。第三产程临床表现为子宫底升高，子宫变硬呈球形，阴道有少量流血，阴道内露出脐带自行下移不再回缩，胎盘从阴道娩出。

第三产程护理措施为：接生者轻轻牵拉脐带，使胎盘娩出。若超过30min胎盘仍未娩出为胎盘滞留，应及时处理。胎盘娩出后，记录娩出时间和宫底高度，同时仔细检查胎盘、胎膜是否完整，如有残留应给予手取胎盘或刮宫处理。检查产道有无损伤，缝合侧切伤口。整个分娩过程要严格无菌操作，防止感染。一般产妇分娩后需在产房观察1h，护士要为其擦背，更换衣服，垫好会阴垫，观察子宫收缩和阴道出血及膀胱充盈情况，测量血压、脉搏并注意保暖，使之安静休息。此时，可给予易消化、营养丰富的食物或饮料以恢复体力。若一切正常送产妇回病房。

第十一节　剖宫产

1.心理护理　术前产妇心理较复杂，医护人员做耐心细致的解释工作，讲明剖宫产的原因、利弊及手术前后注意事项，帮助产妇做好术前心理准备。

2.术前护理　选择性剖宫产按妇科腹部手术前常规准备。术前1d备皮、配血，晚12时后禁食、禁水。术日手术前30min置保留导尿管，同时准备产妇病历、腹带、卫生巾等，为新生儿准备保暖和抢救用品，如气管插管、喉镜、吸痰器等。产妇送去手术室后，铺好麻醉床，床旁放血压计、听诊器、尿袋、弯盘。急诊剖宫产妇应立即禁食、禁水，迅速做好术前准备，同时注意观察血压、宫缩及胎心音的变化。

3.术后护理

（1）产妇返回病室后去枕平卧6h，腹部压沙袋4~6h，测量血压，注意保暖，并向麻醉师及手术医生了解术中情况及有无特殊用药。

（2）手术后立即开放保留导尿管并注意尿液的量、颜色，如无特殊，次日晨拔除。导尿管拔除4h后要协助产妇自行排尿。

（3）术后定时测量生命体征，注意产妇阴道流血及伤口渗血情况。

（4）术后24h内遵医嘱可肌内注射度冷丁50mg加非那根25mg止痛，必要时4~6h可重复1次，以减轻伤口疼痛，安静休息。

（5）手术当日禁食，术后第1日流食，第2日半流食，第3日普食。产妇要注意增加营养，以利于机体恢复及母乳喂养。

（6）剖宫产后一般可自行排气，为防止腹胀，要协助产妇早期下床活动，促进肠蠕动及恶露排出。腹胀严重者可用艾灸及肛管排气。

（7）预防感染：术后要注意产妇体温变化，定期更换伤口敷料并观察有无红肿及压痛。要保持外阴清洁，每日冲洗2次，勤更换会阴垫，必要时遵医嘱应用抗生素治疗。

第十二节　正常产褥期护理

1.一般护理

（1）休息与活动：由于分娩劳累加上产后婴儿哺乳，产妇常感疲惫、思睡，需要一个安静、温暖和舒适的环境充分休息。正常产后24h内需卧床休息，第2日可下床适当活动，但避免站立过久，防止摔倒，特别是出血较多的产妇，以后逐步增加活动量。产后早期活动利于子宫复旧，减少排尿、排便困难，防止盆腔或下肢静脉血栓形成。

（2）观察子宫收缩，预防产后出血：产后应严密观察子宫收缩和阴道出血情况，特别是产后最初2h内，应加强巡视，检查宫底，了解宫缩、阴道出血及会阴有无血肿，有异常发现立即报告医生及时处理。

（3）饮食调理：饮食对产妇健康恢复影响较大，分娩后及时给予清淡、营养丰富、易消化食物，以补充产程中的消耗。产后要增加营养，避免偏食和过量饮食。哺乳产妇应增添汤类，促进乳汁分泌，忌食辛辣、过冷或过硬食品，忌饮含酒精饮料。

（4）尿、便管理：产后因卧床休息，腹壁松弛，肠蠕动减弱及会阴伤口和痔疮疼痛，常易发生便秘，应鼓励产妇早下床活动，多食新鲜蔬菜和水果及含粗纤维的食物。如3d仍无排便，可遵医嘱给缓泻剂或用开塞露、甘油栓等，但一般不予灌肠，防止发生虚脱。

产后还应鼓励和督促产妇多饮水，尤其是夏天。产后4~6h应自行排尿，注意尿量，避免膀胱充盈妨碍子宫收缩而出血。产妇常因膀胱过胀、收缩力减弱、会阴伤口疼痛及不习惯床上排尿等因素，造成尿潴留。若产后6~8h仍不能自行排尿，应积极采取诱导措施。诱导失败，可在无菌下置保留导尿管，24h后拔除，同时给予抗生素预防感染。

（5）预防产后感染：注意产妇清洁卫生，产后应每日测量体温、脉搏、呼吸2次，测血压1次。如体温超过37.5℃，要改测3次，并报告医生给予适当处理。

产后皮肤排泄旺盛，出汗多，尤其是睡眠初醒和夜间是产妇排泄体内水分最多的时间。因此，要经常为产妇用温水擦身并用干毛巾拭干，勤换衣裤，保持皮肤清洁干燥。病室内要保持适当温度，定时通风，但避免直接吹风，防止着凉感冒。按季节增减衣服，夏季防止中暑。每日坚持洗脸、刷牙、梳头、洗脚，有条件可淋浴，并冲洗会阴2次。饭前便后及哺乳前应洗手，清洁用品专用，防止交叉感染。

2.乳房护理　产后及时进行母乳喂养宣教，做好按需哺乳。哺乳前产妇须洗净双手，哺乳时，护士应在床旁巡视，指导其正确姿势和体位。一般产后2～3d乳汁开始分泌，若喂养不及时或喂乳技巧未掌握，可造成双乳淋巴液潴留，静脉充盈，乳汁外流不畅，乳房胀满，硬肿疼痛，体温升高。此时，可局部热敷按摩，加强哺乳，使硬结松软。应教会产妇人工挤奶方法。若乳房过胀影响吸吮时，可挤出部分乳汁，使乳房变软易于婴儿含接。若有乳头皲裂，应先吸吮较好一侧乳房，每次哺乳后挤出少量乳汁涂于乳晕上，暴露于新鲜空气中，利于皲裂愈合。产妇因某些疾病不能哺乳时，应遵医嘱肌内注射己烯雌酚4mg，每日2次，连续3d。

3.生殖器官护理

（1）子宫复旧的观察：正常情况下，产后2～3d宫底每日下降1～2cm，产后10～14d可降至骨盆内。护士应每日在同一时间，产妇排空膀胱后测量宫底高度，观察子宫收缩情况及有无压痛。

（2）恶露的观察及护理：产后经阴道排出分泌物内含有血液、坏死蜕膜组织和黏液等称为恶露。可分为3种。①血性恶露——色鲜红，含大量血液，少量胎膜、胎脂及坏死蜕膜组织，量多，持续3～6d。②浆液性恶露——色淡红似浆液，内含少量血液和较多的坏死蜕膜组织、子宫颈黏液且有细菌，持续2周左右。③白色恶露——黏稠，色泽较白，含大量白细胞、坏死退化蜕膜组织、表皮细胞及细菌等，持续2～3周。护士应掌握正常恶露的变化及持续时间，随时观察产妇恶露排出的性质、量及各阶段持续时间。若红色恶露持续时间长，量多或有臭味，应考虑胎盘、胎膜残留或宫腔内感染的可能，应及时报告医生处理。

（3）会阴护理：分娩后产妇宫腔内有较大创面，会阴侧切伤口及产道损伤均易引起感染。因此，要保持外阴清洁，及时更换会阴垫，每日冲洗外阴2次至拆线。会阴水肿严重者，用50%硫酸镁热湿敷。产妇休息时取健侧卧位，侧切伤口拆线后1周内避免下蹲负重，防止伤口裂开。会阴热敷法的目的是促进会阴伤口局部的血液循环，减轻疼痛、肿胀，使炎症消散或局限。操作方法为热敷盆内放纱布和2把长止血钳，加水置热源上烧开，准备好66℃带布套热水袋一个；产妇排尿后取仰卧位，洗净擦干局部，用凡士林棉球均匀涂擦患处，以免烫伤；热敷时用止血钳将纱布拧至半干、展平，先将纱布在患者大腿内侧测试温度后再敷于患处，放上加布套的热水袋，用月经带兜紧，约30min待热水袋温度下降后再取下。如会阴部水肿严重时，可用煮开后的50%硫酸镁湿纱布敷于会阴部。

4.性生活指导　产褥期生殖器官尚未完全复原，不宜性生活，以免引起感染。排卵可在月经未复潮前先恢复，故产后应采取避孕措施，哺乳母亲不宜服避孕药。

5.产后检查及运动　产妇产后腹肌和骨盆底肌肉松弛，应做适当运动。如产后操使肌肉恢复张力，机体复原以保持健美体型，但注意避免剧烈运动和下蹲姿势，防止子宫脱垂。

一般分娩后6周进行检查，了解产妇全身特别是生殖器官恢复情况，并给予避孕指导。同时，对婴儿行全身检查，了解喂养及发育情况，给予保健咨询。对有并发症的产妇及婴儿及时治疗。

第十五章　儿科疾病护理

第一节　新生儿肺炎

1.保暖　对于体温不升的患儿或早产儿应放在开放暖箱或闭式暖箱中保暖。暖箱温度根据患儿体重和日龄调节，使患儿皮肤温度保持在36.5℃左右。室内温度在22～24℃，相对湿度为55%～65%。保持室内空气新鲜。

2.保持呼吸道通畅　应经常为患儿更换体位，使呼吸道分泌物易于排出。对分泌物较多的患儿，应随时吸出，防止分泌物堵塞呼吸道造成窒息。

3.喂养　细心哺喂，防止呛咳，以少量多次喂奶为主，喂奶后应使患儿侧卧位，头偏向一侧，以防呕吐后误吸。病情严重或呛咳较重的患儿，可用鼻饲喂奶，以保证热量及水分的供给。

4.输液　严格掌握静脉输液量及速度，每分钟以4～6滴为宜，以免静脉输液速度过快加重心脏负担引起肺水肿或心衰。早产儿或伴有心衰的患儿最好选用注射器输液泵调节静脉输液速度。

5.病情观察　新生儿病情变化大，患病时各种反应能力较低。因此，应密切观察患儿的一般情况、生命体征变化、吃奶情况、有无呛咳及发绀等，发现问题应及时处理，并做好各项护理记录。

6.加强新生儿的保护，防止交叉感染　各种操作均应严格执行无菌操作，应注意新生儿室的清洁，保持新生儿用具、衣服等清洁。工作人员患有感染性疾病时，不能接触新生儿。

7.其他　加强孕妇保健，积极预防宫内感染。

第二节 新生儿败血症

1.患儿应住单间，以防止交叉感染。注意保暖，随时调节室内温度及湿度。保持室内清洁，空气新鲜。

2.加强皮肤护理，保持皮肤清洁。脐部有分泌物时，应先用3%双氧水涂擦局部，然后涂以75%酒精，每日2～3次。皮肤有脓疱疹者，应每日用75%酒精涂擦脓疱处2～3次，根据情况可在局部涂1%龙胆紫药水。

3.供给足够的营养及液体，维持水与电解质平衡。不能口服者应给予鼻饲或静脉补液。

4.病情观察

（1）注意体温变化：新生儿败血症往往表现体温不稳定，病情危重时，机体反应差，常有体温不升，四肢冰凉，应及时采取保暖措施。

（2）呼吸及面色的观察：患儿常有呼吸不规则、呼吸困难及发绀等，应注意保持呼吸道通畅，必要时给氧。若患儿出现面色苍白或发灰、呼吸表浅、心音低钝及体温不升时，应考虑有心力衰竭及呼吸衰竭的可能，立即通知医生，及时采取抢救措施。

（3）消化系统的改变：患儿常有食欲减退，吸吮力弱或拒乳，并有呕吐、腹胀及腹泻等症状。

5.护理新生儿时，动作要轻柔，所使用的衣服、尿布等应柔软，以防皮肤黏膜受损，导致细菌侵入机体。

6.新生儿室应严格执行消毒隔离制度，如发现患有感染性疾病的患儿应立即隔离和治疗。

7.做好孕妇保健，防治宫内感染，分娩过程中做到无菌操作，保持脐部清洁、干燥。

第三节 维生素 D 缺乏性佝偻病

1.一般护理 居室内光线应充足，定时开窗通风，进行户外活动，多晒太阳。给予含有丰富维生素D和钙质的食物，如肝、蛋黄、乳类、绿色蔬菜。患儿出汗多，每日清洁皮肤和头发，勤换枕套和内衣。

2.重症佝偻病的护理 患儿体质弱，应鼓励定期到户外晒太阳，因普通玻璃不能透过紫外线。人体皮肤含7-脱氢胆固醇，经日光、紫外线照射才能形成维生素D。为预防骨骼畸形，不会站立时鼓励俯卧，1岁左右不宜多站、多走。护理操作动作轻柔，以免发生骨折。对反应差的患儿加强观察，一旦发生惊厥，应立即抢救。

3.加强孕期保健 孕妇应多晒太阳，饮食应含有丰富的维生素D、钙、磷和蛋白质等营养物质。对冬春季妊娠或体弱多病者，可于妊娠7~9个月给予维生素D和钙剂。提倡母乳喂养，对早产儿、双胎儿、人工喂养儿或冬季出生小儿可进行药物预防，于出生后1~2周开始，每日口服维生素D 500~1000 U，剂量要准确，以免中毒。婴幼儿应及时添加辅食，保证营养供给。每日户外活动应在1h以上，对于体弱儿或冬春季节，应用维生素D预防仍是重要方法。对有低钙抽搐者或以淀粉为主食者应补适量钙剂。服用鱼肝油及钙剂的剂量应准确，不可加入奶液或其它食物中喂哺。一旦发现患儿有两眼凝视、四肢发紧等情况时，应立即刺激人中穴位并送往医院。对后遗症期，无需药物治疗，应加强体格锻炼。骨骼畸形可采用主动或被动运动的方法矫正。胸部畸形可做俯卧位抬头展胸运动。下肢畸形可做肌肉按摩（O形腿按摩外侧肌，X形腿按摩内侧肌），增加肌张力，以纠正畸形。

第四节 婴儿腹泻

1.一般护理 对感染性腹泻应注意消毒隔离，管理好粪便及呕吐物，对尿布、便器及痰盂应进行消毒处理。护理患儿后应洗手。做好口腔护理，应勤漱口，经常保持口腔湿润。年幼儿可用生理盐水棉球擦洗口腔，如有鹅口疮，可涂制霉菌素甘油（制霉菌素甘油：用50万U制霉菌素碾碎溶于10mL甘油中搅匀即可），每日3次。保持皮肤清洁，特别是臀部，应勤换尿布，每次便后用温水洗净、拭干，扑上爽身粉。若已发生臀红，轻者局部涂鱼肝油或消毒花生油，重者或局部有破损可用暴露法或烤灯法。烤灯前洗净臀部，不可涂油，灯泡功率为30~40W，灯泡距臀部患处30~40cm。

2.饮食管理 腹泻脱水患儿除有严重呕吐者暂时禁食外，母乳喂养者继续哺母乳，暂停辅食；人工喂养者暂停饮食4~6h后应继续进食。少量多餐，人工喂养者可喂加水释稀的牛奶、米汤、粥、面条等，逐渐过渡到正常饮食。腹泻停止后，继续给予营养丰富的饮食。

3.观察病情　准确记录出入水量，如腹泻和呕吐量及性质，第1次排尿时间及量，口服或静脉补液量及种类，以供治疗参考。做到静脉输液及时准确，掌握"先快后慢，先盐后糖，先浓后淡，见尿补钾"的原则，如输液合理，3~4h应排尿，说明血容量恢复，24h眼眶凹陷恢复，说明脱水已被纠正。如出现下列情况应及时通知医生，进行处理：

（1）排便次数突然增多，有两眼下凹、前囟塌陷、烦渴、尿少、皮肤干燥弹性差及循环衰竭等脱水表现，应及时做好补液准备。

（2）出现烦躁不安、呼吸深快、嗜睡、口唇红似樱桃、昏睡或昏迷等酸中毒表现，应准备好碱性溶液，配合医生抢救。

（3）出现精神委靡、全身无力、肌张力低、腹胀气、肠鸣音减弱或消失、心音低钝及心律失常等低血钾表现，应遵医嘱备好含钾溶液及时静脉点滴，钾浓度不得超过0.3%，严禁从静脉直接推入，以防发生心跳骤停。

（4）出现哭闹不安、惊厥、手足抽动及搐搦等低钙表现，应遵医嘱给5%葡萄糖酸钙液10mL加5%葡萄糖液10mL静脉缓注。

4.哺乳及饮食卫生　提倡母乳喂养，尤其出生后最初数月内应母乳喂养。人工喂养应注意奶瓶卫生，注意喂养定时、定量，食物成分适宜。如增加辅食应循序渐进，避免夏季断乳，不要过早地给予大量淀粉或脂肪类食物。培养儿童良好的卫生习惯，饭前便后洗手。做好食品、食具、尿布、便器、玩具和设备等日常性消毒工作。随着气候变化及时增减衣服，避免过热或受凉。生吃水果应先洗净消毒后再吃，勿吃腐烂变质、过期的食品，注意饮水卫生。避免长期滥用广谱抗生素，以免肠道菌群失调。

第五节　小儿肺炎

1.一般护理　保持室内安静，空气流通，室温维持在20℃左右，湿度以60%为宜。饮食宜富含维生素和蛋白质，少量多餐。6个月以下患儿为预防呛咳和误吸可行鼻饲喂养。保持呼吸道通畅，及时清除上呼吸道分泌物。定时更换体位、拍打背部或给予雾化吸入以利于排痰。较小患儿咳嗽反射差，痰多者可使用吸痰器协助排痰。吸痰时注意动作轻柔，吸痰管在口腔、鼻腔内螺旋式捻动吸净分泌物。呼吸困难者给予头高位或半卧位。缺氧明显者给予氧气吸入，可通过口罩、头罩温湿化给氧。

2.观察病情　静脉输液和给药时，剂量要准确，滴速宜慢。持续高热者应及时采取降温措施，以免发生惊厥，可头枕冰袋、温水擦浴或酒精擦浴，必要时给予药物降温。注意呼吸次数及节律的改变，如有呼吸困难及发绀等应给予氧气吸入。注意脉搏及心率的变化，如有心率增快，每 min 140～160 次或以上，同时呼吸困难加重，烦躁不安，肝脏肿大，提示有心衰的可能，应积极配合抢救。

3.预防　病愈后加强体格锻炼，增强体质，合理喂养，提高预防疾病能力。对于营养不良、佝偻病、贫血、上呼吸道感染及急性传染病应积极防治。

第六节　过敏性紫癜

1.加强皮肤护理　皮肤紫癜为本病的主要特征之一，为防止皮肤感染，每日用温水清洗，保持皮肤清洁，避免皮肤紫癜受磨损，局部勿受压。床铺要洁净、平整、干燥，定期更换被单等。注射部位要避开皮肤紫癜处。已破损的疱疹可涂 1% 龙胆紫药水，防止感染。

2.严格饮食管理　因过敏性紫癜的特点是以毛细血管炎为主的变态反应性疾病，很多患儿有消化道症状，如腹痛、呕吐、腹泻及便血等，为减轻肠道负担及出血，饮食护理很重要，必须做到以下几点：

（1）有消化道出血时应禁食，静脉补液，以防加重出血。

（2）给患儿少渣或无渣易消化软食。因致敏因素可引起肠炎，形成肠道水肿和出血。粗纤维和不易消化的食物易损伤肠黏膜，加重出血。

（3）病初须暂禁食动物蛋白质，如牛奶、鸡蛋、鱼虾等，待病情恢复期再逐渐试加动物蛋白质食物，以利于寻找有无食物过敏。

（4）当明确患儿对某种食物过敏，除有禁食的医嘱外，还应做好交接班工作，并且要反复向患儿及家长宣传。

3.病情观察

（1）对皮肤紫癜的观察：护士应观察皮肤紫癜出现的数量、性状、分布情况，有无新出现的紫癜及紫癜与饮食、药物有无关系等。

（2）观察消化道症状：如发现患儿有腹痛，应注意腹痛的性质、部位、肠蠕动情况，有无呕吐及腹泻等，并注意粪便性状和颜色的变化。如有消化道出血，应立即通知医生，同时做好止血、输血及抢救的准备工作。

（3）观察尿量、尿色的变化：了解肾功能受损的程度，有利于及时预防并发症的发生。

4.休息　病情危重期应嘱患儿卧床休息，待病情好转后逐渐增加活动量。肾脏有损害的患儿，出院后上学期间避免参加剧烈的活动3~6个月。

5.心理护理　对患儿及家长进行有关疾病知识的宣传，让他们了解此病的发病原因、治疗护理过程及饮食和休息对患儿的重要性。减轻患儿的思想负担和急躁心情，能积极配合治疗及护理，使患儿尽快恢复健康。

第七节　肾病综合征

1.一般护理　有严重水肿和高血压时，需卧床休息，一般无需严格限制活动。病室内空气新鲜、流通，室温及湿度适宜，勿与感染性疾病患儿同住一室，室内进行定期消毒。保持皮肤清洁、干燥，避免皮肤受压和擦伤。经常翻身，骨骼突出部位可用橡皮圈或棉圈垫起，水肿的阴囊可用吊带托起。皮肤有破损渗液处可用5%硫酸镁或生理盐水湿敷以防感染。尽量避免肌内注射，以免吸收不良或药液外渗。

2.饮食管理　有高血压和水肿时，给予低盐或无盐饮食；利尿开始后改为低盐饮食；大量利尿期改为普通饮食；大量蛋白尿期适量增加蛋白质，摄入量控制在每日每公斤体重2g左右为宜，选用优质蛋白质，植物性蛋白限制到最少；大剂量激素应用期间需适当补充维生素D和钙剂。

3.观察病情

（1）注意尿量、尿色的变化，及时留取尿标本送检，准确记录出入水量，定期测量体重，以供治疗参考。

（2）注意药物的不良反应，如长期应用激素可使骨质疏松，导致低血钙。环磷酰胺可有恶心、呕吐等胃肠道反应及脱发、尿频、尿混浊、出血性膀胱炎等不良反应。对此，护理人员均应了解。

（3）肾脏穿刺术后应俯卧位，伤口沙袋压迫4h，然后改为仰卧位继续沙袋压迫伤口至24h方可下床活动。密切观察伤口有无渗液、渗血及疼痛，同时监测血压，注意腹部情况。术后连续留取3次尿标本送检。

（4）冲击疗法（包括甲基强的松龙冲击和环磷酰胺冲击）期间，注意血压、心率、心律的变化，严密监测；冲击液体于1～2h内滴完，部分患儿滴注环磷酰胺48h内有恶心、呕吐、食欲下降，1周内消失，应给予安慰、解释，必要时给予止吐药物。

4.本病病程长，易复发　应鼓励家长和患儿树立信心，坚持系统而正规的治疗，遵医嘱服药，不可随便间断或停药。病情缓解后定期到医院随诊，检查尿情况。不可忽略对患儿的整体身心护理，既要安静休息，又要适当参加一些娱乐活动。对疾病要有全面的认识，注意防止感染对本病尤为重要。保持皮肤清洁，尽量少去公共场所，不要接触患传染病患儿，特别是传染病（如麻疹、水痘、腮腺炎等）流行期间应加以保护。保持良好的情绪，不要过度劳累，注意均衡营养，增强体质，达到促进康复的目的。

第十六章　口腔科疾病护理

第一节　龋病

1.药物治疗的护理

（1）治疗前准备。①器械准备：常规检查器1套（治疗盘、口镜、镊子、探针、口杯、治疗巾）、双碟、各型钻针、挖匙、敷料盒（大棉球、小棉球、纱卷）。②药物准备：10%硝酸银或氨硝酸银、丁香油。

（2）治疗中护理：①根据龋损大小，备好适宜的圆钻、挖匙，供医生去腐质用。②在医生去净腐质后，协助其清洗牙面，用吸引器吸出水及唾液，再提供纱卷隔离唾液（隔湿）。③护士将10%硝酸银或氨硝酸银溶液、丁香油分别滴入双碟内，另备数个小棉球，备用。④如用再矿化法，另准备75%氟化钠甘油小棉球，供医生进行药物涂擦治疗。⑤治疗中，嘱患者不要吞咽口水，以免将药物同口水一齐咽下。治疗后请患者漱口。

2.银汞合金充填治疗的护理

（1）术前准备。①器械准备：常规检查器1套、挖匙、水门汀充填器、银汞充填器、研光器、各型钻针、成形片、成形夹、木楔、敷料盒、银汞输送器、调和板、调刀、银汞雕刻器。②材料准备：银汞合金、水门汀等。

（2）术中护理：①热情接待患者，了解病情或阅读病历，调整治疗椅位，使患者坐位舒适，医生易于操作，为患者系好治疗巾，备好漱口水。②洗手后，密切配合医生的治疗，根据龋洞大小，选择并提供适宜型号、大小的器具。③治疗中，及时帮助医生吸唾液、隔湿、调节照明。④复面洞的充填要准备好成形夹、成形片，牙间隙大者，准备木楔。⑤充填前协助医生吹干窝洞并隔湿，根据需要可直接银汞合金充填，或遵医嘱调制护髓剂和垫底材料后，再用银汞合金充填。⑥根据窝洞大小准备适量的银汞合金充填材料，用银汞输送器少量多次送入窝洞内，复面洞应先送入邻面龈阶和点隙角不易填入的地方。一般先准备较小的银汞充填器，填至一定高度时，再准备较大的银汞充填器填压。输送银汞合金时，随时挤掉多余的汞放在饱和食盐水中。⑦充填后嘱患者不要咬合牙齿，以免充填体折断。准备好银汞雕刻器、研光器、咬殆纸，以便医生进行雕刻、光滑充填体外形，恢复咬合关系。⑧医生将充填体修整完毕后，让患者轻轻咬殆牙齿，询问咬殆关系是否合适，有无咬殆高点。⑨治疗后，嘱患者24h内暂不用此牙咬食物；患者如有不适，要随时复诊。⑩为患者预约复诊时间。充填24h后，医生对充填体磨光，护士应准备各型银汞磨光钻，供医生使用。

3.光固化树脂充填的护理

（1）术前准备。①器械准备：常规检查器1套、敷料盒、各型钻针、吸引器管、光固化机及其用品、水门汀充填器、抛光钻针、聚脂薄膜成形片、咬殆纸等。②材料准备：比色板、光固化树脂、酸蚀剂、粘合剂。

（2）术中护理：①医生进行牙体预备时，护士应协助其清洁牙面、吸唾液及吹干牙面。②深龋达牙本质深层需垫底时，遵医嘱调配垫底材料。③协助医生在自然光下用比色板比色，选择近似牙色的充填材料，并征求患者的意见。④递送酸蚀剂，酸蚀牙面1min后，医生用压力水枪将酸蚀剂冲洗干净，护士协助吸水后，吹干窝洞。⑤准备蘸有粘合剂的小海绵块，以备医生涂布酸蚀后的牙面，用光固化灯照射20s。⑥准备好水门汀充填器和选择好的材料，护士协助医生分次充填，并及时擦拭和清洁充填器工作端。充填牙齿邻面时，需向医生提供聚脂薄膜成形片以分离相邻牙齿。充填后光照40s。⑦充填完毕后，护士准备咬殆纸和各型抛光钻，以便修整和抛光牙齿的外形。⑧在修整外形和抛光时，询问患者咬殆关系是否合适、有无高点；征求患者对牙齿外形和颜色的满意程度。必要时，可根据患者要求加以修整。⑨修整与磨光时，医生需用高速涡轮手机调磨，护士应协助吸水。医生用慢速手机调磨时，护士应用三用枪向充填体表面喷水或滴水，以减少调磨时产生的热量，同时用强吸引器吸水。

第二节 牙体非龋疾病

1.光固化树脂充填护理见龋病护理方法。

2.光固化玻璃离子水门汀充填护理

（1）术前准备。①器械准备：常规检查器1套、敷料盒、各型钻针、光固化机、海绵块、聚脂薄膜成形片、水门汀充填器、抛光钻针、吸引器管、调和板、调和刀。②材料准备：光固化玻璃离子处理液、调和液、玻璃离子粉。

（2）术中护理：①协助医生清洁牙齿表面，吸唾，吹干牙面。②准备蘸有处理液的海绵块，由医生用其涂布牙面，光固化机照射20 s。③根据缺损大小，取适量玻璃离子粉、调和液进行调和，供医生充填缺损。护士及时擦拭和清洁充填器工作端。充填牙齿邻面时，需向医生提供聚脂薄膜成形片，以分离相邻牙齿。充填后光照40 s。④在医生修整外形和抛光时，协助其吸水、吸唾。⑤充填前牙楔状缺损时，充填完毕，可向患者征求对牙齿外形和颜色的满意程度。必要时，做适当调整。

（3）了解患者刷牙情况。纠正不正确的刷牙方法，向患者宣传口腔卫生的重要性，示范正确的刷牙方法：①刷牙时间为每日早晚两次，晚上刷牙更重要。每次刷牙3~5 min。②使用标准牙刷。③刷牙方法用模型示教，教会患者用竖刷法刷牙。

第三节　牙髓病

1.间接盖髓（安抚治疗）护理

（1）术前准备。①器械准备：常规检查器1套、各型钻针、挖匙、水门汀充填器、敷料盒、吸引器管、调和板、调和刀。②材料准备：氢氧化钙糊剂、氧化锌丁香油暂封剂。

（2）术中护理：①医生常规去腐质，备充填洞型（备洞），护理同银汞充填法所述。②协助医生隔湿，擦干窝洞，需用氢氧化钙糊剂时，调配少量糊剂和氧化锌丁香油暂封剂，医生盖髓后，其上用氧化锌糊剂封闭窝洞；或遵医嘱直接用氧化锌丁香油暂封剂安抚患牙。③嘱患者暂不用此患牙咀嚼，安抚期间若疼痛加重或出现自发痛，请患者随时就诊。④预约患者两周后复诊。⑤复诊时，患者若无自觉症状，医生去除部分暂封剂，修整洞形，做永久性充填。护理同充填法。

2.急性牙髓炎应急处理的护理

（1）术前准备。①器械准备：常规检查器1套、涡轮钻针、细裂钻或小圆钻、挖匙、注射器、敷料盒、吸引器管、棉签等。②药物准备：樟脑酚、麻醉剂、碘酒等。

（2）术中护理：①在牙髓炎急性发作期，患牙疼痛剧烈，患者多有精神紧张及情绪烦躁，护士首先要关心、体贴患者，耐心接待患者，并做好解释安抚工作。向患者说明疼痛的原因、治疗的方法和目的，以取得患者的合作。②准备麻醉剂、碘酒及棉签。③麻醉效果出现后，医生开髓，护士协助吸唾，并利用吸引器管遮挡舌及口腔黏膜，以免涡轮钻误伤口腔内软组织。④髓腔开放后，护士为医生准备好樟脑酚药物棉球置于治疗盘内，备用。如患牙为逆行性牙髓炎，医生开髓后，护士应提供拔髓针，同时备1根樟脑酚药物棉捻备用。⑤治疗后嘱患者暂不漱口，暂不用患牙咀嚼，以免食物进入窝洞引起疼痛；若出现疼痛或肿胀，嘱患者随时就诊。⑥预约复诊时间，嘱患者按期复诊，继续进一步治疗。

3.牙髓失活护理

（1）术前准备。①器械准备：常规检查器、各型钻针、水门汀充填器、敷料盒、挖匙、调和板及调和刀等。②药物准备：金属砷或三氧化二砷等。③材料准备：氧化锌丁香油暂封剂。

（2）术中护理：①活髓牙可在麻醉下进行开髓，护士准备麻药备用。②开髓护理同前所述。③穿髓孔暴露后，护士遵医嘱选取失活剂备用，并调制氧化锌丁香油暂封剂。④根据失活剂的性能，预约患者复诊时间，三氧化二砷失活剂封药时间2～3d，金属砷失活剂封药时间为10～14d。⑤告诉患者封药后可能出现的药物反应、疼痛等情况。若出现轻微疼痛且疼痛逐渐减轻或消失，属于正常反应；若疼痛逐渐加重或暂封剂脱落，请患者随时就诊；嘱患者必须按预约时间复诊，以免因封药时间过久而出现药物烧伤。

（3）注意事项：①协助医生观察患者麻醉后有无药物不良反应。②封失活剂时必须配合医生严格隔湿、止血。牙体缺损大者，必要时调制材料供医生制作假壁，以防失活剂脱出造成药物烧伤。③氧化锌丁香油暂封剂调制不应过硬或过软，以免封药不严或压力过大。

4.干髓术护理

（1）术前准备。①器械准备：常规检查器1套、挖匙、水门汀充填器、冲洗器、敷料盒、调和板、调和刀及银汞充填器等。②药物准备：外用生理盐水、甲醛甲酚、干髓剂。③材料准备：磷酸锌水门汀、氧化锌丁香油暂封剂及银汞合金。

（2）术中护理：①牙髓失活护理方法同前。②牙髓失活后复诊时患者若无症状，选用圆钻或挖匙供医生去除暂封物，并取出失活剂。③选用细裂钻或小圆钻供医生揭去髓室顶部，护士协助吸唾，吹干窝洞，选用锐利挖匙，供医生去除患牙冠部牙髓。

④护士准备生理盐水冲洗器，医生用其冲洗髓腔。护士协助吸唾、隔湿、吹干窝洞。⑤护士准备甲醛甲酚药物棉球，医生用其处理根髓断面。护士用水门汀充填器取适量干髓剂，备用，医生将干髓剂置于根管口并用氧化锌丁香油暂封剂暂封。⑥完成干髓治疗后，也可同时进行永久性充填，护士分别调制水门汀类垫底材料和银汞合金，配合医生完成全部治疗。必要时，遵医嘱让患者拍X线片，备复查时对照。⑦做一次性干髓术时，医生在局部麻醉下去除冠部牙髓，选用一次性干髓剂。护理方法同上。

5.塑化治疗护理

（1）术前准备。①器械准备：同间接盖髓的护理。另外，还需准备根管锉、扩大针、拔髓针、光滑髓针、髓针柄、冲洗器、双碟及小塑料杯等。②药物准备：2%氯亚明、塑化剂Ⅰ、Ⅱ、Ⅲ液、甘油。③材料准备：氧化锌丁香油暂封剂等。

（2）术中护理：①开髓、牙髓失活的护理方法同前。②准备好光滑髓针、拔髓针、扩大针或根管锉，供医生拔髓、扩大根管使用。同时，准备好2%氯亚明溶液或3%双氧水冲洗器，医生冲洗根管时，护士协助吸唾。如患者有疼痛症状，可进行髓腔封药，待症状消失后再行塑化治疗。③患者无特殊症状，护士及时调配塑化剂，并将光滑髓针安装在髓针柄上，供医生进行塑化治疗（将塑化剂导入每根根管内）。④帮助医生调整椅位，治疗上颌牙齿时，应调整手术椅位，使头稍向后仰，以利于塑化液进入根管内，并减轻患者疲劳。⑤医生反复导入塑化剂时，每2次之间，护士应协助医生用干棉球吸干髓腔内药液，以防塑化剂烧伤口腔黏膜。⑥医生塑化完毕，护士准备氧化锌丁香油暂封剂，医生封闭根管口或封闭窝洞。若一次完成充填治疗，按医生要求分别调制磷酸锌水门汀垫底材料和银汞合金充填材料。⑦塑化治疗中，应注意保护口腔黏膜，用甘油棉签涂擦患牙周围的黏膜。如有塑化剂外溢，嘱患者反复漱口，并用甘油涂敷。⑧嘱患者24h内暂不用此牙咀嚼，如有轻度不适，可观察，待症状自行消失，如有较重不适，可随时就诊。

6.根管治疗护理

（1）术前准备。①器械准备：常规检查器1套、各型钻针、拔髓针、光滑髓针、扩大针、系列根管锉、纸捻、髓针柄、尺子、冲洗器、水门汀充填器、吸引器管、酒精灯、火柴、调和板、调和刀，必要时准备机用扩大器、螺旋充填器等。②药物准备：2%氯亚明溶液或3%双氧水、甲醛甲酚等根管消毒药。③材料准备：氧化锌丁香油糊剂、牙胶尖等。④X线照片。

（2）术中护理：①开髓拔髓的护理方法同前。②根管预备：准备3～4cm的小尺子、扩大针、系列根管锉。根据医生测量的根管长度，将各号根管锉或扩大针的止动片调至工作长度，并按号序排放于治疗盘内。准备2%氯亚明溶液或3%双氧水冲洗器，协助医生预备、冲洗根管，并同时吸水、吸唾。③根管封药：制作棉捻或准备数根纸捻，医生用其擦干根管；遵医嘱准备甲醛甲酚或樟脑酚药物棉捻，医生将其置入根管，并用氧化锌暂封剂暂封。嘱患者1周后按时复诊。根管封药治疗可省略，根管预备后直接进行根管充填。④根管充填：调制好氧化锌丁香油糊剂，根据根管工作长度和粗细，选择合适的牙胶尖数根，用75%酒精消毒后备用。准备好X线片。准备光滑髓针或螺旋充填器，医生用其进行根管充填。根管充填完成后，递送牙胶尖，并备好加热的水门汀充填器，医生用其切割多余长度的牙胶尖。填写X线照像单，嘱患者拍X线片。X线片显示患牙根充填完满，可即刻垫底并做永久性充填或预约复诊时间，完成永久充填治疗。向患者讲解填充后可能出现的不适反应，如有轻度疼痛、肿胀，可口服消炎类药物和止痛药。如有较重的疼痛或肿胀、跳痛等，可随时就诊。

（3）注意事项：①根管治疗小器械，使用前必须严格检查，如有生锈、折痕、螺纹松解或弹性不好应更换。②根管治疗时要注意无菌操作，预防交叉感染，所用器械均需消毒。③用在后牙操作时或技术不熟练的医生操作时，根管锉、扩大针必须系安全线防止器械滑脱、误吞。

第四节　牙龈癌

1.术前护理

（1）颌骨切除将破坏患者正常面颌外形和生理功能，故术前应耐心做好解释工作，把疾病的原因、性质及手术的目的、术式及术中、术后易出现的问题及护理向患者讲清楚，以取得患者的配合。

（2）牙周洁治。

（3）做好面颈部皮肤准备，上颌骨切除需要口内植皮者应准备供皮区皮肤，一般选用大腿内侧皮肤。剪鼻毛，清洁口、鼻腔。

（4）做好输血前的交叉配血及术后所用腭护板。

（5）做好青霉素和普鲁卡因等药物皮肤过敏试验。

（6）术前1d应用含漱剂漱口，保持口腔清洁。

（7）一侧下颌骨切除者，术前应制备好合适的健侧斜面导板，以保护正常殆关系。

（8）术前30min肌内注射抗生素，以预防术后感染。

2.术后护理

（1）全麻未清醒前应密切观察血压、脉搏和呼吸情况，保持呼吸道通畅，及时吸出口鼻腔分泌物。如有舌后坠现象，应行舌牵引，使舌前伸并固定在口外。对下颌肿瘤范围较大、下颌骨切除超过中线行气管切开者，应按气管切开常规护理。

（2）手术次日患者应采取半卧位。每日做雾化吸入2~4次，以稀释痰液，利于排出，减轻咽喉部肿胀，防止呼吸道感染。

（3）每日做口腔清洁或口腔冲洗，即用生理盐水棉球擦拭（或盐水冲洗）牙间隙、龈颊沟、颊黏膜、牙齿的殆面及舌侧面、舌、口底，保持口腔清洁。嘱患者在餐后用含漱液含漱。

（4）给予高热量、高蛋白质、富含维生素的流质饮食或要素饮食，不能进食者行鼻饲，必要时可行锁骨下静脉穿刺给予静脉高营养，以维持和增强机体的抗病能力，促进愈合。

（5）上颌骨切除、口内植皮者，要注意观察包扎敷料及填塞的碘伏纱条有无松动、脱落，发现异常及时报告医生，采取措施。

（6）遵医嘱合理应用抗生素，预防切口感染。植骨者应用抗生素应持续2周。

（7）下颌骨切除术后颌间结扎一般需维持4~6周，斜角导板要放置半年以上。

（8）上颌骨切除创口初愈后，应早期指导患者做张口训练，防止瘢痕挛缩影响言语和进食。

（9）同时，做颈淋巴清扫术者，按颈淋巴清扫术后常规护理。

第五节　腮腺混合瘤

1.术前护理

（1）术前1d做好皮肤准备，剃去患侧耳后发际上3cm范围内的毛发，并用肥皂水彻底清洗干净。

（2）腮腺区手术有可能损伤面神经，所以患者术前思想负担较重，故术前应做好耐心的解释工作。

（3）术中有时在腮腺导管内注射1%美蓝，其作用为使腮腺着色，以便与面神经相区分。注射美蓝后，开始几次尿液颜色可呈蓝色，应告诉患者不必紧张。

2.术后护理

（1）注意观察切口渗血清况，如渗血较多，应及时报告医生给予止血处理，必要时需打开伤口探查。如因切口包扎过紧，患者出现呼吸困难，应协助医生及时剪开绷带，给予重新包扎处理。

（2）腮腺手术后，局部应用敷料压迫包扎是保证切口I期愈合的重要环节。应密切观察敷料包扎的松紧度，保证压力，防止敷料松动、脱落，导致手术区积液，或发生涎痿及感染。

（3）术中创口内放置的引流条或负压引流装置，无异常情况一般在48～72h内拔出，拔出后切口加压包扎7～14d。如局部出现积液，可用注射器抽吸后继续加压包扎，直至痊愈。

（4）术后进流食或半流食，禁食刺激性食物，特别是酸性食物。因酸性食物刺激腺体分泌活跃，易形成涎液潴留，影响伤口愈合。

（5）由于手术刺激面神经，部分患者术后会出现暂时性面神经麻痹，应安慰患者不必担忧，经药物治疗或理疗可以逐渐恢复。

（6）对因病变范围大未能保留面神经者，术后患者会出现睑裂闭合不全，应注意保护患者的眼睛，白天可滴用眼药水或戴眼罩、盐水纱布覆盖，以防止发生暴露性角膜炎、结膜炎。

第六节 恶性淋巴瘤

1.实施化疗方案的静脉给药，方法非常重要，应先以未加药物的液体进行静脉穿刺，抽吸回血确认针头在血管内后，将配制好的药液由茂菲滴管内滴入。勿使药液溢出血管外，否则引起组织水肿、疼痛、坏死。若不慎漏出时，应立即注射生理盐水稀释，同时局部冷敷48h。阿霉素滴入速度不宜过快，并且应注意心脏功能。

2.注意事项为药物应现配现用，滴药宜慢，一般在15～20min内完成。对某些需避光输入的药物，应在输液瓶及输液管上套上黑布套。

3.用药剂量较大时，溶剂量也应相应加大，以免浓度太高刺激血管，发生静脉炎。

4.反复接受化疗的患者，由于化疗药物的刺激常使血管发生栓塞、静脉炎，应注意保护血管，穿刺应从远端开始逐渐向上。

5.化疗期间应鼓励患者多饮水，促进药物排泄。

6.在化疗的第4、第7、第10、第14日，查血白细胞数及分类、血小板，白细胞低于3×10^9/L，血小板低于80×10^9/L，应考虑停药，或加用刺激骨髓再生、提高白细胞及血小板的药物，必要时少量多次输新鲜血液。第7、第14日查肝肾功能及心电图。

7.食欲减退者应给予助消化药，恶心、呕吐严重者可肌注灭吐灵或静脉滴注维生素B_6 100～200mg，还应给予补液。

8.化疗期间患者会出现口腔溃疡，应适当给予抗生素预防感染，保持口腔清洁，用有消毒、收敛作用的溶液含漱，预防口腔炎和咽喉炎。如溃疡影响患者进食，可用0.5%普鲁卡因溶液在饭前含漱，以减轻疼痛。

第十七章　护理体格检查技巧

第一节　望诊技巧

望诊是指护理人员用眼睛直接观察，收集病情信息的一种方法，主要是通过查看患者的脸色、面部表情、体位、精神状况等来发现病情变化的征象，称直接望诊。另外，某些部位或在某些情况下，需要借助必要的工具进行观察，如利用血压计测量血压，借用手电筒观察瞳孔，通过心电监护仪观察心律、呼吸波形等，这种需要借助一些工具进行的望诊称间接望诊。当护士面对患者或与患者接触时，望诊就开始了。

一、望诊的方法

1.接诊时的望诊　是指护士为患者办理住院手续时，对其入院方式、诊断、疾病痛苦程度、生命体征等一般情况的观察活动。通过接诊时的望诊可大致了解患者的病情，分清主次，抓住患者的主要护理问题，争取抢救时间，及时挽救患者的生命。

2.入院后的望诊　患者入院后，护士应根据患者的诊断和治疗方案、心理状况等进行有目的、有计划的望诊活动。望诊时护理人员应把握每个患者观察的重点，制订不同时期的观察计划，系统而全面地进行观察，以确保观察信息的准确性。

3.护理中的望诊　护士在为患者提供各种护理服务时，特别是在为患者进行生活护理的过程中，应观察患者的卫生状况、体位、身体受压部位皮肤状况、情绪是否正常、自理能力等情况。

4.操作时的望诊　护士在为患者进行技术操作时，应注意观察患者对诊疗操作的心理反应及操作前、中、后的反应，如操作中出现不良反应，应分析原因，必要时停止操作。

5.巡视时的望诊　护士在巡视病房时，应对病区所有患者进行一般情况的全面巡视，对危重患者、症状发作期的患者、高热的患者、特殊治疗患者以及术后患者进行重点观察，并加强巡视，增加望诊的及时性和连续性。

二、望诊的内容

1.一般内容　望诊的一般内容是指护士在日常护理工作中关于患者一般情况的初步观察，是患者一般状况的直接判断。通常包括精神、意识状态、步态与体位、皮肤与黏膜、饮食与营养、休息与睡眠等。

（1）精神　是反映患者病情程度及心理状态的一个重要窗口，护士通过对患者面容、表情、姿态及行为的望诊，可了解患者精神状态，有无焦虑、紧张、呆滞、恐惧及喜怒哀乐等心理反应。

（2）意识状态　是大脑功能活动的综合表现，凡是能影响大脑功能活动的疾病都可引起意识状态的改变，如感染性疾病、脑疾病、药物或化学物质中毒、精神性疾病等。望诊时护士可对患者的言语、动作、思维反应、定向力等进行观察，有时尚需结合问诊及必要的检查（如瞳孔反射、肌腱反射）来判断。

（3）步态　是指患者走路时所表现出来的姿势，某些疾病可以引起患者步态的改变，如先天性髋关节脱位的"鸭子步态"，某些药物反应（如引起直立性低血压）、疾病症状（如头晕）等也能引起患者走路时步态不稳。

（4）体位　是指患者休息时身体所处的位置状态。①自动体位：患者身体各部分活动自如时为自动体位，是不受限制的正常体位。②被动体位：患者不能自己调整和变换体位时为被动体位，多见于极度衰竭或昏迷的患者、肢体牵引或瘫痪的患者等。③强迫体位：患者为了减轻痛苦而不得不采取某种体位时称强迫体位，如侧卧位、辗转体位、端坐位等。腹部绞痛时，患者常常辗转坐立不安。胆道蛔虫、肾结石等患者随绞痛的发作沿床滚动；急性阑尾炎患者右腿常屈曲，呈右侧卧位；急性胃穿孔患者常抱腹不能平卧；急性腹膜炎患者表现为两腿屈曲，以手护腹；急性肺水肿患者常表现为端坐位。

（5）望诊时还应注意观察患者皮肤的颜色、温度，有无破损、水肿、皮疹、出血点与紫癜。了解患者的饮食习惯、进食方式，观察患者休息与活动的规律，睡眠姿势与时间等内容，必要时需配合触诊才能获得准确的判断。

2.局部望诊内容

（1）头颈部望诊：应观察面部皮肤颜色、表情，有无水肿、色素斑及其分布、出血点、局部肿胀等。观察眼睑有无水肿；结膜有无充血或苍白；巩膜有无黄染；瞳孔大小、形态和反射，两侧是否对称；眼球运动是否灵活、协调等。观察外耳道有无溢液以及溢液的颜色、量，有无鼻翼扇动。观察嘴唇是否发绀或苍白，口周有无疱疹或糜烂；口腔黏膜有无溃疡、出血点、鹅口疮；伸舌是否居中，舌体运动是否灵活；牙龈有无出血、溢脓，牙齿是否清洁等。观察患者有无颈项强直、颈静脉怒张、皮下肿胀、气管是否居中、甲状腺是否肿大等。

（2）胸部望诊：①应注意胸部外形的变化，有无膨胀、塌陷；有无呼吸运动的改变，双侧呼吸运动是否对称；观察呼吸形式的变化，有无频率、节律的改变。呼吸运动减弱或增强可为某些肺部疾病的外在表现，也常提示某些并发症的存在。②应注意心尖搏动的位置，正常人心尖搏动位于左侧第5肋间锁骨中线内侧0.5~1cm处，其搏动范围直径2~2.5cm，体位、体形、年龄、呼吸等对心尖搏动的位置有一定影响，部分正常人可望不到心尖搏动。在检查时须叮嘱患者取平卧或坐位，望诊时应注意观察心尖搏动的位置、范围、强度、节律及频率等有无异常。

（3）腹部望诊：应观察腹部外形、呼吸运动和蠕动波。腹部望诊时应注意腹部是否膨隆或凹陷，观察患者有无胃肠胀气或肠型，有否舟状腹或蛙腹等。正常人腹部平坦对称，腹壁随呼吸运动而上下起伏。男性主要呈胸式呼吸，女性及儿童主要呈腹式呼吸。腹膜炎、大量腹水或腹部巨大肿块时腹式呼吸运动减弱或消失。正常人一般看不到胃肠蠕动波，当发生胃肠梗阻时，梗阻近端的胃肠产生阵发性蠕动加强，常可见到明显的蠕动波，如幽门梗阻时可以见到起自左肋缘下向右运动的较大蠕动波；肠梗阻时腹壁可以见到肠型和蠕动波；小肠梗阻所致的蠕动波多见于脐部；当发生肠麻痹时则蠕动波消失。蠕动波望诊应结合触诊、听诊来进行，且常需要一定的时间。

（4）四肢与关节望诊：应注意观察患者四肢关节运动是否正常自如，关节是否畸形或红肿，行走是否平稳，能否自己进食、上厕所等。下肢水肿多见于心功能不全、贫血、极度营养不良等患者。局部性水肿多见于肢体静脉阻塞，肢体牵引及石膏固定的患者。望诊时应观察皮肤的颜色、皱褶、亮度和水肿的程度以及与时间、休息、活动的关系、规律等。肌肉萎缩多见于偏瘫、周围神经损伤、多发性神经炎、外伤性截瘫和昏迷、肢体牵引及极度营养不良等长期卧床的患者，望诊时应注意皮肤皱褶是否增多，肌肉体积是否缩小，触诊肌肉是否松弛无力等；肢端缺血多见于静脉炎、肢体血栓形成、术后肢体包扎过紧及昏迷等患者，望诊时应注意肢体皮肤的颜色有无苍白、发绀、发黑，触诊皮肤温度是否凉、热及动脉血管搏动情况。

三、望诊时的注意事项

望诊是一种简单而又非常重要的护理观察手段。通过望诊，护士可以获得患者有关护理问题的大量诊断性资料，有经验的护士有时仅仅通过望诊和体格检查，即可以对某些护理问题做出初步判断。望诊不受条件的限制，随时都可以进行，护士还可以根据不同患者的观察要求，进行持续不断的护理观察活动，以便得到更为详细、全面的临床资料。

望诊贯穿于护理服务实践的全过程。因此，要求护士不但要有高度的责任心，而且应具有敏锐的洞察力、灵活的思维方法和一定的经验积累。如果护士缺乏应有的知识和经验，就不可能对患者进行有目的、有计划的望诊活动，更谈不上全面、系统地进行护理观察，以致常常遗漏重要的征象或视而不见。

直接望诊是护士常用的望诊方法。护士在夜间借助手电筒望诊时，应注意不要用手电光直接照在患者脸上，以防影响患者睡眠。间接望诊时应掌握医疗器械、监护仪器的使用方法。望诊前应熟悉望诊的具体内容。

第二节　问诊技巧

问诊是护士通过询问患者或知情人，主动了解、收集病情信息，它是一种最基本的护理观察方法。护理问诊有其独特的内容和方法，在其他观察手段中也常有问诊内容的参与，如护士触诊患者局部肿胀的皮肤时，必须询问触压时有无疼痛以及肿胀的起始时间等。另外，护士与医师问诊的目的不同，医师问诊的目的主要是了解疾病的发生、发展、变化过程及与相关因素的关系等。而护士问诊侧重于对患者护理问题相关因素的调查，如发现患者情绪低落、愁眉苦脸，护士应通过询问患者或亲属，了解患者的经济状况、家庭关系、工作情况等，以判断引起患者不良心理反应的原因；如患者服用利舍平（利血平）等交感神经阻滞药，为避免患者因直立性低血压摔伤，护士应主动询问患者直立时有无头晕等。

一、问诊的方法

1.直接向患者询问　护士通过直接询问患者获取病情信息，又称直接问诊，它是最常用的问诊方法，但不适用于小儿，或意识、语言障碍，不能亲自描述病情的患者。直接问诊多采用一问一答的形式，由护士直接询问患者的主观感受、用药后的反应等。

2.间接向知情人询问 护士通过询问知情人（如亲属、病友、医师等），间接地获取病情信息，称间接问诊。一般多用于不能直接回答问题的患者，或向医师询问患者的诊断、治疗情况等。通常间接问诊获得的资料可能不如直接问诊得到的资料准确、可靠。因此，护士应根据具体情况确定间接问诊的内容，必要时待患者病情稳定或意识清楚后，再直接询问患者。

3.通过与患者或亲属交谈问诊 护士就疾病治疗、诊断等相关问题与患者交流感受和认识，通过交谈，可以了解到患者对某一问题的认识以及有关患者健康史、生活习惯、工作经历等很多有价值的调查资料，主要用于评估患者的心理状态等，又称交谈问诊。

二、问诊的内容

1.一般问诊内容 包括一般情况、诊断和治疗情况、目前状态。一般内容即患者姓名、年龄、性别、职业或工种、文化程度、民族、婚姻状况等，也可从病历资料中获得相关信息。诊断、治疗情况包括疾病诊断、手术或非手术治疗方式、用药情况、病情状态等，也可通过间接地咨询医师或阅读病历而获得。目前状态即目前患者主要的身体不适，需要哪些护理上的帮助等。

2.深入问诊内容 经过一般内容的问诊后，护士应根据目前患者状况进行有目的、有系统地深入问诊。包括疾病症状、治疗反应、心理状态、生活需求等。应询问患者目前主要不适与症状，有无与医疗诊断相关或无关的自觉症状以及症状发作时的特点，如身体不适的部位、性质、持续时间以及诱因等，并做好详细记录。

根据患者的治疗情况，护士应针对性地询问患者有无药物不良反应，如应用链霉素治疗期间，应经常询问患者有无嘴唇发麻、耳鸣、听力下降等中毒症状。

另外，应了解患者对治疗操作的态度和认知程度，询问患者在医疗护理操作过程中有无不适。问诊时应详细询问患者出现不良反应的时间、症状、特点等，以免与疾病引起的症状相混淆；应深入了解患者的心理状况，对于神态、表情、行为等异常的患者，护士应不失时机地与患者沟通，主动征求患者对医疗护理的意见和建议，询问患者是否有什么不愉快的事情等；与患者交谈时，注意了解其经济状况、家庭关系、工作情况以及对待生活的态度等。

最后，护士还应经常询问患者的生活自理情况，如能否自己进食、饮水、穿衣服、上厕所等，某些重点患者，如心功能不全、肾功能不全、颅内压增高、腹部手术、急性心肌梗死等患者，还应根据医疗需要，询问每日液体摄入量、尿量、大便的次数、睡眠、饮食情况等。

三、问诊的注意事项：

问诊应紧紧围绕疾病诊断以及护理问题而展开，要始终抓住主要的护理问题，进行深入全面的问诊调查。护士问诊时，应具有高度的同情心和责任感，对患者的态度要和蔼，倾听要耐心，问诊的语言要通俗易懂，避免使用患者不易理解的医学术语，如里急后重、端坐呼吸、心理认知等术语，避免患者的误解。

问诊时，应注意与患者保持适当的距离，让患者感觉有亲近感，谈话应注意保护患者的隐私，以免使患者难堪而终止交谈。问诊时语气要柔和，切忌生硬，更不可采用审问的口气与患者说话。一般性护理问诊应尽量从医疗病历中获取，不要过多地询问患者，避免与医师重复问诊内容，以免引起患者的反感。

另外，有的患者对疾病感到恐惧，在回答问题时有可能把事实夸大，或者隐瞒真相，护士应注意综合观察与分析，并想办法取得患者的合作，以获取有价值的病情资料。

第三节　测诊技巧

测诊是护士借助测量工具获得患者客观数据的一种方法，也是收集患者客观体征的重要护理观察手段。护理测诊是护士的一项基本功，常用的测诊工具包括体重磅、体温计、血压计、听诊器等。测诊的准确性取决于测量工具的准确程度以及测诊方法是否得当。一个明显的体征，有时因测诊不及时或测诊方法不当，可延误患者的诊断和治疗，甚至造成临床漏诊或误诊误治。

一、常用测诊内容及技巧

1.体温的测诊　通常采用体温表进行。临床上常用的体温表有腋表、口表和肛表。①腋表测温：应将患者腋窝汗液擦干，因为有汗时会使测量体温降低，然后将体温表水银端放于腋窝顶端，屈臂夹紧，前臂抱于胸前，测量时间为10 min。②口表测温：应将消毒过的口表水银端置于患者舌下，嘱咐患者紧闭口唇，注意不用口腔而用鼻腔呼吸，以免冷空气直接进入口腔而影响口腔内的温度的准确性，测量时间为3 min。③肛表测温：应让患者取侧卧位，将肛表水银端涂以润滑剂，然后将其缓缓插入肛门至一半为止，测量时间为3~5 min。正常体温通常是指一定的温度范围，口腔舌下温度正常值为37℃（36.3~37.2℃），直肠温度比口腔温度高0.3~0.5℃，腋下温度比口腔温度低0.3~0.5℃。正常体温受季节、环境、进食、运动等因素的影响，可在一定范围内波动，但波动范围不应超过1℃。

另外，对于休克、肢体循环障碍以及局部皮肤红肿的患者可进行局部皮肤温度测量，常用方法有手掌测温法、皮肤温度计测温法。手掌测温法是将患侧和健侧置于对称部位，并暴露于室温中10~20 min，检查者将手放在自己的颈部，使其温暖后用中指或中间3指的第2节背面接触患者皮肤，以测局部皮肤温度，然后迅速移至健侧测试，在其两侧相同部位触诊数次，并加以比较。测试局部病区温度时，也可与周围正常皮肤温度做对照，此法多用于比较两侧肢体的温度差异或了解局部皮肤温度有无异常。

2.心率、脉搏的测诊

（1）心率测诊：以心脏听诊为主，主要用于心律不齐或不宜脉搏测诊的患者。听诊时，患者采取仰卧位或坐位，听诊部位多在二尖瓣区。若发现脉搏短绌时，测诊应由2人同时测量，即一人听心率，一人触脉搏，2人同时开始，由听心率的人发出起停口令，测量时间1 min，记录方法为心率/脉率。

（2）脉搏测诊：以手指触诊，患者取舒适位置，腕部伸展、朝上，护士将示指、中指及无名指的指端按在桡动脉表面，压力大小以能清楚触到脉搏搏动为宜，测量时间为30 s，以所测得的脉搏数乘以2为每分钟脉率。发现异常脉搏时应测1 min。当脉搏细弱触不清时，可用心脏听诊来代替。

正常人心率为60~100次/min，大多数成年人为65~85次/min，3岁以下儿童通常在100次/min以上。成人窦性心率>100次/min、<160次/min，或婴儿>150次/min，称窦性心动过速。成人窦性心率<60次/min，>40次/min，称窦性心动过缓。

3.呼吸频率的测诊 可通过目测法和听诊法进行。①目测法：患者应保持安静，检查者观察患者胸廓的起伏。正常情况下，吸气时胸廓向上方运动，呼气时向下方运动，一呼一吸（即1次起伏）为1次呼吸。另外，护士也可拿一缕棉絮放在患者鼻孔处，通过棉絮随呼吸而有节律的飘动，来观察呼吸的次数。②听诊法：是用听诊器在患者胸部听诊，测诊每分钟的呼吸次数。正常呼吸频率为14~18次/min，儿童和女性较快。成人呼吸>24次/min时为呼吸增快，<10次/min时为呼吸缓慢。

4.血压测诊 包括上肢血压测量法和下肢血压测量法。

（1）上肢血压测量法：是最常用的血压测量方法，测量前患者应避免剧烈活动和情绪激动，测量时保持安静，取仰卧位或坐位，上肢外展45°，平放在与右房齐高的位置（坐位时在第4肋骨水平，仰卧位时平腋中线水平），将血压计袖带内气体完全排空后将袖带中部对着肱动脉，缠缚于肘窝上3cm处，不可过紧、过松，以免影响血压的准确性。将听诊器胸件放在肘部肱动脉上，然后用气球向袖带内充气，待肱动脉搏动消失时，再将压力升高2.7~4.0kPa，开动橡皮球的调节阀门，将空气缓慢放出，此时血压计的水银或指针缓慢下降，下降速度以2~3mm/s为宜。当从听诊器内听到第1个声音时，水银柱或指针表示的压力数字即为收缩压；当声音突然变低沉时，血压计上表示的压力即为舒张压，然后声音很快消失。测量血压时，一般连测2~3次，取其最低值。重复测量时，为避免静脉淤血，影响结果的准确性，应在复测之前将空气完全放掉，稍待片刻再行测量。

健康成人上肢收缩压平均为90~130mmHg（12.0~17.3kPa），舒张压为60~90mmHg（8.0~12.0kPa），脉压为30~40mmHg（4.0~5.3kPa）。健康人两侧上肢血压可不相等，左、右两侧之差可达10~20mmHg（1.3~2.7kPa）。

（2）下肢血压测量法：患者取侧卧位或俯卧位，将袖带缠缚于大腿部，其下缘在腘窝上2~3cm处，所用袖带比通常袖带要宽、长一些，摸到动脉搏动后放上听诊器，测量方法同上肢测量法。通常下肢血压比上肢平均高20~40mmHg（2.7~5.3kPa）。

5.中心静脉压测量法 测量中心静脉压时，患者取仰卧位或坐位，将前臂伸出，再取一带有较粗针头的注射器，直接或间接连于静脉压力测量管，为防止血液凝固，可先用无菌生理盐水或8%枸橼酸钠溶液湿润注射器及测量管的内壁.然后进行静脉穿刺，待血液流至测量管时，移动患者前臂，使静脉穿刺部位与右房水平平齐，此时所测得的压力即为患者的中心静脉压。正常人中心静脉压为4~11cmH$_2$O（0.4~1.1kPa），平均6~8cmH$_2$O（0.6~0.8kPa）。

6.瞳孔的测诊 包括瞳孔的大小、对光反射。测诊对光反射时，以拇指和食指分开患者上、下眼睑、露出眼球，用手电筒直接照射瞳孔，观察光线照射时瞳孔的大小变化以及对光线反应是否灵敏。正常情况下，当光线照射瞳孔时，瞳孔立即缩小，移去光线或闭合眼睑时瞳孔又可较迅速地增大。测诊时为比较两侧瞳孔对光反射灵敏程度，常需反复测诊2~3次，每次测诊间隔时间以瞳孔大小复原为准。危重或昏迷患者，瞳孔对光反射迟钝或消失。

测诊瞳孔大小时，多在自然光线下检查（必要时借用手电筒），用拇指和食指分开患者上、下眼睑，露出眼球，观察两侧瞳孔的圆度、大小。正常瞳孔在自然光线下，直径为2.5~4.5mm，两侧对称、等大，呈圆形，瞳孔直径<2mm为瞳孔缩小，>6mm为瞳孔扩大。

瞳孔变化是生理或病理状态的一种重要体征，不同的疾病和不同的病情可引起患者瞳孔的不同变化。两侧瞳孔扩大，常见于颅内压增高、颠茄类药物中毒等；两侧瞳孔缩小常见于有机磷农药、咖啡、氯丙嗪等药物中毒；单侧瞳孔扩大、固定，常表示同侧硬脑膜外血肿、硬脑膜下血肿或钩回疝的发生；危重患者瞳孔突然扩大，常为病情急剧变化的标志。

7.体重测诊　体重通常可直接采用磅秤测得，或根据年龄或身高计算。通常6个月内婴儿的体重（kg）＝出生时体重（kg）＋月龄×0.7，7~12个月婴儿的体重（kg）＝6＋月龄×0.25，2~12岁小儿体重（kg）＝年龄×2＋8，身高1.65m以上的成人体重（kg）＝身高（cm）－100，身高1.65m以下的成人体重（kg）＝身高（cm）－105（男）或身高（cm）－100（女）。

体重常用来综合评价人体营养状况，实际体重为标准体重的±10%以内者为正常，超过或者低于标准体重10%~20%者为体重超重或瘦弱，超过或者低于标准体重20%以上者为肥胖或严重瘦弱。

二、测诊的注意事项

护士对测诊方法的运用是否得当、测诊是否及时，直接关系到护理观察的效果和护理诊断的准确性。因此，每次测诊时应取同样的姿势、使用同样的测量工具等。

（1）测量工具应定期检查、调试和维修，使其处于良好的性能状态，以免测量数据不准，影响患者的抢救和治疗。测诊前，护士应检查测量工具的完好状态，如使用血压计测量时，应检查血压计玻璃管内的水银有无外溢，水银指针是否在零位等；给患者测量体温前，应检查体温计内的水银面是否在30℃以下，有无破损等；测诊中，如果发现测得的数据与患者的情况不一致时，应重新检查所用的仪器是否精确、使用方法是否得当等，排除原因后再重复测量1次。

（2）测量数据的准确性取决于正确的测量方法，护士应正确掌握不同部位、不同内容的测诊方法，如脑血管意外、肢体外伤等疾患患者的血压与脉搏测诊，应选择在患者的健侧；测量体温时，若患者运动、喝热水后，需间隔30 min进行；需每日观察血压变化的患者，应选择在每日的同一时间、同一部位进行测量。

（3）测诊是否及时直接关系到诊断和治疗，护士不仅要严格按照医嘱的时间要求进行测诊，而且应根据患者的具体情况和医疗要求，及时对患者进行测诊。当患者的病情发生变化时，护士应对患者进行连续的测诊，以发现病情变化的规律及特点。

（4）测诊的数据及结果是患者临床体征的客观反映，在医疗护理工作中占有重要的地位。护理测诊时一定要克服测诊上的随意性和麻痹性，做到测诊及时、结果准确。测诊过程中应注意保暖，防止患者受凉。

第四节　听诊技巧

听诊是护士通过耳朵或借助听诊器观察患者临床体征的一种护理观察方法。护士可根据患者的临床表现，通过听诊获得患者的客观体征，然后分析判断患者自觉症状与体征之间的关系、性质及结果。

一、听诊的方法

听诊的方法包括直接听诊法和间接听诊法。

1.直接听诊法　是护士不借助任何医疗器械而用耳朵直接听取患者的语言、声音、咳嗽、呻吟、啼哭等声响的一种最常用的听诊方法，听诊这些声响可以为临床诊断提供十分有用的线索或佐证，如哮喘发作时的哮鸣音、肠梗阻肠蠕动增强时的肠鸣音亢进、喉部病变时的声音嘶哑等。

2.间接听诊法　是利用听诊器对患者进行听诊，听诊器有加强听诊声音的作用，它使用范围广，除心、肺、腹部外，还可以听取身体其他部位的声音，如血管音、皮下气肿音等。

二、听诊的内容

1.心脏听诊　患者取平卧位或坐位，听诊部位一般选择在心脏搏动声音最响的二尖瓣区，即胸骨左缘第5肋间锁骨中线内侧，又称心尖区。正常情况下，第一心音音调低钝，第二心音响亮，时间也较第二心音长，一般为$0.14\sim0.16\,s$；第二心音音调较高、清脆。强度不如第一心音，时间也较第一心音短，一般为$0.08\sim0.12\,s$。

心房颤动是临床上常见的一种心律失常，它是由于心房异位节律点反复发出极高频率的冲动，或由于异位冲动产生环行运动所致。给心房颤动的患者听诊时一般选择在心尖区，其特点为：心律完全不规则，心率快慢不一，心音强弱不一致，每次心脏跳动的第一、第二心音都不一致，强弱不等，变化无规律。若同时测心率和脉搏，可见脉率少于心率。心率越快，脉搏脱漏的现象越显著，称脉搏短绌。心房颤动常见于二尖瓣狭窄、冠心病、甲状腺功能亢进、洋地黄中毒等。

当心包有炎症时，心包的壁层与脏层表面因纤维蛋白沉着而变得粗糙，当心脏跳动时两层粗糙的表面互相摩擦，因而产生心包摩擦音。听取心包摩擦音时多选择在胸骨左缘第3、第4肋间，当听诊器胸件向胸壁增加压力时，可使摩擦音增强，但较柔和。当心包积液较多时，由于两层心包被积液隔开，心包摩擦音可消失。心包摩擦音应与胸膜摩擦音区分开来，通常，屏气呼吸时胸膜摩擦音消失，而心包摩擦音仍然随着心脏跳动而出现。心包摩擦音多见于结核性、化脓性、风湿性或病毒性心包炎患者，亦见于急性心肌梗死及尿毒症的患者。

2.肺部听诊　患者取坐位，病情严重者可取卧位。听诊时一般由肺尖开始，自上而下，由胸廓前部、两侧部至后背部，应注意在左、右对称部位进行对比听诊。

（1）正常呼吸音包括肺泡呼吸音、支气管性呼吸音及支气管肺泡呼吸音。①肺泡呼吸音：类似向内吸气时的"夫"音，吸气时长而强，音调也较高，呼气时弱，几乎听不到。②支气管呼吸音：类似把舌头抬高呼出气体时所发出的"哈"音，呼气时比吸气时音响，长而调高。正常情况下胸骨柄区、肩胛间区第3~第4胸椎水平可以听到，但不应在其他部位听到。③支气管肺泡呼吸音：为上述2种呼吸音的混合音，较肺泡呼吸音强，时间较长，音调较高，呼气时比吸气时音响。

（2）干啰音是正常呼吸音以外的附加音。主要由于支气管黏膜充血、水肿，分泌物堵塞，支气管痉挛等原因，使气流通过狭窄的支气管而出现的异常呼吸音。主要在呼气过程中听到，有时在吸气时也可听到。咳嗽后消失，部位常不固定。根据干啰音性质、强度的不同，临床上可分为鼾音、笛音和哨哨声。①鼾音：多发生在大支气管，音响较粗、音调较低，类似人在睡眠时的鼾声。②笛音：发生在中等支气管，音调较高，类似吹小管的笛声。③哨哨声：发生在小支气管，音响较弱，音调较高。胸、腹部手术或长期卧床的患者呼吸道分泌物黏稠，不易咳出，容易出现局限性干啰音。

（3）湿啰音又称水泡音。当支气管内有稀薄液体，如渗出液、分泌液、血液等存在时，气流通过冲击液体引起振动，可造成一连串水泡破裂而产生水泡音。湿啰音主要在吸气过程中听到，有时呼气时也可听到，在同一吸气过程中，常有数个水泡音成串或断续发生。肺水肿、肺淤血患者的湿啰音呈两肺散在性分布，两肺底啰音多，多为小水泡音，又称细湿啰音。

3.腹部听诊　重点是观察患者胃肠蠕动的情况，应让患者取平卧位，将听诊器置于腹部，根据观察的内容选定听诊的部位。

（1）肠鸣音：正常肠腔内有液体及气体存在，肠蠕动时，液体和气体可随之流动而产生一种断续的咕噜声（气过水声），称肠鸣音。正常情况下，肠鸣音4～5次/min，肠鸣音时强时弱，以脐部最为明显。当肠蠕动增强时可达10次/min以上，称肠鸣音亢进，多见于急性肠炎、早期肠梗阻、服用泻药等。如肠梗阻持续存在，肠壁肌肉劳损使蠕动减弱，肠鸣音就会减弱，并不规则地时有时无，甚至持续3～5min以上才能听到1次或听不到，称肠鸣音减弱或消失，多见于老年性便秘、小儿肠套叠、急性腹膜炎等。

（2）振水音：胃肠内有气体和液体同时存在，当摇动患者身体时可引起振水音。听诊振水音时，患者取平卧位，将听诊器放在上腹部，检查者4指稍弯，在患者上腹部做连续迅速的冲击动作，如听到胃内气体与液体相撞而发出的声音，称振水音。也可用耳朵贴近患者胃部，用左右手摇晃上腹部，静听有无振水音。正常人饮水多量后可出现振水音，如空腹时或餐后6h以上仍有振水音，则表示胃内有液体潴留，多见于幽门梗阻、胃扩张或胃液分泌过多等。

三、听诊的注意事项

（1）保持安静：听诊时患者应保持安静，避免在嘈杂的环境中进行听诊。

（2）应克服护理听诊的盲目性：听诊多数情况下是在护理望诊的基础上进行的。护士应根据患者的自觉症状或病情，进行有选择性地听诊，如肾炎性水肿患者活动后或夜间入睡后出现心悸、胸闷、咳嗽症状，护士应首先考虑患者是否存在肺水肿，如果想得到证实，就必须对患者进行肺部听诊，判断肺部有无湿啰音，再用其他方法观察与判断。只有这样，才能克服护理听诊上的盲目性，提高护理观察的针对性和有效性。

（3）听诊时要识别外来的附加音：听诊时切忌隔着衣服听诊，并应与室内的杂音、听诊器与衣服的摩擦音、胃肠蠕动音等相鉴别，听诊时注意力要集中，听心音时要排除呼吸音的干扰，听诊肺部时应排除心音的干扰。因为寒冷可引起患者肌束颤动，出现附加音而影响听诊效果。因此，听诊时环境要温暖、避风，检查时让患者取适当的体位，并使肌肉松弛，被检部位应充分暴露，以利于听诊。

第五节　触诊技巧

触诊是检查者用手的感觉来判断所触及的皮肤、某些部位或脏器的部分物理特征的一种检查方法。护士可通过对患者皮肤的温度、干湿度、弹性以及某些部位压痛等的触诊，了解到望诊所看不到的征象，补充望诊所不能察觉的变化。如胃肠手术后患者出现了腹痛，护士不但应仔细观察腹痛的部位、性质、时间等特点，而且要通过触诊，观察有无腹部压痛点、腹膜刺激征等，以帮助疾病的早期诊断。

一、触诊的方法

护理观察的内容不同，护士触诊的方法也不同。护理常用的触诊部位有皮肤、皮下组织、动脉、腹部等。

触诊时应根据触诊部位采取适当体位。腹部浅部触诊时，患者应取仰卧位，两腿屈曲，自然呼吸或做腹式呼吸，使腹肌松弛。检查者以1个或2个手指垂直且逐渐用力深压某一部位，常用于确定患者腹部的压痛点，如阑尾炎压痛点。检查深部的压痛点时，应将深压的手迅速松开，可重复数次，并询问患者是否感觉到松开时的跳痛，或观察其面部是否出现痛苦表情，此法为反跳痛触诊法。腹部触诊应注意腹壁肌紧张的程度、有无压痛点和反跳痛等。

二、触诊的内容

1.皮肤温度　①一般通过用手掌触摸患者的四肢来判断皮肤的温度。多用于麻醉后、感染性休克、肢体手术后患者。②触摸患者额头，多用于各种感染性疾病伴发热的患者。

2.血管搏动　可用2~3个手指指腹触摸桡动脉或股动脉搏动。多用于测量脉搏和动脉穿刺；静脉的触摸常用于静脉穿刺。另外，也用于心跳骤停时的颈动脉触诊、肢体循环障碍时的动脉搏动检查等。

3.局部肿胀　多见于局部炎症、输液外渗、皮下血肿、皮下气肿等，检查时一般用4个手指触摸。触摸肿胀部位皮肤时应注意勿擦伤皮肤，局部是否凹陷以及凹陷的程度。

4.腹壁紧张度　正常人腹壁较柔软，对触诊无明显抵抗。若检查者手太凉，或患者精神紧张、怕痒等，均可使腹直肌反射性紧张。当腹腔内炎症刺激腹膜时，腹肌可因反射性痉挛而使腹壁紧张较明显。局限性腹壁紧张可见于某一脏器的炎症，如急性阑尾炎出现右下腹肌紧张；急性胆囊炎可发生右上腹壁紧张；弥漫性腹壁紧张常见于胃肠道穿孔所引起的急性弥漫性腹膜炎，此时腹壁明显紧张，且常强直，以腹直肌最为显著，称板状腹。

5.压痛及反跳痛　正常人腹壁浅部触诊时无压痛。当深部触诊时出现明显压痛，并局限于某一点，称压痛点，说明该处的腹膜或内脏可能有炎症。当炎症波及腹膜壁层时，压痛并不显著，而把触压的手突然移去时，则患者有剧痛，称反跳痛。腹壁紧张，同时伴有压痛和反跳痛，是急性腹膜炎的重要体征。

腹部的主要压痛点及意义：①上腹部压痛，多见于胃、十二指肠、肝、胆、胰腺等脏器的病变。②脐部压痛点，主要见于小肠病变，如急性肠炎、肠梗阻及肠寄生虫病等。③下腹部压痛，常见于膀胱疾病、阑尾炎及女性生殖器疾病等。④全腹压痛，见于弥漫性腹膜炎。

6.膀胱充盈　当膀胱小便充盈时，触诊下腹正中可扪及圆形、有压痛的肿物，其底部可膨大，甚至高达脐部。临床上多见于术后局部疼痛、昏迷、尿道梗阻等所致的尿潴留，如导尿后此肿物消失可确定为膀胱胀大。

三、触诊的注意事项

（1）触诊前应向患者做好解释，以取得配合。检查者的手要温暖，由浅人深，先查病痛外部，后查病痛部位，深按触诊将增加患者痛苦，应避免用力过大及长时间的反复检查。

（2）触诊时护士应站在合适的位置，如腹部触诊时护士应站在患者的右侧，身体前倾。

（3）触诊时应使患者取适当的体位，以便触诊的手易于接触到某一脏器。如检查腹部时，检查者应站在患者的右侧，让患者仰卧屈腿，使腹肌放松。

（4）触诊过程中，应随时观察患者的面部表情，询问患者有无触痛或异常感觉。

第六节 叩诊技巧

叩诊是利用叩击人体表面某部位所产生的振动和音响来判断脏器的状态及病变性质的检查方法。人体各部位的组织和器官致密度、弹性、含气量不同，叩击时产生的音响也不一样。通过叩诊可以了解患者便秘、膀胱充盈、腹水等情况，为病情评估提供详细的调查资料。

一、叩诊的方法

叩诊主要依靠叩诊音来判断，叩诊方法包括直接叩诊法和间接叩诊法。检查者用右手中间3个并拢而微屈的手指掌面直接叩击检查部位的方法为直接叩诊法，多用于大量胸、腹腔积液患者的检查。间接叩诊法是临床上最常用的一种叩诊方法，将左手中指指节紧贴于被叩部位，其他各指稍抬起，以右手中指指端垂直叩打左手中指的第2指前端，叩打时应借腕关节和掌指关节的活动，避免肘关节及肩关节参加活动，这样连续叩打2次，听其声响，同时分辨被叩打指下的感觉差异，判断其音响清浊、强弱及长短。叩击时动作要灵活、短促，而富有弹性，叩击后右手中指应立即抬起，以免影响音响效果。

叩诊音包括清音、浊音、实音及鼓音。①清音：是一种音调较低、音响较强、震动持续时间较长的声音，正常肺部的叩诊音为清音。②浊音：是一种音调较高、音响较弱、震动时间较短的叩诊音，肺组织炎性实变、大叶性肺炎时叩诊呈浊音。③实音：是一种音调较浊音更高、音响更弱、震动时间更短的声音，大量胸腔积液时叩诊呈实音。④鼓音：是一种音调较低、音响较强、震动持续时间长的和谐音响，当叩诊含有大量气体的空腔器官时可出现鼓音，正常见于胃泡鼓音区及腹部，病理情况下多见于气胸、气腹等。

二、叩诊的内容

叩诊内容包括胸部叩诊、心脏叩诊、腹胀、腹水以及膀胱充盈时的叩诊等。胸部叩诊常用于胸部面积较广泛的病变，如大量胸腔积液、积气及肺实变。正常情况下，胸部叩诊呈清音，肺炎时胸部叩诊呈浊音，大量胸腔积液和肺完全实变时叩诊呈实音，而气胸或较大肺空洞的患者胸部叩诊呈鼓音。当患者便秘或肠梗阻等造成肠腔内大量积气、腹胀时，腹部叩诊呈鼓音，当肠腔内积气排出后，腹部叩诊鼓音消失。腹腔内有中等以上的液体时，可在仰卧位进行腹部叩诊，脐部以上为鼓音，腹部两侧叩诊呈浊音；当患者侧卧时，因体位变换使腹水积于下部，肠曲上浮，因此下面呈浊音，上面呈鼓音，这种随体位而改变的浊音称移动性浊音，一般认为腹水＞1000 mL时，即可出现移动性浊音；膀胱充盈时叩诊部位在耻骨联合上方，常叩不出膀胱的轮廓，如耻骨上方叩诊呈鼓音，这是小肠遮盖膀胱的缘故，当膀胱有小便时，耻骨上方叩诊呈浊音；中期妊娠或卵巢囊肿时也可在该区叩得浊音，排尿或导尿后复查即可鉴别。

三、叩诊的注意事项

（1）叩诊时环境要安静，温度应适宜，注意保护患者裸露部位，以免影响检查。

（2）应根据叩诊的部位及目的，采取适当的体位，并使被检查部位肌肉放松。患者腹水量少时，可嘱患者取侧卧位。

（3）检查者应熟悉各器官及组织的正常叩诊音，以便正确判断叩诊音的变化。

（4）叩诊方法要得当，作为叩诊板的手指一定要平放，并贴紧被检查部位皮肤，但不要重压，叩击要有间隔，切忌连续不断地叩击，造成听觉疲劳，使叩诊音分辨困难。

（5）叩诊时，除注意叩诊音响的变化外，还应注意与其他观察法的结合，防止判断上的失误。

第七节　嗅诊技巧

嗅诊是护士通过嗅觉对患者的异常气味进行判断的一种观察方法。异常气味多来自患者的皮肤、黏膜、口腔、呼吸、胃肠道呕吐物及排泄物等。通过嗅诊可发现异常气味及与患者疾病、病情之间的关系。

一、嗅诊的内容

1.口腔异味　①口臭：多见于口腔不洁、肺脓肿、支气管扩张、消化不良、肝病及吸烟等。②葱味口臭：见于砷中毒。③苦杏仁口臭：见于苦杏仁、桃仁、氢化物等含有氢苷及氢酸的食物或药物中毒等。④血腥味口臭：见于体内大出血、牙龈出血、维生素C缺乏等。

2.呼吸气味　①呼吸时闻烂苹果味：见于糖尿病酮症酸中毒、休克及饥饿等引起的代谢性酸中毒。②闻及刺激性蒜味：见于有机磷农药中毒等。③氨味：见于尿毒症等。

3.排泄物异味 ①痰液：恶臭见于支气管扩张、肺脓肿等，痰液呈血腥味见于大咯血的患者等。②呕吐物：为粪臭味见于肠梗阻，浓烈的酸味见于胃幽门梗阻或狭窄的患者，烂苹果味并混有脓液见于胃坏疽患者。③大便：闻及腥臭味见于细菌性痢疾等，肝臭味见于阿米巴痢疾等，腐败性臭味见于消化不良、胰腺功能障碍的患者。④小便：闻及浓烈氨味见于膀胱炎患者。⑤脓液：闻恶臭味见于气性坏疽、铜绿假单胞菌（绿脓杆菌）感染患者。

4.体臭 常见于汗臭、腋臭；滴虫性阴道炎、异常恶露时阴道分泌物呈恶臭；小便失禁的病儿有特殊尿臊味。

二、嗅诊的注意事项

（1）以人为本，注重职业道德。患者的异常气味难闻，有时会引起检查者的恶心或呕吐，因此，护士应树立高尚的职业道德和情操，从全心全意为患者服务的思想意识出发，重视临床嗅诊，避免出现对患者异常气味视而不见的现象。

（2）护士应根据患者的疾病和病情，进行有针对性的嗅诊活动，如对大、小便失禁的患者，应注意对粪臭、尿臊气味的嗅诊；对腹胀、肠蠕动减弱或消失伴呕吐的患者，应及时对呕吐物进行嗅诊；对妇科病患者努力做到嗅诊及时、主动，嗅诊内容全面、判断准确。

（3）为了保证嗅诊观察的质量，护士应综合运用各种观察方法与手段，通过其他护理观察方法，如望诊、问诊、听诊等，才能获取全面的病情信息资料。

第十八章　日常护理观察技巧

第一节　排泄物的观察技巧

排泄物包括人体通过消化道、呼吸道、泌尿系统等排出体外的分泌物、代谢产物等，如大便、小便、痰液、呕吐物等。

一、大便

大便由食物残渣、肠道分泌物以及细菌3部分组成。大便的性状、颜色、气味与人的年龄、食物的种类及其消化吸收功能有着密切的关系，是反映胃肠道功能的一面镜子。

1.正常大便　正常成人新鲜大便多呈棕黄色，1次/d或1次/2d，成形。新生儿胎便黏稠，呈墨绿色，无臭，头2～3d内可无胎便排出。母乳喂养儿大便多为金黄色，均匀糊状，偶有细小乳凝块，有酸味，2～3次/d。人工喂养儿大便呈淡黄色，大多成形，含乳凝块较多，为碱性或中性，量多、较臭，1～2次/d。混合喂养儿大便黄、软，添加谷物、蛋、肉、蔬菜等辅食后，大便性状接近成人，1～2次/d。

2.正常大便与饮食　正常大便与进食食物有关。偏食淀粉或进食糖类食物过多时，可使肠腔中食物增加发酵，大便呈深棕色的水样便，并带有泡沫；偏食肉食、精细食物或含蛋白质的食物过多时，大便往往奇臭难闻；进食脂肪过多时，在肠腔内会产生过多的脂肪酸刺激肠黏膜，使肠蠕动增加，产生淡黄色液状和量较多的大便；若大便呈绿色，大便量少，黏液多，多为饥饿性腹泻。

3.病理性腹泻时大便的性状、气味与伴随症状　疾病引起腹泻时，大便具有以下特点：①消化不良时大便呈蛋花样，有酸臭味。②病毒性肠炎和致病性大肠埃希菌（大肠杆菌）性肠炎时大便呈蛋花汤样。③真菌引起的肠炎常出现豆腐渣样大便。④食物中毒和急性肠炎时为水样大便。⑤各种原因导致胆道阻塞时，患者会排出灰白色的大便，医学上称陶土样大便。⑥上消化道或小肠出血，并在肠内停留时间较长时，大便呈黑色，为柏油样便。⑦大便带血，且血色鲜红，不与大便混合，仅黏附于大便表面或于排便后有鲜血滴出或喷射出，提示为肛门或肛管疾病，如痔疮、肛裂、肠息肉和直肠肿瘤等引起的出血。⑧暗红色果酱样大便见于肠套叠。⑨暗红色果酱样脓血便则见于阿米巴痢疾。⑩黏液脓性鲜血便常见于细菌性痢疾、空肠弯曲菌肠炎。另外，在临床观察中，如果有黑便成块者，必须挑开以观察其内部形、色。因为粪块都在下段结肠中形成，部位越高，越不成形，所以大便与血液的混合情况也是很重要的。如果排柏油样便以后，大便渐渐成形，黑的程度减少，即为好转，不久大便可以转为黄色。

二、小便

小便是反映人体泌尿功能的一项重要指标。

1.正常小便的观察 正常人小便呈淡黄色，清亮透明，不含杂质，没有特殊气味，放置一段时间后会有氨臭味。小便的颜色可受饮水量、食物、药物的影响而深浅不一，或呈现特殊颜色，如服用利福平时小便可呈红色；饮水量多时，尿色可变淡；夏季出汗多时，小便可呈深黄色。正常成人白天排尿3～5次，夜间排尿0～1次，每次尿量200～400mL，24小时尿量为1000～2000mL。尿量的多少与饮食量或从其他途径所排出的液体量有关，如饮水量多时会引起尿量增加，饮水少则尿量减少；受汗液蒸发的影响，冬天尿量增多，夏天尿量减少。

2.排尿异常与疾病

（1）病理状态下小便的颜色可发生种种变化，称尿色异常。最常见的尿色异常有血尿、脓尿、乳糜尿、血红蛋白尿等。①如果发现为酱油色、葡萄酒色：提示可能是血尿，可见于尿路感染、肾脏实质性疾病、尿路肿瘤。②深黄色或黄褐色尿：可见于胆石症、胆囊炎、黄疸型肝炎或急性发热性疾病。③乳白色尿：常见于丝虫病，泌尿系统化脓性疾病，如肾盂肾炎、肾脓肿等。④绿色尿：常见于严重铜绿假单胞菌败血症，急性传染病，如霍乱、斑疹伤寒等。⑤黑色尿：常见于溶血性疾病、恶性肿瘤或输血反应等。⑥尿中泡沫增多：常见于尿中溶质成分增多，如蛋白尿。⑦淋巴系统疾病：可引起乳糜尿，呈米汤样或淘米水样或乳白色，可见于丝虫病。⑧急性肾炎时：小便可呈洗肉水样，小便混浊，里面有白色絮状物。

（2）尿有氨味常见于尿路感染、膀胱炎、尿潴留；有水果芳香味可见于糖尿病酮症酸中毒。

（3）排尿次数增多称尿频，尿量＞2500mL/24h时为多尿，可见于糖尿病、尿崩症；尿量＜100mL/24h或12h无尿为无尿，可见于急性肾衰竭、肾移植术后发生排斥反应的患者；尿量＜400mL/24h或＜17mL/h称少尿，可见于急性肾炎、休克的患者。

三、呕吐物

呕吐是临床上极为常见的症状，是指胃或部分小肠的内容物，通过食管逆流经口腔排出体外的一种复杂的反射动作。引起恶心与呕吐的病因很多，包括反射性呕吐，可由于口咽刺激，胃肠疾病，肝、胆、胰与腹膜疾病，呼吸系统疾病等引起。中枢性呕吐可见于中枢神经系统感染、颅内血管疾病、颅脑损伤等。另外，前庭功能障碍、神经症等也能引起呕吐。从某种意义上说呕吐是机体的一种保护性动作，它可以把对机体有害的物质排出体外，但实际上很多呕吐并非是由摄入有害物质引起，而且频繁和剧烈的呕吐，可引起失水、电解质紊乱和营养障碍，对机体实为不利。

1.观察呕吐物的量、颜色、性状与气味　慢性胃炎患者呕吐物含大量黏液，且混有食物。幽门梗阻的呕吐物含有隔餐或隔日食物，有腐酵酸臭气味，如呕吐物中不含胆汁则梗阻多在十二指肠乳头以上，含有多量黄色苦味胆汁，多见于频繁剧烈呕吐或十二指肠乳头以下的肠梗阻。大量呕吐多见于幽门梗阻或急性胃扩张，一次呕吐量可超过1000mL。呕吐物有大便臭味者可能是低位肠梗阻。呕吐大量酸性胃液多见于高酸性胃炎、活动期十二指肠溃疡或胃泌素瘤，无酸味者可能为贲门狭窄或贲门失弛缓。呕吐物呈咖啡样或鲜红色，混有食物残渣，多为消化道出血，多见于胃及十二指肠溃疡、肝硬化并发食管或胃底静脉曲张、胃癌和出血性胃炎等；呕吐物中混有蛔虫见于肠蛔虫病。

2.注意呕吐与饮食的关系　餐后近期内出现呕吐，并有骤起的集体发病情况，应先考虑食物中毒。活动期消化性溃疡位于幽门，因该处水肿、充血、痉挛，也常导致餐后呕吐；神经性呕吐多在餐后即刻发生。餐后1h以上呕吐称延迟性呕吐，提示胃张力下降或胃排空延迟，在餐后较久或积数餐之后才出现呕吐的，多见于消化性溃疡、胃癌等引起的幽门、十二指肠慢性不全性梗阻。

3.观察呕吐发生的时间、诱发因素　与进食密切有关者多为胃肠病变所致：食入不洁食物迅即发生呕吐者见于急性胃炎或食物中毒；晨起呕吐隔夜食物，其量较多者提示幽门梗阻、胃潴留或十二指肠淤滞；食后不久即呕吐者，多为胃炎或幽门痉挛所致；

妊娠呕吐与酒精性胃炎常于清晨发生呕吐。有些鼻窦炎因分泌物刺激咽部，也有晨起恶心和干呕。夜间呕吐多见于幽门梗阻。乘机、车、船发生呕吐者常提示晕动病；精神受刺激后呕吐多见于神经症；因嗅到不愉快气味或看到厌恶的食物而引起条件反射性呕吐也属于神经症范畴；服药后呕吐应考虑为药物不良反应。

急性胃炎或药物刺激引起的呕吐常伴恶心，开始呕吐较重，但呕吐后即感舒适；神经性呕吐无恶心先兆，进食后可立即发生，呕吐不费力，每口吐出量不多，吐完后可再进食，营养状态无明显改变；颅内压增高所致呕吐呈喷射状，常无恶心先兆而突然出现喷射状呕吐，吐后不感觉轻松。

4.注意呕吐的伴随症状　伴眩晕、眼球震颤者，见于前庭器官疾病；伴皮肤苍白、血压下降等自主神经失调症状者，可见于前庭功能障碍、休克等；伴头痛与眩晕，应考虑高血压脑病、偏头痛、鼻窦炎、青光眼、屈光不正等；伴有眩晕者可能是梅尼埃病、迷路炎等，还需要了解是否由链霉素、卡那霉素、新霉素或庆大霉素等药物引起；伴剧烈头痛者，见于颅内压增高、青光眼、偏头痛等；伴腹泻者多见于急性胃肠炎或细菌性食物中毒、霍乱、各种原因的急性中毒、甲状腺危象等；伴剧烈腹痛者，首先应考虑急腹症，如阑尾炎、急性胰腺炎、胆石症、急性肠梗阻等，要及时就诊。

慢性腹痛可在呕吐之后获得暂时缓解，可能是消化性溃疡、急性胃炎或高位肠梗阻；但在胆囊炎、胆石症、胆道蛔虫病、急性胰腺炎等，则呕吐一般不能使腹痛得到缓解。伴发热、黄疸者见于急性黄疸性肝炎、急性胆道感染、胆石症、胆道蛔虫病、急性胰腺炎等。正在应用某些药物如抗菌药物与抗癌药物等，呕吐可能与药物的不良反有关。伴有厌食、疲乏，甚至出现黄疸，应警惕是否为病毒性肝炎，应及时做相应检查并隔离。

对育龄女性，必须了解月经情况，如果未经避孕（或避孕失败）而超过4周尚未行经者，要考虑是否为早孕所致的恶心与呕吐。

四、痰液

正常人呼吸道无痰液排出，或有少量稀薄无色痰液排出。病理情况下可引起呼吸道分泌物增多，而出现痰液颜色、性状和量的改变。

1.观察痰液的颜色、性质　痰液的性质可分为浆液性、黏液性、黏液脓性、脓性、血性等。①白色或无色黏稠痰：多见于病毒感染、单纯性慢性支气管炎、支气管炎、支气管哮喘。②黄绿色脓痰：见于慢性支气管炎、支气管扩张、细菌性肺炎和肺脓肿。

③浆液性痰、稀薄而有泡沫的痰：见于肺淤血。④分层痰：见于支气管扩张、肺脓肿等（分层痰即痰液静置后分3层。上层为泡沫，泡沫下为脓性物，中层为混悬黏液，下层为坏死组织）。⑤棕色或暗红色、鲜红色或含血丝、血块的痰液：见于呼吸道出血，如肺炎、肺结核、支气管炎。⑥粉红色泡沫样痰：见于急性肺水肿。⑦铁锈色痰：见于大叶性肺炎、肺炎链球菌性肺炎（旧称肺炎球菌性肺炎）、肺栓塞或脑梗死。⑧绿色脓痰：见于铜绿假单胞菌感染。⑨果酱样痰：见于并殖吸虫病。⑩黑色痰：见于尘肺。⑪巧克力色痰：见于阿米巴肺脓肿、阿米巴肝脓肿。⑫棕红色胶冻样黏痰：可能是克雷伯杆菌肺炎。⑬痰中带血可能是肺结核，长时间不规则血痰可能是支气管肺癌，支气管扩张时痰液可呈鲜红色。通常上呼吸道感染时痰液容易咳出；下呼吸道感染时痰液较难咳出，可伴胸痛；急性支气管炎时可呈干咳无痰，百日咳患者多呈鸡鸣样咳嗽。

2.观察痰液的量　痰量的增减，反映感染的加剧或炎症的缓解。一般情况下，痰量渐多提示病情加重，反之，则提示病情好转。如大量黄脓痰常见于肺脓肿或支气管扩张；若痰量突然减少，且出现体温增高，可能与支气管引流不畅有关。

3.闻痰液的气味　有厌氧菌感染、肺脓肿时痰液呈恶臭气味；伴大肠埃希菌感染时，脓痰有恶臭。

4.观察咳痰时伴随症状、体征　伴发热提示感染性炎症；伴胸痛提示病变累及胸膜；伴呼吸困难提示咽、喉、呼吸道因炎性渗出物、肿瘤、出血、异物等导致咽喉部或呼吸道内有阻塞或外压性病变存在；咳嗽与咳痰时伴有哮鸣，提示呼吸道有狭窄或痉挛性病变。

第二节　巡视病房时的观察技巧

严格执行护理制度，加强巡视病房是护理观察的基础。护理人员应按照护理级别巡视病房，养成勤于巡视，善于发现问题的习惯。

护理人员在巡视病房时应保持观察的习惯，观察的过程应遵循从一般到特殊的原则。步入病房时，先应大致浏览整个病房，捕捉各种信息，探视病房环境，通过呼唤患者，与患者寒暄、提问、交谈，观察其面部表情，询问患者的主诉，了解其意识、精神以及心理状态。

如果看到患者有静脉输液管时，应当仔细检查输液管道是否通畅，输液穿刺针是否固定妥善；输液穿刺处皮肤状况，局部有无肿胀、疼痛或静脉炎的表现；输入化学治疗（简称化疗）药物的部位有无肿胀、颜色改变，甚至坏死；穿刺针眼处有无出血或脓性分泌物；输液系统是否密闭，接头处是否衔接紧密，滴壶液面以下有无气泡；液体滴数是否合适，流液针头是否完全插入液体瓶中。瓶内剩余液体预计输完时间等。卧床患者应观察骨突处受压情况，必要时按摩、变换体位，以预防压疮；对留置引流管者应注意引流管固定是否妥当，严防脱出或滑入，随时捏挤引流管，注意观察和记录引流液的颜色、性质和量。

巡视的过程中应善于运用各种感觉器官，包括常用的望、触、嗅、听等，如观察患者的体位、皮肤的颜色；听诊呼吸音或心脏是否有杂音；触摸患者的皮肤，了解皮肤的温度；嗅诊是否有异味，如呼吸的气味或小便是否有异味，品尝一下食物是否有盐；术后患者尿潴留时应叩诊膀胱浊音界；肠蠕动未恢复前应听诊肠鸣音等。

巡视病房时应把握观察的重点是新入院患者、手术及危重患者等。对手术、外伤、危重患者，应遵循特级护理原则，仔细观察患者的呼吸、心率、血压、血氧饱和度、伤口疼痛程度以及伤口有无外渗，渗出液是血性还是渗液，是鲜红色还是暗红色，是胆汁还是肠液以及渗出液的量。伤口及周围组织有明显肿胀时，应判断是否有积血待排，并及时更换伤口敷料，增加患者的舒适感。短时间内伤口渗出大量鲜红色血液时，应警惕大出血休克的发生，及时报告医师处理。

另外，在巡视病房的过程中应从对患者的细微观察中发现其心理改变，观察时注意患者的特异性表现，有些指标如焦虑、紧张和压力感都是无法直接看到的，往往会在巡视病房或与患者交谈中观察到，有些患者因害怕手术或怀疑手术效果而出现恐惧、紧张心理，常表现为皱眉、坐立不安，失眠等，观察到这些细微的变化，应及时解释、安慰，使患者消除种种顾虑，以良好的心态积极配合手术和治疗。

第三节　围术期观察技巧

围术期是指从确定手术日期起至与手术有关的治疗结束时为止的一段时间。围术期护理的主要任务是协助患者建立对手术治疗的良好心理适应，提高患者对手术的耐受力，使手术的危险性减至最小限度，减少或避免术后并发症的发生，促进患者早日康复。

一、术前观察

术前观察的重点是患者身体状况及心理状态。①术前身体状况的观察：包括测量患者的体重、生命征，收集患者的心电图、肝功能、肾功能、X线胸片以及某些特殊检查结果，以对患者耐受手术和麻醉的能力进行综合评估。②术前心理状态：应重点观察患者是否存在恐惧、焦虑、担心等。

二、术中观察

术中由于麻醉或患者精神高度紧张，可能发生各种异常情况，应配合麻醉师和手术者，密切观察病情变化。麻醉后呼吸情况的变化与全身麻醉（简称全麻）的深度、肌松药的应用、椎管内阻滞麻醉的平面及局部麻醉（简称局麻）药的用量、浓度等密切相关，如蛛网膜下腔阻滞（简称腰麻）平面过高时往往抑制呼吸。因此，应注意呼吸频率、节律和深度，观察口唇、皮肤黏膜、指甲、耳垂及手术野出血的颜色，对剖胸、剖腹手术或牵拉脏器、颅内手术更应重视患者呼吸情况的变化，如出现呼吸过缓、呼吸抑制、颜面发绀、血氧饱和度降低时，应立即查找原因。舌后缩、分泌物堵塞、误吸、喉痉挛及体位不当等都可导致呼吸困难。全麻颈部手术时，肩下垫枕不宜过高；侧卧位手术时，严禁在胸腹壁前后填塞沙袋，以免限制呼吸运动；仰卧位手术，务必做到胸、腹壁稍稍离开手术台，呈悬挂状态，保证呼吸顺畅。

术中患者常表现为低血压或高血压、心率增快或减慢、心律不齐等。因此，术中应严密观察血压、心律、心率的变化。对心、肺功能不全及术后血容量不足的患者，在移动患者或改变体位时，如动作过猛可导致循环动力学急剧变化，特别是老年人和小儿；截石位时，患者双腿突然抬高，回心血量急骤增加，超过心脏负荷时可诱发肺淤血；术后将抬高的下肢突然放平，可导致循环血量急骤减少，引起血压降低。因此，对于老年人、小儿，在术中或术后需要变换体位时应缓慢进行，并密切观察血压、心率的变化。

巨大腹腔肿瘤及妊娠子宫压迫下腔静脉时，可使回心血量受阻，发生血压降低，如取左侧卧位或子宫向左推移，右背部垫一软枕，可防止腔静脉受压。麻醉特别是脊髓阻滞麻醉时，因麻醉区域血管扩张，回心血量减少，如果没有及时补足血容量，也可发生血压降低，因此在麻醉平面出现之前，应加快输液速度。术中牵拉脏器，如牵拉胆囊时可发生胆心反射，导致心率减慢甚至心跳骤停，应及时报告医师，必要时给予阿托品等药物或暂停手术；对于术中大出血患者，更应及时发现，及时开辟2~3条静脉通路，及时补充血容量。

肾脏不仅是体内代谢产物的主要排泄器官，而且还有其他重要功能。由于病理生理变化不同，机体血流动力学改变、手术创伤的刺激、许多麻醉用药等都会影响肾功能。因此，术中及术后应注重观察单位时间内尿量及尿色。术中常需超量补液，使尿量增加。当发现尿少时，应注意区别是血容量不足还是肾功能不全引起的少尿。若血压正常又无肾功能损害，应详细询问并检查各管道的状况，如导尿管是否脱出或插入过深，连接管是否通畅等；如出现血红蛋白尿，应立即考虑有溶血的发生。妇科手术、直肠手术后如出现血尿，应提醒医师注意是否误伤泌尿系统。

术中发生惊厥是麻醉药急性中毒的严重症状，在惊厥前往往有短时间的先兆征象，如眼球震颤、头部或四肢小肌肉抽动、不明原因的血压突然增高或降低，此时由于呼吸道和胸、腹肌肉抽动收缩，势必影响呼吸和心血管系统，甚至危及生命。发生惊厥时，护士应注意保护患者，避免发生意外损伤，使用约束带应松紧适度，更不能污染术野，同时给予氧气吸入。

麻醉、手术的刺激，牵拉脏器等均可引起患者的恶心、呕吐，恶心、呕吐发生前，患者往往表现为面色苍白、低血压、有不停的吞咽动作、唾液增多、心动过速等。当患者恶心时，可嘱其用力深呼吸，以减少恶心的发生。呕吐时如不及时处理可造成呕吐物误吸，阻塞呼吸道，呕吐物污染周围环境等，应及时处理。

术中或术后出现皮疹多为输血和药物引起的过敏反应，患者手、足、面部奇痒，心悸，胸闷，继而出现不规则斑疹。除严格查对输注药物和血液外，在输血和用药的过程中还应密切观察。

（1）术后应加强对意识、瞳孔、生命征以及伤口出血、引流情况的观察，常规监测心率、呼吸、血压、体温，如出现心率过快、血压降低应警惕伤口大出血的可能。术后3d内患者可出现低热，通常体温不高于38℃，为外科热，是术后的正常生理反应；但如果出现高热，则应注意有无伤口感染或并发其他感染现象。

（2）胸部手术的患者应注意双肺呼吸音是否清晰。留置胸膜腔闭式引流管者应妥善固定，保持引流管的通畅，并注意引流物的颜色、性状和量。如短时间内引流量急剧增加，＞100mL，颜色鲜红，应警惕胸膜腔内大出血，及时报告医师。

（3）腹部手术后的患者应注意肠鸣音恢复情况，询问患者有无肛门排便、排气。

颅脑手术后的患者应特别注意瞳孔大小、形态、对光反应等。全麻的患者应经常呼唤患者，或观察其对刺激的反应，了解患者意识恢复情况。硬膜外阻滞麻醉后的患者应观察自行排尿情况和膀胱充盈状况，警惕尿潴留的发生。

第四节　夜间观察技巧

夜间患者处于睡眠状态，受环境生物节律和生理、病理变化的影响，病情的表现方式与日间不同，存在潜在的病情骤然变化，特别是午夜至凌晨这段时间，迷走神经兴奋性增强，呼吸中枢兴奋性降低，肾上腺皮质激素水平下降，机体各种应激能力和防御能力降低，容易使患者特别是一些老年患者、心脏病患者、危重患者出现心肌缺氧、心律失常、低氧血症，甚至心力衰竭、呼吸衰竭等。老年患者夜间行动不便，容易跌倒；糖尿病患者夜间可出现低血糖。另外，心力衰竭患者的夜尿，老年患者的脑血管意外等也常发生在夜间。

夜间病情变化具有隐蔽性和应急性的特点，夜间护理观察与白天的不同之处在于患者处于睡眠抑制状态，只能凭听觉辨别患者的呼吸节律是否平稳，有无痰鸣、哮喘、呻吟、异常鼾声等，凭嗅觉辨别有无异常气味，并通过观察患者的睡眠姿势、面部表情及整体情况，及时发现病情变化。如肝硬化失代偿期的患者，突然变得烦躁不安、脉率加快，往往是出血的先兆，常常会出现肝性脑病。夜间发生病情变化以及夜间入院的患者多情况紧急，需要得到严密的观察和及时的处置，使夜间的护理和观察具有一定的应急性。但夜间往往护士值班人员少，工作量也大于白班的人均工作量，且由于人体昼夜生理节律的影响，护士夜间值班时生理功能多较低下，神经系统处于抑制状态，反应灵敏度降低，而夜间发生的许多临床护理问题以及一些特殊情况均由值班护士独立处理。因此，值班护士必须集中精力，掌握夜间病情观察的特点和要点，勤巡视，勤动脑，切实做好病情观察工作，做好患者健康的守护神。

一、夜间护理观察的要点

1.注意病情恶化或好转，并做出数量或性质的对比　①观察急性心肌梗死伴室性期前收缩的患者时，护士要比较3min内期前收缩数量的增减，并注意期前收缩性质有无改变，如由单源室性期前收缩转为多源室性期前收缩，提示病情在恶化。②心力衰竭患者原来需端坐位，夜间转平卧，说明心力衰竭在改善。

2.注意有无新的病情变化，并判断其严重程度　①对心绞痛患者，应从疼痛的性质、持续时间、范围、心电图等方面发现新的变化。②冠心病患者，如原有室性期前收缩，又出现房室传导阻滞，应判断阻滞程度，从而识别其严重性。③高血压患者，入睡后出现较响的鼾声，应注意判断是生理性还是病理性，是否并发脑出血。对新出现的疑点，无论是异常的鼾声、特别的气味或轻微的呻吟声都是晚夜班护士应密切关注的内容。

3.捕捉发病的先兆　多数患者在死亡或病情恶化前有先兆。据报道，约80％的患者在死前有前驱症状，表现在患者的主诉，如夜间突然胸闷、气促、咳嗽、神志改变、阵发性呼吸困难；原有冠心病的患者表现出精神紧张、恐惧及濒死感，或心电图出现复杂的心律失常等；心室颤动常常发生在缺血发作的最早期，常以多源室性期前收缩、短阵室性心动过速或R-on-T为先兆。夜间护士要了解典型的先兆症状，严密观察，重视病情恶化的预警信号，警惕高危因素，消除诱发因素。

4.对重点患者因时制宜　夜间护士值班时应把新入院患者、暂时诊断不明的患者、危重患者、心血管疾患及术后患者作为重点观察对象。①对老年冠心病患者，应特别注意其意识和脉搏的变化，在午夜至清晨这段时间患者最容易发生心律失常，必要时应对患者做连续心电监护。②肺源性心脏病（简称肺心病）患者，死亡时间多在凌晨1—3时，应特别注意其呼吸频率、节律及深浅度变化。③对睡眠中打鼾、肥胖及伴有高血压的患者，应观察有无鼾声如雷、间歇性呼吸暂停、发绀、多汗等，警惕阻塞性睡眠呼吸暂停低通气综合征的发生；对原发性高血压患者入睡后发出较响的鼾声，要及时做正确的判断，做到早期发现病隋变化，早期采取措施，以免延误抢救时机。

5.对失眠的观察　失眠是患者夜间最多的主诉，患者入睡或持续睡眠困难往往由疾病疼痛、焦虑、抑郁或睡眠环境改变所引起。①值班护士应注意自身的着装符合规范，动作轻稳，按时熄灯，及时制止患者或陪护家属的大声讲话。②对失眠的患者具体分析，找出原因，进行对症处理，如病情加重时的焦虑，病情好转时的兴奋，病程长时患者感到孤独等引起的失眠，护士应给予安慰、解释；对烦躁、无法入眠的患者可给予适量镇静药，指导患者睡前用热水泡脚或睡前喝1杯热牛奶等。③注意观察其睡眠障碍的形成（如睡不深、易醒、醒后长久不能入睡），并记录下来，以供医师选择和调整药物时参考。

二、夜间护理观察的技巧

1.提高警觉性　在夜深人静的特定环境中观察病情，不仅需用视觉器官去观察，更应重视听觉、嗅觉的观察，护理人员无论在哪里、干什么，都要提高警觉性，这是提高夜间护理观察效果的重要手段。

2.仔细推敲　提高判断和处理能力是做好夜间护理观察的关键，护士应具备广泛的医学知识和训练有素的观察能力，熟练掌握心电监护及抢救技术，全面掌握患者的病情，并把观察中通过视、听、嗅觉获取的信息资料加以综合分析，估计疾病的性质，为诊断、治疗、护理及预防并发症的发生提供依据。

3.听声音　夜间患者发出的声音大致可分为3类，即自然声音、异常声音和病态声音。①自然声音：是均匀而有节奏的呼吸声、轻咳等。②异常声音：是出乎患者正常能力所及，与疾病表现不符的声音，如尖叫声、呐喊声等。③病态声音：是各类疾病致使患者产生相应改变而发出的声音，如精神病患者的哭笑无常，支气管哮喘患者的喘鸣声等。护士夜间值班时，无论在护理站，还是在巡视病房的过程中，对听到的不同声音必须做出正确的判断，并引起高度重视。如突然听到一声尖叫或沉闷的喊声，必须立即寻声了解，有可能是患者出现意外或病情突然发生变化，切不可随意放过；如听到重物落地或暖水瓶、水杯等物品的异常声音，常提示患者有呼救的可能或需要生活上的护理协助；在巡视中听声音更是了解病情的重要依据，许多长期住院患者听到护士来查房时，会故意轻咳或翻过身去，以示自己病情稳定，但对一些新入院的或爱面子的患者，自己虽有不适也不好意思叫护士，而是表现为唉声叹气、辗转反侧，这时要主动上前询问其所需，及时给予解决；有些疾病由于发出特殊声音而给护士提供病情变化的信息，如一先天性喉喘鸣的患儿住院后，夜间护士突然发现其有节奏的喉鸣声没有了，应警惕有无窒息的发生。

4.看体位　睡眠中患者姿势千姿百态，如何在各式的睡姿中发现异常，又不惊醒患者，全靠护士的观察能力，因为患者的体位和疾病有密切关系.不同疾病使患者采取不同的体位。心、肺功能不全患者多采用端坐位或半卧位；发热初期的患者一般爱屈膝抱胸，缩成一团，被子紧缠在身上；康复期患者常安静平卧，体位自然放松；但各种原因引起的意识障碍或休克状态时则表现为被动体位，四肢松软或僵硬，直挺，头颈过度倾向一侧或肢体搭在床沿，值班护士必须细心察看和分析，并与正常睡眠相鉴别。另外，风湿性心脏病（简称风心病）患者，夜间睡眠时极易发生心力衰竭或栓子脱落而引起突然死亡，即使患者病情较轻，也不能放松警惕。

5.查呼吸 患者入睡后唯一能反映生存的标志是呼吸和心率。夜间查房时又不可能检测每个患者的脉搏，只有到每个患者的床前仔细查看呼吸是否正常，这种观察方法简便，又不影响患者的休息，是夜间病情观察的重要手段。护士应根据患者呼吸的快慢、幅度大小、节律是否规则进行判断，安静睡眠时正常呼吸自然、均匀、毫不费力；当病情发生变化时，呼吸将随之改变。

第五节 急诊护理中的观察技巧

急诊患者常常起病急，来势猛，病情复杂多变，急诊环境纷杂，急诊护理工作除常规的急诊患者抢救、治疗、护理外，尚包括接诊、加药、问询、答疑、巡回、解释等。急诊工作的特点决定了急诊护理观察有其独特的特点。一方面，急诊室护士接触患者较为集中，有利于对多个患者进行病情观察。另一方面，急诊室护理工作繁杂，任务重，在客观上分散了护理观察的时间和力度，急诊护士不可能将注意力长久地停留在病情观察上，频繁的接诊、问诊、治疗和操作使护士时刻处于工作紧张状态，阻碍和干扰了护理病情观察。而对于急诊患者来说，及时的病情观察能使患者获得及时、正确的诊断和治疗，对于抢救成功，挽救生命具有极其重要的意义。因此，强调急诊护士在工作中应掌握护理观察技巧。

（1）急诊护士必须具有良好的医德、医风和高度的工作责任感，必须时刻把患者的生命安全放在心上，把观察病情作为每日重点工作之一。特别是对一些急、难、重的患者，应主动地、适时地捕捉到病情的演变，动态掌握疾病的发展过程，及时反馈。

（2）急诊护士身处嘈杂的工作环境，应能眼观六路、耳听八方，提高自己的意志力，培养处变不惊，不被周围环境以及自身情感、情绪等干扰的心理素质，从容应对复杂局面。

（3）急诊护士在病情观察中应学会应用有意注意，应熟悉常见急诊的病情观察要点、治疗和急救措施，不断地积累知识和经验，工作中有意识地进行观察。可进行强化训练，直到能自然地把病情观察从有意注意转化为无意注意，这样增加了病情观察的广度，也逐步养成对病情变化的警觉性，维持了持续的病情观察。

（4）急诊护士经常需要同时进行多项操作，此时，注意力就要进行分配，注意分配的条件是一种活动必须是熟练的，如在病房巡视时，一边进行输液巡视，一边观察患者病情。输液巡视对护士来说相当熟练，无须给予更多关注便能自动完成，此时就可以重点注意病情变化，察觉患者的细微变化。这就要求急诊护士苦练技能，熟练掌握各项急诊护理操作。

（5）工作中适度的紧张可以增强工作的成效，但过度则适得其反。处于繁忙状态中的护士心中必须时刻分清轻重缓急，明白何项任务为主要，何项任务为次要，要沉着冷静、目标明确，在做好次要任务后尽快将注意力转移到关注患者的病情上来，这样才能从容应对，避免一些疏忽和过度紧张带来的遗漏，提高病情观察的能力。

第十九章　常见症状的观察技巧

　　症状是指在疾病的发生、发展或转归过程中，患者所描述或表现出来的自我感觉或行为异常，例如头痛、乏力、吞咽困难等，常常提示病情的好转、恶化或是否存在其他疾病。临床工作中，如果不能及时发现患者所出现的异常症状，将给疾病的诊断和确定治疗方案带来一定的困难，如对某些危重患者的异常症状不能及时发现和处理，往往会危及患者的生命安全。因此，观察与判断疾病症状具有十分重要的意义。

　　观察症状可通过以下途径来完成：①护士通过查阅病历或询问医师可以了解疾病的诊断及病情，可以获得患者的很多辅助检查资料，如血常规、大便常规、尿常规、心电图等，对疾病的诊断资料进行评估，是护士进行针对性病情观察的前提和基础。②可通过直接观察患者，询问其他知情人，获得评估的详细资料，主要内容包括症状发生的时间、部位、表现特点等，这是发现疾病症状的主要途径。根据症状反应对患者进行相应的体格检查，获得与病情相关的客观资料，如肺炎患者应进行肺部听诊，心脏病患者应听取心律、测量脉搏等，若发现患者颜面潮红，则应及时为其测量体温。

　　在症状观察过程中应注意收集患者症状发生或加重的诱发因素，询问患者有无劳累、受凉、饮食改变、情绪变化、体位变动等，通常劳累、情绪波动可诱发心脏病症状的发生或加重心功能不全；进食高蛋白质饮食可诱发肝功能不全患者发生肝性脑病；长期高钾或低钾饮食可诱发电解质紊乱等。

　　护理观察是有规律可循的，通常疾病的演变是按照疾病发生、发展的规律变化的，患者在发生病情变化之前往往有一定的先兆。护士在工作中与患者接触的机会最多，有经验的护士可以运用护理观察的技能去发现病情变化的先兆症状，及时采取防护措施，将疾病对患者的伤害减轻到最低限度。如一位坠床的小儿，CT检查无异常，护士在巡视病房时发现他不停地伸舌头，动作显得非常吃力，于是一直守在身边，数分钟后患儿出现双上肢用力平伸，然后两眼上翻，她立即通知医师，孩子得到了及时的抢救治疗；又如一位男孩，以腹痛、发热、便秘收入院，医师考虑消化道疾病给予抗感染、通便治疗。第3日，护士发现患儿不愿下床活动，2d后又出现了排尿困难，于是给予导尿，但无伴随症状，她一直觉得奇怪，腹部疾病怎么会出现排尿困难呢？难道有神经系统病变，莫非是吉兰-巴雷综合征（旧称格林-巴利综合征），于是她把想法告诉了医师，医师立即请内科会诊，确诊为吉兰-巴雷综合征。

伟大的护理先驱南丁格尔说：一个护士必须十分清醒，绝对忠诚，有奉献自己的心愿，有敏锐的观察力和充分的同情心。敏锐的观察力是护士的个性特征，来源于强烈的责任感、丰富的专业知识和对事物的好奇心。有了这3个方面，观察病情、处理问题就会游刃有余了。

第一节　发热的观察技巧

正常人有相对恒定的体温。发热是内科急诊中最常见的一种症状，通常是一种病理性的体温增高，当腋下、口腔或直肠内温度分别超过37℃、37.3℃和37.6℃，昼夜体温波动超过1℃以上时，称发热。发热可造成机体代谢率增加、水和电解质平衡失调，引起头痛、倦怠、肌肉酸痛、关节痛、嗜睡、厌食、注意力不集中、谵妄，甚至抽搐等。观察发热时体温变化以及发热的伴随症状可为疾病诊断提供重要线索。

一、观察全身情况

护理工作中，遇病情危急的发热患者，首先应测量血压、呼吸和脉搏等重要生命征。发热伴呼吸急促，口唇发绀者多提示肺炎等呼吸道感染；发热伴血压降低、脉搏加速、烦躁，应警惕感染性休克或败血症。

二、观察面容

一般急性感染多呈急热面容。伤寒、副伤寒患者常表情淡漠，即所谓"伤寒面容"；感染性休克、急性白血病、再生障碍性贫血等常表现为面色苍白。活动性红斑狼疮可有面部蝶形红斑；口角疱疹常见于肺炎、疟疾和流行性脑脊髓膜炎；流行性出血热、斑疹伤寒时可呈醉酒样面容。

三、观察皮肤

注意有无皮疹或出血点，不少急性发疹性传染病如猩红热、登革热、伤寒、斑疹伤寒等均有特征性皮疹，出疹日期不同，可有助于诊断。出血性皮疹或出血素质常提示重症感染或血液病，前者包括败血症、流行性脑脊髓膜炎、感染性心内膜炎、流行性出血热、登革热、重症肝炎和钩端螺旋体病等；后者包括白血病、急性再生障碍性贫血和恶性组织细胞病等。皮肤或软组织有化脓性病灶，常提示为发热原因或败血症的来源。发热伴皮肤黄染（黄疸）时要警惕肝胆系统感染、钩端螺旋体病、重症肝炎和急性溶血等。

四、观察淋巴结

局部淋巴结肿大常提示局部有急性炎症，如口腔和咽部感染常有颌下淋巴结肿大；下肢感染时可有腹股沟淋巴结肿大等。全身性淋巴结肿大要排除淋巴瘤、急性淋巴细胞性白血病、恶性组织细胞病、淋巴结结核等。

五、观察伴随症状

发热伴有鼻塞、流涕、咽痛、咳嗽，而一般情况良好者多为上呼吸道感染；有胸痛、咳铁锈色痰和呼吸困难者，多为下呼吸道感染，如肺炎；发热伴恶心、呕吐、腹痛、腹泻者，应多考虑急性胃肠道炎症，但也要注意全身性疾病；若发热、黄疸伴右上腹痛，应注意肝胆系统感染；发热伴有腰痛、尿急、尿频、尿痛者多为泌尿系统感染，应考虑肾盂肾炎、肾周围炎或肾周脓肿等；发热伴意识障碍、头痛和抽搐者，则应考虑中枢神经系统感染；若发热伴多系统症状者，则应考虑败血症或全身性感染等。

六、观察发热过程与热型

发热性疾病中有相当一部分疾病具有独特的热型以及发展过程，对疾病诊断有重要的意义。护理观察中应准确测量体温，观察热型以及发热过程中体温的演变和患者的临床表现。

1.临床分度　以口腔温度为例。①低热：是指体温37.3～38℃（99.1～100.4℉）。②中等热：是指体温38.1～39℃（100.6～102.2℉）。③高热：是指体温39.1～41℃（102.4～105.8℉）。④超高热：是指体温在41.0℃以上（105.8℉以上）。

2.按病情进展分期　发热可分为以下3个阶段，各阶段临床表现各异。

（1）体温上升期临床表现为疲乏、不适感、肌肉酸痛、皮肤苍白、干燥、无汗、畏寒、寒战等，体温可在数小时内达39℃以上。常见于大叶性肺炎、疟疾、急性肾盂肾炎等，也可于数日内缓慢上升达高峰，多见于伤寒、结核病等。

（2）高热持续期临床表现为皮肤潮红而灼热，呼吸加快、加强，出汗，可持续数小时、数日，甚至数周。①稽留热：体温在39～40℃，持续达数日或数周，且24h内波动不超过1℃，称稽留热，可见于大叶性肺炎、伤寒、斑疹伤寒等。②弛张热：体温在39℃以上，但波动幅度大，24h内体温差达2℃以上，体温最低时仍高于正常水平，称弛张热，可见于败血症、风湿热、重症肺结核、化脓性疾病。③间歇热：高热期与无热期交替出现，体温波动幅度可达数度，无热期持续1d乃至数日，反复发作，称间歇热，多见于疟疾、急性肾盂肾炎。④发热无一定规律，多见于结核病、风湿热、支气管肺炎、渗出性胸膜炎、感染性心内膜炎等。

（3）体温下降期。由于机体防御功能以及适当的治疗，疾病得到控制，体温可迅速下降至正常，或于数日内逐渐降至正常。体温下降期患者可出现出汗，甚至虚脱。

目前，由于抗生素的广泛应用，或解热药、肾上腺皮质激素使用等，稽留热、弛张热等典型热型已不常见。此外，热型也与机体的反应性有关，如年老体弱者机体反应差，即使化脓性细菌感染也常无寒战、高热，而表现为低热，甚至不发热，护理观察中应加以重视。

七、询问病史及流行病史

发热是由于各种原因引起机体产热过多、散热过少或体温调节中枢功能障碍所致。其原因包括感染性发热及非感染性发热。

1.感染性发热 临床上以感染性发热为主。①病因：尤以呼吸系统、泌尿系统和消化系统感染最为常见，某些急性传染病和其他系统感染也常以发热为主要表现。②发病机制：是由于致热原引起，包括各种病原体如细菌、病毒、立克次体、衣原体、螺旋体、原虫和寄生虫等的毒素及其代谢产物等。体温调节中枢在上述致热原的作用下，通过神经—体液调节机制，使机体代谢亢进，骨骼肌强烈收缩，产热明显增加；与此同时，通过自主神经系统使周围血管收缩，排汗停止，散热减少，出现发热。

2.非感染性发热 ①病因：风湿性疾病、过敏、血液病、恶性肿瘤、中暑、药物热、甲状腺功能亢进危象、癫痫持续状态以及无菌性坏死物质吸收，如内出血、心肌梗死等所引起的发热。②发病机制：多因机体产热和散热不平衡所致，如甲状腺功能亢进危象、癫痫持续状态，主要是由于代谢明显亢进或肌肉持续性抽搐导致产热过多；而高温中暑的发热与气温过高、机体散热困难有关，至于脑出血发热则可能与体温调节中枢功能障碍有关。

护理观察中应详细询问病史及流行病史。注意起病缓急、有无诱因、发热前有无寒战等。一般而言，急性感染性疾病起病多较急骤，常有受凉、疲劳、外伤或进食不洁食物等病史；若发热前有明显寒战者，多属化脓性细菌感染或疟疾。而一般非感染性发热以及结核、伤寒、副伤寒、立克次体和病毒感染多无寒战。对疑为传染病或流行病者，应注意地区、发病季节，询问有关接触史、预防接种史和当地疾病流行情况等。

第二节 腹痛的观察技巧

腹痛不仅是腹腔内脏器疾病或功能紊乱的主要症状，也是腹腔外或全身性疾病的常见表现，可呈持续性或阵发性，疼痛性质为绞痛、钝痛、刀割样痛、烧灼样痛和放射痛。腹痛病情复杂多变，涉及学科广，常可因急性出血、严重感染甚至休克、器官破裂或穿孔引起急性弥漫性腹膜炎而危及患者生命。护理人员对腹痛的观察是判断病情变化的重要指标。

一、观察腹痛的性质

腹痛分为急性腹痛和慢性腹痛2类，是患者首诊的常见症状。急性腹痛具有起病急、病情重、变化快的特点，许多内科、外科、妇产科、儿科疾病均可表现为急性腹痛，其中属于外科范畴的急性腹痛临床上称"急腹症"；慢性腹痛起源于起病缓慢、病程长或急性起病后转变为迁延性或间歇性腹痛的疾病，病因较多。引起腹痛的原因如下：

1.腹腔内脏器病变 ①炎症：见于急性胰腺炎、阑尾炎、胆囊炎、腹膜炎、胃肠炎、盆腔炎等。②急性穿孔：见于胃穿孔、肠穿孔、阑尾穿孔、胆囊穿孔等。③梗阻或扭转：见于腹股沟嵌顿疝、胆道蛔虫病、胆石症、肾与输尿管结石等。④腹腔脏器破裂出血：见于肝脏破裂、脾破裂、异位妊娠破裂、腹腔内脏器术后结扎破裂等。⑤腹腔脏器血管病变：见于肠系膜血管栓塞、门静脉血栓形成等。

2.腹外脏器疾病 见于过敏性紫癜、腹型癫痫、急性心肌梗死，大叶性肺炎等。

因病情发展及病变部位不同，各种疾病所致腹痛的性质、部位不同，因此，护士掌握各种疾病的特点，通过问诊了解腹痛的诱因、开始的时间、发生的缓急，腹痛的部位、性质、程度和转归。一般情况下，实质性脏器疼痛常为钝痛、胀痛、隐痛；空腔器官的疼痛则以绞痛多见，常为阵发性发作，疼痛程度比实质性脏器疼痛为重。腹痛剧烈或逐渐加重反映病情进展，腹痛逐渐减轻提示病情在好转。消化性溃疡穿孔多呈突发性持续性锐痛，肠梗阻和肠痉挛呈阵发性绞痛，麻痹性肠梗阻呈持续性腹痛，持续性腹痛阵发性加重，可能为炎症和梗阻同时存在，或绞窄性梗阻。

二、观察腹部情况

腹式呼吸浅快甚至消失，多为腹膜炎的表现；腹部出现肠型或异常蠕动波应考虑肠梗阻等。一般起病最先发生疼痛或疼痛最显著的部位即为病变部位，因此可根据脏器的解剖位置初步判断病变部位，但应注意腹腔以外的病变可引起腹部放射性疼痛，如右侧肺炎、胸膜炎可放射至右侧上、下腹，引起腹痛，易误诊为胆囊炎或阑尾炎，而泌尿系结石患者常有自腰部向下沿腰直肌外缘向外阴部呈放射性的疼痛。

三、观察腹痛时的伴随症状及全身情况

腹痛患者常自诉腹部疼痛，表情痛苦，辗转体位或不能入睡，可伴恶心、呕吐等。炎症性病变开始时腹痛较轻，以后逐渐加重。腹腔脏器穿孔、梗阻、破裂或扭转时多突然发病，腹痛一开始即十分剧烈，大多局限在病灶周围。而穿孔、出血等病变常迅速累及全腹，导致全腹疼痛，若诊治不及时，炎症蔓延可导致急性腹膜炎，出现压痛、反跳痛、肌紧张等腹膜刺激征。如腹痛伴面色苍白、脉搏细数、血压降低等表现，常提示病情危急。

腹痛常伴随恶心、呕吐，大、小便及生命征的变化，对诊断有重要意义，如急性阑尾炎腹痛多伴呕吐、恶心，右下腹疼痛伴血白细胞计数增高，应注意与急性胃肠炎相鉴别；泌尿系统结石多伴有血尿、皮肤湿冷；急性持续性腹痛伴腹膜刺激征、休克时，应考虑胃肠穿孔、异位妊娠破裂、实质性器官破裂等；急性阵发性腹绞痛伴呕吐、腹胀，停止排气、排便，多见于肠梗阻；腹痛伴呕血、便血，常见于消化性溃疡出血、胃癌等；腹痛伴血便，见于细菌性痢疾、肠套叠、直肠癌等；腹痛伴黄疸，常见于肝、胆、胰疾病；腹痛伴血尿，见于泌尿系统结石或肿瘤；如发现患者面色苍白、精神委靡、四肢厥冷、体温不升或发热、血压降低等，提示病情进展。老年人、小儿、体弱及休克患者反应较差，腹部体征与腹腔内病变程度常不完全相符，应加以注意。

四、腹痛常见疾病的临床特点

1.小儿腹痛 婴幼儿常不能自诉腹痛，代之以哭吵。婴幼儿哭闹时，如果抱起后哭叫停止，一般可排除腹痛；若继续哭闹，又排除饥饿、便污等不适，同时伴有烦躁不安、痛苦面容或面色苍白，可能有腹痛。年长儿会自诉腹痛，若腹痛不影响食欲、睡眠，不伴面色改变，说明腹痛不严重；若两手捧腹或双腿蜷曲、辗转反侧，则提示腹痛严重。

2.急性胃肠炎引起的腹痛　腹痛剧烈，但排便后腹痛缓解，便后有轻松感。

3.腹外疾病引起的腹痛　腹外疾病引起的腹痛范围弥散、腹式呼吸不受限、不伴有腹膜刺激征，同时有原发病的表现，如肺炎引起腹痛多同时有呼吸道症状。另外，精神、心理因素也可引起腹痛。

第三节　胸痛的观察技巧

胸痛是一个临床上常见的症状，引起胸痛的原因很多，主要由于胸壁、胸膜、肺、心血管、纵隔、食管及膈肌等部位发生病变所引起。另外，肋间神经病变也常会引起胸痛。因此，发生胸痛时根据对胸痛部位、性质、伴随症状和影响胸痛的因素的观察来判断引起胸痛的病因就显得尤为重要。

一、注意发病年龄与起病缓急

1.发病年龄　①青少年发病：多见于流行性胸痛、心肌炎。②青壮年发病：多见于胸膜炎、肺炎、自发性气胸、心肌炎等。③中老年发病：多见于冠心病、肺癌、胸膜间皮瘤等。

2.起病缓急　①骤然起病：多见于主动脉夹层、气胸、胸外伤等。②突然起病：多见于急性心肌梗死、急性肺梗死、食管破裂。③慢性起病：多见于肺炎、胸膜炎、心肌炎、心包炎、肺癌等。

二、观察胸痛部位

胸痛部位的观察包括疼痛部位及其放射部位。①胸壁疾病：特点为疼痛部位局限，局部有压痛。炎症性疾病，尚伴有局部红、肿、热表现。带状疱疹是成簇水疱沿一侧肋间神经分布伴剧痛，疱疹不越过体表中线。非化脓性肋骨软骨炎呈对称或非对称性，单个或多个肿胀隆起，局部皮色正常，有压痛，咳嗽、深呼吸或上肢大幅度活动时疼痛加重。②食管及纵隔病变：胸痛多位于胸骨后，进食或吞咽时加重。③心绞痛和心肌梗死：疼痛多在心前区与胸骨后或剑突下，疼痛常放射至左肩、左臂内侧，达环指与小指，亦可放射于左颈与面颊部，易误认为牙痛。④主动脉夹层：疼痛位于胸背部，向下放射至下腹、腰部与两侧腹股沟和下肢。⑤自发性气胸、胸膜炎和肺梗死：胸痛多位于患侧腋前线与腋中线附近，后两者如累及肺底、膈胸膜，则疼痛也可放射至同侧肩部。⑥肝胆疾病及膈下脓肿：胸痛多在右下胸，侵犯膈肌中心部时疼痛放射至右肩部。⑦肺尖部肺癌（肺上沟癌、Pancoast癌）：以肩部、腋下痛为主，向上肢内侧放射。

三、观察胸痛性质

带状疱疹呈刀割样痛或灼痛，剧烈难忍。肋间神经痛时表现为沿肋间分布的阵发性灼痛或刺痛。食管炎则为烧灼痛。酸痛多见于胸壁肌肉痛或骨痛。心绞痛时心前区常呈压榨样疼痛。所谓压榨样疼痛是指疼痛时心前区像压了许多东西，以致有透不过气的感觉。心肌梗死则疼痛更为剧烈，并有恐惧、濒死感。干性（纤维素性）胸膜炎常呈尖锐刺痛或撕裂痛。肺癌常为胸部闷痛。而Pancoast癌疼痛则呈火灼样，夜间尤甚。主动脉夹层为突然发生胸背部难忍撕裂样剧痛。肺梗死亦为突然剧烈刺痛或绞痛，常伴呼吸困难与发绀。锥痛就是如锥扎似的疼痛，可见于主动脉夹层侵蚀胸壁时，或见于骨痛。胸骨压痛是急性白血病十分重要的症状，压痛最明显的部位在胸骨体下部，因此对于非外伤引起的胸骨压痛应引起高度重视。

四、观察胸痛的持续时间

平滑肌痉挛或血管狭窄缺血所致疼痛为阵发性；炎症、肿瘤、栓塞或梗死所致疼痛呈持续性。如心绞痛发作时间短暂（持续 $1 \sim 5 \, min$），而心肌梗死疼痛持续时间很长（数小时或更长），且不易缓解。

五、观察影响疼痛的因素

影响疼痛的因素包括发生诱因、加重与缓解因素。运动或情绪激动诱发多见于心绞痛或心肌梗死，每于剧烈运动、生气、兴奋或精神紧张时诱发。心绞痛呈阵发性，含服硝酸甘油后迅速缓解。心肌梗死呈持续性剧痛，虽含服硝酸甘油后仍不缓解。心脏神经症所致的胸痛常因运动反而好转。咳嗽或深呼吸时胸痛加剧多见于肺炎、胸膜炎、自发性气胸、心包炎。吞咽时胸痛多见于食管炎、食管裂孔疝、弥漫性食管痉挛、食管肿瘤等。反流性食管炎的胸骨后灼痛多于饱餐后出现，仰卧或俯卧位加重，服用抗酸药和胃肠动力药多潘立酮（吗丁啉）或西沙必利（普瑞博思）后可减轻或消失。转动身体时疼痛加剧者见于脊神经后根疾病。过度换气综合征患者用纸袋回吸呼气后胸痛可缓解。胸痛伴有咳嗽、咳痰和（或）发热常见于气管、支气管和肺部疾病。胸痛伴呼吸困难常提示病变累及范围较大，如大叶性肺炎、自发性气胸。胸痛伴咯血主要见于肺结核、肺梗死、支气管扩张、支气管肺癌。胸痛伴苍白、大汗、血压降低或休克时多见于心肌梗死、主动脉夹层、主动脉窦瘤破裂和大块肺栓塞。胸痛伴吞咽困难多提示食管疾病，如反流性食管炎等。胸痛伴发热、咳嗽，伴有相应的胸部体征可见于大叶性肺炎、结核性胸膜炎、脓胸等。胸痛、心前区疼痛，伴有发热、出冷汗和疲乏，出现呼吸困难及咳嗽，可见于心包炎。胸痛伴有胸闷、心悸、发热、身体酸痛、咽痛、腹泻等症状可见于急性心肌炎。

总之，引起胸痛的疾病很多，胸部包括胸壁各层（皮肤、肌肉、肋间神经、肋骨、胸骨、胸椎，直至胸膜壁层）、心脏、主动脉、肺动脉、气管、食管、纵隔以及肺的病变或损伤均可引起胸痛。所以胸痛是多因性症状。常见病因如下。①炎症：例如皮炎、非化脓性肋软骨炎、带状疱疹、肌炎、流行性肌痛、胸膜炎、心包炎、纵隔炎、食管炎。②内脏缺血：例如心绞痛、急性心肌梗死、心肌病、肺梗死。③肿瘤：包括原发性肺癌、纵隔肿瘤、骨髓瘤、白血病。④其他原因：例如自发性气胸、胸主动脉夹层、过度换气综合征、外伤，以及心脏神经症等。任何物理、化学、机械和生物的刺激，如机械压迫、化学刺激、外伤、炎症、肿瘤刺激心脏大血管的感觉纤维、气管、支气管和食管的迷走感觉纤维以及膈神经的传入纤维等，均可引起胸痛感觉。另外，由于牵扯痛机制，内脏的传入冲动还可引起体表相应部位的疼痛感。心肌缺血局部乳酸等物质对传入神经的刺激可引起下颌、颈、左肩、左臂的疼痛感。

护理工作者应根据引起胸痛的原因采取针对性的预防或应急措施。对病情危重者，应密切观察患者的全身情况、意识状态以及血压、呼吸、脉搏、体温等状况，出现异常时应及时呼叫医护人员，采取紧急处理措施，以免发生意外。如伴呼吸困难，常见于重症心、肺疾病和急性呼吸道阻塞、气胸等；先天性高铁血红蛋白血症和硫化血红蛋白血症虽有明显发绀，但一般无呼吸困难；伴杵状指（趾），病程较长，主要见于发绀型先天性心脏病及某些慢性肺部疾病；急性起病伴意识障碍和衰竭表现，见于某些药物或化学物质急性中毒、休克、急性肺部感染等。

1.胸壁疾患所引起的胸痛　主要由于胸壁肌肉、肋骨或肋间神经的病变所引起。主要特点是疼痛常固定在病变部位，且局部多有明显压痛点。①肋间神经痛：沿肋间神经走向有刺痛感，咳嗽、呼吸时均会加重。②肋骨骨折引起的胸痛：有明显的受伤史或咳嗽受限的病史，疼痛的局部有明显的压痛，挤压时更明显。③胸、腹部带状疱疹引起的胸痛：局部可以出现水疱，疼痛与咳嗽、呼吸的关系一般不大。④肋软骨炎：多位于第3、第4肋骨与肋软骨交接处，呈针刺样或持续性隐痛，局部可见轻微隆起，并有压痛。此病为非细菌性炎症，不必服抗生素，服布洛芬（芬必得）等解热镇痛药即可。

2.气管、支气管、肺和胸膜的病变引起的胸痛　主要特点是疼痛常与呼吸、咳嗽相关。①自发性气胸：胸痛为突然发生，伴有呼吸困难、咳嗽、气促，甚至出现发绀、休克等严重情况。②胸膜炎：为刺痛，以胸部扩张幅度最大的肋部最显著。③气管、支气管炎：胸痛在咳嗽和呼吸时明显加重，同时伴有胸部灼热感。④肺癌：肿瘤侵犯胸壁可引起持续性和进行性胸痛，X线胸片或胸部计算机体层显像（CT）可确诊。⑤肺梗死等肺部疾病：疼痛多局限在患病的部位，可出现刀割样疼痛，呼吸、咳嗽、活动时均会加重。

3.循环系统疾病所引起的胸痛　常见的疾病有冠心病、心包炎等。①心绞痛：发作的特点是左前胸部或胸骨后有绞窄感、压迫感或恐惧感，发作一般30 s左右，用扩冠状血管药物后可缓解。②心肌梗死所引起的胸痛：除以上表现外，还可放射在左肩、左臂内侧，有时还可放射至下颌、颈部，甚至上腹部，疼痛有缩紧感，疼痛剧烈，持续30 min以上，服扩冠状血管药物效果不显著。同时，可出现心律不齐等表现。③心包炎：疼痛有时很像心肌梗死，但在咳嗽、呼吸时以及体位改变、左侧卧位时加重，而且疼痛持续时间长，不能用扩张冠状血管药缓解。④心肌炎：由于各种原因导致的心肌炎症，多在上呼吸道感染及发热之后出现，表现为心脏钝痛、心音减弱、心律不齐。

4.某些消化系统疾病也能引起胸痛　①胆囊炎、胆石症引起的胸痛：以右下胸或右背、胸、腹为主，疼痛性质以绞痛为多见，伴有恶心、呕吐和腹胀、腹痛。②急性胰腺炎：可引起心窝部、左胸壁、上腹及腰部疼痛.有横向围腰样疼痛，伴消化道症状，用扩冠状血管药物不能缓解。③胃和十二指肠疾病也可能引起前胸下部疼痛，但一般均有胃肠道症状。

5.主动脉夹层　最常见的病因是原发性高血压，急性主动脉夹层是血液渗入主动脉壁，分开其中层形成夹层血肿，又称主动脉瘤。可引起剧烈胸痛、休克，若血肿继续扩大，可使动脉壁外膜破裂而引起大出血，以致死亡。急性主动脉夹层内膜破裂或外膜穿孔一般发生在24～48 h内。亚急性型发病后生存数日到数周。慢性型发病后生存大约6周以上，可因主动脉夹层的远端再破入内膜形成双通道主动脉而症状缓解。胸痛为本病开始时最常见的症状，见于85％的患者。疼痛剧烈，为持续性撕裂样疼痛。部位多数在前胸部靠近胸骨，并扩展到背部，特别是两肩胛间区域，沿着夹层的方向可到头部、腹部或下肢。绝大部分患者需要手术治疗。

第四节 头痛的观察技巧

头痛是指额、顶、颞及枕部的疼痛，是临床上常见的症状，几乎每个人都有过头痛的经历。可见于多种疾病，大多无特异性。反复发作或持续的头痛，可能是某些器质性疾病的信号，应早期明确诊断，及时治疗。

一、观察头痛的性质

国际头痛协会将头痛分为原发性头痛和继发性头痛两大类。

1.原发性头痛是指没有明确病因的头痛，包括偏头痛、紧张性头痛、丛集性头痛和其他原因所致头痛。

2.继发性头痛种类繁多，主要根据其病因分类，引起头痛的疾病如下。①颅脑病变：如颅内感染、脑血管病变、颅内占位性病变、颅脑外伤、偏头痛、丛集性头痛、头痛型癫痫、腰椎穿刺后及腰麻后头痛。②颅外病变：如颅骨疾病、颈部疾病、三叉神经痛、舌咽神经及枕神经痛以及眼、耳、鼻和牙齿疾病所致的头痛。③全身性疾病：如急性感染、心血管疾病、中毒以及尿毒症、低血糖、肺性脑病、系统性红斑狼疮、月经及绝经期头痛、中暑、神经症。④焦虑、紧张、过度疲劳、寒冷、噪声等均可引起头痛。

高血压性、血管性及发热性疾病的头痛，往往带搏动性；大约50%的偏头痛患者其头痛是搏动性、撞击性或跳痛性的；紧张性头痛一般为持续的压迫感、酸痛感、紧缩感或挤压感；丛集性头痛一般被患者描述为钻痛或烧灼痛；三叉神经痛则为电击样或刺痛样疼痛；脑部肿瘤引起的头痛可以是多样的，可以有钝痛、闷痛或者搏动性痛。

观察患者头痛的性质、程度、出现的时间与持续时间、伴随症状、有无前驱症状和先兆、有无诱发因素和有关阳性体征等，可为医师诊治提供重要依据。

二、观察头痛的缓急

急性起病并有发热者常为感染性疾病所致；急剧的头痛，持续不减，并有不同程度的意识障碍而无发热者，提示颅内血管性疾病（如蛛网膜下腔出血）；长期的反复发作头痛或搏动性头痛，多为血管性头痛（如偏头痛）或神经症；慢性进行性头痛，并有颅内压增高的症状（如呕吐、缓脉、视盘水肿），应注意颅内占位性病变；青壮年慢性头痛，但无颅内压增高，常因焦急、情绪紧张而发生，多为肌收缩性头痛（又称肌紧张性头痛）。

三、观察头痛的部位

了解头痛部位对病因诊断有重要价值。丛集性头痛一般总在偏侧发作，而偏头痛只有约60%为偏侧发作，三叉神经痛一般也只在偏侧出现；由脑部肿瘤和硬膜下血肿引起的头痛可以是单侧的也可以是双侧的；颅内病变的头痛常为深在性，且较弥散；高血压引起的头痛多在额部或整个头部；全身性或颅内感染性疾病的头痛，多为全头部痛；蛛网膜下腔出血或脑脊髓膜炎除头痛外尚有颈痛；眼源性头痛为浅在性，且局限于眼眶、前额或颞部；鼻源性或牙源性也多为浅表性疼痛。

四、观察头痛的程度

头痛的程度一般分轻、中、重3种，但与病情的轻重并无平行关系。当询问患者的头痛程度时，应用疼痛的1～10级分级法（1级为最轻，10级为最重）可能会有所帮助，但是这样的分级范围有一定的主观性，例如，程度大致相同的疼痛，在一个自制力很强的患者可能评价为7级，而一个喜欢夸大的患者为了强调他的痛苦说10级也远远不能描述其疼痛程度，他可以说他有12级疼痛。

偏头痛的疼痛程度变化很大，并且每次发作可以相差很大；绝大多数重度头痛是由偏头痛和丛集性头痛引起的；相反，很多脑部肿瘤和硬膜下血肿引起的头痛表现为轻度疼痛；霹雳性头痛是一种在1 min之内发作的最严重的头痛，它可以由蛛网膜下腔出血、颈动脉夹层和偏头痛引起。新发病的重度头痛应予特别重视。

五、观察头痛出现的时间与持续时间

某些头痛可发生在特定时间，如颅内占位性病变往往清晨加剧；鼻窦炎的头痛也常发生于清晨或上午；丛集性头痛常在晚间发生；女性偏头痛常与月经期有关；脑肿瘤的头痛多为持续性，可有长短不等的缓解期。

六、观察头痛发作时伴随的症状和体征

大约60%的偏头痛患者发作前数小时至数日可以有前驱症状，包括心理状况的变化（如易怒、抑郁或欣快感）、神经系统症状（如注意力不集中，对光、声和气味过度敏感）等；大约20%的偏头痛患者有先兆期，最常见的先兆症状有视觉、感觉、运动及语言的异常。

头痛发作过程中的伴随症状有恶心、呕吐、瞳孔缩小等。继发性头痛者常出现相应系统的症状和体征。头痛伴剧烈呕吐者为颅内压增高，头痛在呕吐后减轻者见于偏头痛。头痛伴眩晕者见于小脑肿瘤、椎—基底动脉供血不足。头痛伴发热者常见于感染性疾病，包括颅内或全身性感染。慢性进行性头痛，伴精神症状者应注意颅内肿瘤。慢性头痛突然加剧，并有意识障碍者提示可能发生脑疝。头痛伴视力障碍者可见于青光眼或脑肿瘤。头痛伴脑膜刺激征者提示脑膜炎或蛛网膜下腔出血。头痛伴神经功能紊乱症状者可能是神经功能性头痛。暂时的颞颌关节触痛、咔嗒发声或活动受限提示头痛的原因可能为颞颌关节病变。皮疹、头痛和发热的患者常提示患有病毒性脑膜炎或脑膜炎奈瑟菌（脑膜炎球菌）性脑膜炎。观察是否有头痛加重或诱发因素，如创伤，头部和颈部的创伤后常常出现头痛。

某些内科情况也可能与头痛有关，例如，伴有头痛的突发性高血压常提示嗜铬细胞瘤；打鼾的肥胖患者可以因为呼吸暂停在早晨出现头痛；人类免疫缺陷病毒（艾滋病病毒，HIV）阳性患者新发的头痛可能为并发隐球菌性脑膜炎；有肿瘤病史的头痛患者应警惕颅内转移性肿瘤的发生。

85％的偏头痛患者都有1个或1个以上的触发因素，包括月经来潮，应急或应急后，体力活动，含乙醇（酒精）的饮料特别是红葡萄酒，环境因素如眩目或闪烁的光、吵闹的声音、闷热潮湿的天气等。

各种各样紧张性刺激可以触发和引起偏头痛和紧张性头痛；体力活动和咳嗽可以加重偏头痛、腰穿后头痛和占位性肿瘤所致的头痛；低颅压性头痛可由突然坐立或站立引起，同时可以因平卧而缓解；由颅内压增高引起的头痛则可以因平卧而加重；由急性额窦、筛窦和蝶窦炎造成的头痛可以在平卧时加重，而当头处于直立位时减轻；急性上颌窦炎则平卧时减轻，直立位时加重。

七、头痛常见疾病的临床特点

神经症引起的头痛常伴有其他神经症症状，如失眠、焦虑、注意力不集中等。急性感染性疾病引起的头痛常伴有精神症状、发热以及原发感染症状等。颅内肿瘤引起的头痛常剧烈，可伴有剧烈呕吐，视力障碍和神经、精神症状等。

第五节　腰背痛的观察技巧

腰背痛是临床上常见的症状，是发生在腰骶部的急性或慢性疼痛，多由局部的肌肉、韧带、关节、椎间盘、骨骼、神经等受到损伤而引起。据统计，人一生中患腰背痛者为60%～90%。

一、了解患者的年龄

患者的年龄不同，引起腰背痛的主要病种也不一样。年轻人以畸形、急性腰扭伤、强直性脊柱炎较多；中年人以椎间盘突出症、腰肌劳损、肌筋膜痛较多；老年人则以脊柱退变性骨关节病、骨质疏松症为多。

二、了解患者的职业

腰背痛发病率与工业劳动及工种有关：翻砂工、搬运工、井下工作的掘矿工人，因搬运负重、弯腰劳动及潮湿环境工作，腰背痛发病率高达60.9%；机械工人的震动、汽车司机的颠簸，腰背痛几乎是职业病。从事排球、体操、举重等运动项目易造成腰背损伤而引起腰背痛。

三、了解患者的生活习惯

有研究表明，腰背痛症状迁延或复发与腰部长时间的固定姿势有关。而大多数人对此则缺乏认识，最常见的例子是长期弯腰伏案工作或长时间弯腰，直腰时困难，并出现腰骶部疼痛。

四、观察疼痛部位

脊椎及其软组织病变引起的腰背痛多在病变部位；脏器放射所致腰背痛具有一定特点，如颈、胸、背部疼痛应考虑是否因胸膜、肺部病变所致；中腰背部疼痛应考虑胃肠、胰腺及泌尿系统疾病；腰骶部疼痛则应注意前列腺炎、子宫、附件等病变。

五、观察疼痛的性质、程度

腰椎骨折和腰肌急性扭伤多为锐痛，化脓性炎症呈跳痛，腰肌陈旧性损伤为胀痛，肾结石则感腰部绞痛。急性外伤、炎症、泌尿系统结石、脊椎肿瘤压迫神经根等的疼痛剧烈；腰肌慢性劳损、肌纤维组织炎和盆腔脏器炎症引起的疼痛一般轻微模糊。腰背痛症状持续3个月以上，即成为慢性腰背痛。

六、观察疼痛的诱因及缓解因素

临床上常将腰背痛分为3种类型。①非特异性腰背痛：引起疼痛的具体病理部位不能十分肯定，此型涵盖了人们所熟悉的腰肌劳损、肌筋膜炎、韧带炎等急性或慢性腰部病变的各种诊断。②特异性腰背痛：由某些特异性疾病如肿瘤、感染、骨折等引起。③神经根性腰背痛：以往又称坐骨神经痛，多由椎间盘突出或膨出导致。

引起腰背痛的疾病包括脊柱及脊柱旁软组织疾病、脊柱炎症、退行性变、骨发育异常及姿势性疾病、脊柱肿瘤、内脏疾病牵涉性痛（如腹膜外或腹膜后疾病、肾脏疾病）、盆腔疾病（如前列腺炎、附件炎）、腹腔疾病（如胃及十二指肠溃疡、胰腺癌、肝癌等）、精神心理疾病（如精神紧张症、过度疲劳综合征、癔症等）。

腰肌劳损多因劳累和活动过多时加重，休息时缓解；风湿性腰背痛常在天气变冷或潮湿阴冷的环境工作时诱发；盆腔妇科疾病常在月经期因充血而下腰部疼痛加重；腰椎间盘突出在咳嗽、打喷嚏和用力大、小便时加重。

七、腰背痛常见疾病的临床特点

1.腰椎间盘突出症　以青壮年多见，以第4腰椎（L4）~第1骶椎（S1）易发，常有搬重物或扭伤史，可突发和缓慢发病。典型表现有腰痛和（或）神经根性腰背痛，神经根性间歇性跛行，受累神经根所支配肌肉萎缩、所分布区感觉异常，患肢发凉，少见的有下腹及大腿前侧痛、马尾神经综合征等；相应棘间、棘旁压痛，可有直腿抬高试验、屈颈试验等阳性。

2.慢性腰肌劳损　以中、老年女性较多，常因腰扭伤治疗不彻底或累积性损伤。患者自觉腰骶部酸痛、钝痛，休息减轻，劳累后加重，特别是弯腰工作时疼痛明显，而伸腰或叩击腰部时可缓解疼痛。压痛部位在腰骶部中线、两侧骶棘肌、髂后上棘至臀肌；直腿抬高试验虽有腰骶部痛，但无小腿痛。

3.退化性骨质疏松症　以老年女性多发，背及腰骶部钝性疼痛，躯干短缩，驼背，骨折后腰背痛突然加重。

4.棘间韧带损伤　以中年女性较多，腰酸乏力，多有频繁或长期弯腰工作史。疼痛向骶后、臀部或沿腰带扩散，酸痛或钝痛，剧痛时不能弯腰，久坐后立起时痛重，腰椎扭转时痛。

5.强直性脊柱炎　年轻男性多发，下腰痛，夜间加重，晨僵明显，活动后改善，腰、胸段活动受限。

八、警惕危险信号

当腰背痛患者出现下列信号需要格外警惕，有可能患有某种特异性疾病。故不可麻痹大意。①初次发生腰背痛的发病年龄＜25岁或＞55岁。②有明显的创伤史，或骨质疏松患者有轻微的创伤史。③疼痛夜重日轻，或伴有消瘦及体重减轻。④伴有鞍区（骶尾部）麻木或二便异常。⑤伴有进行性肌无力。⑥疼痛进行性发展或持续4周以上。

第六节　关节痛的观察技巧

关节痛是关节疾病最常见的症状，是由炎症、感染、创伤或其他因素所致，并可合并红肿和活动受阻、功能受限。轻者因疼痛影响活动与睡眠，重者严重影响劳动与生活料理。根据不同病因及病程，关节痛可分急性和慢性。急性关节痛以关节及其周围组织的炎性反应为主，慢性关节痛则以关节囊肥厚及骨质增生为主。

一、注意引起关节痛的原因

观察患者的年龄、病史、生活习惯，以便对患者是否患有外伤、感染、退行性关节痛、代谢性骨病引起的关节疾病心中有数。

关节痛可以是单纯的关节病变，也可能是全身疾病的局部表现，引起关节疼痛的疾病种类繁多，病因复杂。常见病因如下：

1.外伤

（1）急性损伤：因外力碰撞关节或使关节过度伸展、扭曲，关节骨质、肌肉、韧带等结构损伤，造成关节脱位或骨折，血管破裂出血，组织液渗出，关节肿胀、疼痛。

（2）慢性损伤：①由持续的慢性机械损伤，或急性外伤后关节面破损留下粗糙瘢痕。②关节长期负重。③关节活动过度。④关节扭伤处理不当或骨折愈合不良等引起。

2.感染：如外伤、败血症、关节穿刺时消毒不严时细菌侵入关节。

3.变态反应和自身免疫病：如类风湿关节炎、系统性红斑狼疮、过敏性紫癜和结核菌感染后引起的关节病变。

4.退行性关节痛：又称增生性关节炎或肥大性关节炎，分原发和继发2种。①原发性无明显局部病因，多见于肥胖老人，女性多见，有家族史，常有多关节受累。②继发性骨关节病变多有创伤、感染或先天性畸形等基础病变，并与吸烟、肥胖和重体力劳动有关。

5.代谢性骨病：如维生素D代谢障碍所致的骨质软化性骨关节病、脂质代谢障碍所致的高脂血症性关节病、嘌呤代谢障碍所致的痛风等。

二、观察关节疼痛的时间、诱因、部位等

观察关节痛出现的时间、疼痛的诱因、疼痛部位、疼痛出现的缓急程度及性质、疼痛加重与缓解因素、伴随症状等。反复发作的慢性关节疼痛多不剧烈，而以其他器官受累症状为主，如系统性红斑狼疮、代谢性骨病等，常难以陈述确切的起病时间；外伤性、化脓性关节炎常可陈述起病的具体时间。风湿性关节炎常因气候变冷、潮湿而发病；痛风常在饮酒或高嘌呤饮食后诱发；增生性关节炎常在关节过度负重、活动过多时诱发疼痛。化脓性关节炎多为大关节和单关节发病；结核性关节炎多见于髋关节和脊椎；指趾关节痛多见于类风湿关节炎；增生性关节炎常以膝关节多见；蹬趾和第1跖趾关节红肿热痛多为痛风。

三、观察疼痛出现的缓急、性质及有无加重

急性外伤、化脓性关节炎及痛风起病急剧，疼痛剧烈，呈烧灼、切割样疼痛或跳痛；骨折和韧带拉挫伤则呈锐痛；骨关节肿瘤呈钝痛；系统性红斑狼疮、类风湿关节炎、增生性骨关节病等起病缓慢，疼痛程度较轻，呈酸痛、胀痛。化脓性关节炎局部冷敷可缓解疼痛；痛风多因饮酒而加重，解热镇痛药效果不佳，而秋水仙碱效果显著；关节肌肉劳损休息时疼痛减轻，活动则疼痛加重；增生性关节炎夜间卧床休息时，静脉回流不畅，骨内压力增高，疼痛加重，起床活动后静脉回流改善，疼痛缓解，但活动过多疼痛又会加重。

四、了解职业及居住环境

长期负重的职业易患关节病，如搬运工、翻砂工和体操、举重、摔跤运动员等。工作和居住在潮湿、寒冷环境中的人员，关节病的患病率明显增高。注意询问有无慢性病，特别是引起关节痛的疾病，并了解用药情况，如是否长期服用镇痛药和糖皮质激素等。

五、观察伴随症状

关节痛伴高热、畏寒、局部红肿灼热，见于化脓性关节炎。关节痛伴低热、乏力、盗汗、消瘦、食欲缺乏，见于结核性关节炎。全身小关节对称性疼痛，伴有晨僵和关节畸形，见于类风湿关节炎。关节疼痛呈游走性，伴有心肌炎、舞蹈病，见于风湿热。关节痛伴有血尿酸增高、局部红肿灼热，见于痛风。关节痛伴有皮肤红斑、光过敏、低热和多器官损害，见于系统性红斑狼疮。关节痛伴有皮肤紫癜、腹痛、腹泻，见于关节受累型过敏性紫癜。

六、关节痛常见疾病的临床特点

1.外伤性关节痛　①急性外伤性关节痛，常在外伤后即出现受损关节疼痛、肿胀和功能障碍。②慢性外伤性关节炎，有明确的外伤史，反复出现关节痛，常于过度劳动和负重及气候寒冷等刺激时诱发，药物及物理治疗后缓解。

2.化脓性关节炎　起病急，全身中毒症状明显，早期有畏寒、寒战和高热，病变关节红、肿、热、痛，位置较深的肩关节和髋关节则红肿不明显。患者常感病变关节持续疼痛，活动加剧，不愿活动患肢。

3.结核性关节炎　在儿童和青壮年多见，负重大、活动多、肌肉不发达的关节易于患结核，其中脊柱最常见，其次为髋关节和膝关节。早期症状和体征不明显，活动期常有疲劳、低热、盗汗及食欲缺乏。病变关节肿胀、疼痛，活动后加重。

4.风湿性关节炎　常为链球菌感染后出现，以膝关节、距小腿关节（踝关节）、肩关节和髋关节多见。病变关节出现红、肿、热、痛，呈游走性，肿胀时间短、消失快，常在1～6周内自然消肿，不留下关节僵直和畸形改变。

5.类风湿关节炎　多由一个关节起病，以手中指指间关节首发疼痛，继则出现其他指间关节和腕关节的肿胀、疼痛，常为对称性，病变关节活动受到限制，有僵直感，以早晨为重，故称晨僵。

6.退行性关节炎　早期表现为步行、久站和天气变化时病变关节疼痛，休息后缓解。晚期病变关节疼痛加重，持续并向他处放射，关节有摩擦感，活动时有响声。关节周围肌肉挛缩常呈屈曲畸形，患者常有跛行。

7.痛风　常在饮酒、劳累或高嘌呤饮食后急起关节剧痛，局部皮肤红肿灼热，患者常于夜间痛醒，以第1跖趾关节、蹞趾关节多见。病变有自限性，有时在1～2周自行消退，但经常复发。晚期可出现关节畸形，皮肤破溃经久不愈，常有白色乳酪状分泌物流出。

第七节 腹泻的观察技巧

肠黏膜的分泌旺盛与吸收障碍，导致肠道蠕动过快，使排便频率增加，粪质稀薄，含有异常成分，称腹泻。通常病程在2周以内者称急性腹泻，病程在2周至2个月者为迁延性腹泻，病程在2个月以上为慢性腹泻。腹泻不仅是消化系统疾病或功能紊乱的主要症状，也是全身疾病的常见表现之一。腹泻可引起人体严重的生理功能紊乱，护理观察中应慎重对待。

引起腹泻的主要原因包括感染性因素与非感染性因素2类。①感染性腹泻：由于饮食不洁而致使带有细菌、病毒或细菌产生的毒素进人体内引起的腹泻最为多见，称"感染性腹泻"，占腹泻病例的85%左右。由于细菌或病毒侵犯，导致肠道黏膜破坏，分泌增加，无法吸收，造成大便增加。②非感染性腹泻：可由于进食人体无法吸收的高渗透压物质或肠道运动速度改变而引起。

根据病情的轻重腹泻可分为轻型（无脱水及中毒症状）、中型（轻、中度脱水或有轻度中毒症状）及重型（重度脱水或有明显中毒症状）腹泻，中、重型严重腹泻患者可伴有呕吐，严重者可吐出咖啡渣样液体。

一、观察体温

引起腹泻的常见疾病包括细菌性或病毒性肠炎、食物中毒、伤寒、副伤寒、霍乱、副霍乱等。在腹泻病例中，这类腹泻大都容易出现体温异常，表现为中度发热（38.5℃左右），发热症状可能早于腹泻或在腹泻初起时出现。同时，患者还可出现疲惫、食欲缺乏等。

二、观察大便性状与次数

腹泻时常见的是稀便、水样便、黏液便，婴儿腹泻可出现蛋花样便、黄绿色便或水样便，每日数次或10余次，稀薄或带水，有酸臭味，可有奶瓣或混有少量黏液，每次量较多。

急性腹泻起病急骤，每日排便可达10次以上，大便量多而稀薄，常含病理成分，如致病性微生物、食入的毒性物质、红细胞、白细胞、脓细胞、大量脱落的肠上皮细胞、黏液等。①细菌性痢疾时，大便中带有血丝，或血水样便、脓血样便，且每次量较少。②侵袭性大肠埃希菌、空肠弯曲菌引起腹泻时，大便呈脓血样。③出血性大肠埃希菌引起腹泻时，大便可由水样转为血性。

三、观察腹泻的伴随症状

急性腹泻时常伴腹鸣、肠绞痛或里急后重感。慢性腹泻时起病缓慢，患者大多每日排便数次，伴有或不伴有肠绞痛，或腹泻与便秘交替，大便常含有病理成分。

四、判断脱水程度和性质

1.脱水程度　根据前囟及眼窝凹陷、皮肤弹性、循环情况及尿量估计脱水程度。①轻度脱水：表现为精神稍差，皮肤稍干燥，眼窝及前囟稍凹陷，口腔黏膜干燥，四肢稍凉，尿量减少。②中度脱水：表现为精神委靡，皮肤干燥、弹性差，捏起皮肤再松开后皱褶展开缓慢，眼窝及前囟明显凹陷，口腔黏膜干燥，四肢稍凉，尿量减少。③重度脱水：表现为精神极度委靡，表情淡漠，昏睡或昏迷，皮肤明显干燥、弹性极差，捏起皮肤再松开皱褶不易折展，眼窝及前囟深陷，口腔黏膜极干燥，甚至表现为皮肤发花、四肢厥冷、心音低钝、尿量极少或无尿等低血容量性休克表现。

2.脱水性质　指现存体液渗透压的改变。脱水的同时伴有电解质的损失，根据水与电解质丢失比例的不同，可分为3种性质不同的脱水：即低渗性脱水、等渗性脱水和高渗性脱水。

五、观察精神状态

观察患者是否出现精神委靡、嗜睡、抽搐、惊厥、昏迷等。这些症状与患儿在腹泻时常有的无力、疲乏、嗜睡而易叫醒不同，是精神、意识障碍的表现。

六、观察有无水、电解质和酸碱平衡紊乱

代谢性酸中毒时可表现为呼吸稍快或深快，口唇呈樱桃红色或发绀，精神委靡或烦躁不安、嗜睡。低钾血症时常出现神经、肌肉兴奋性降低，精神委靡，腹胀，肠鸣音减弱甚至消失。低钙血症时表现为抽搐或惊厥。另外，在补液过程中应注意观察药物效果与反应，特别是患者皮肤弹性、眼窝凹陷，以及尿量情况。若患者补液治疗后皮肤弹性、眼窝凹陷恢复，尿量正常，说明脱水纠正。

七、腹泻常见疾病的临床特点

1.秋季腹泻　又称轮状病毒肠炎，多发生在秋、冬季节，常见于6个月至2岁小儿，＞4岁者少见。起病急，常伴发热和上呼吸道感染症状，多先有呕吐，每日大便10次以上，甚至数十次，量多，呈水样或蛋花样，黄色或黄绿色，无腥臭味，常出现水、电解质紊乱。

2.真菌性肠炎　主要由白假丝酵母菌（旧称白色念珠菌）感染所致，与患儿免疫力低下或长期使用抗生素有关。主要症状为大便稀黄，泡沫较多，带黏液，有时可见豆腐渣样细块，偶见血便，常伴鹅口疮，肛周黄白色假膜。

3.非病理性腹泻　包括生理性腹泻和饥饿性腹泻。前者多见于6个月以内的婴儿，外观虚胖，常有湿疹，出生后不久即腹泻，除大便次数多外，精神、食欲、体重增长好，添加辅食后大便逐渐转为正常。后者多发生在急性腹泻恢复期，因不敢增加饮食，患儿处于半饥饿状态，大便因食物残渣而呈黏冻状，易被误认为腹泻未愈，仍继续限制饮食，患儿有饥饿感，常因饥饿而哭闹，大便水分不多、量少是其特点。

第八节　水肿的观察技巧

临床上经常可以看到水肿的现象，尤其在身体下半部更为明显。正常情况下，无论细胞内液与细胞外液，还是血液循环中的液体与组织间的液体，都处于动态平衡的状态。当维持体液平衡的因素发生障碍时，即从血液循环进入组织中的液体超过了组织间进入血液循环的液体时，便可引起水肿。

一、观察水肿部位

水肿可分为全身性水肿与局部性水肿。在体腔内有液体积聚时称积液，如这种组织间隙的积液在腹腔称腹腔积液（简称腹水），在胸膜腔则称胸腔积液。水肿液的成分除蛋白含量不同外，其晶体成分与血浆完全相同。一般因炎症引起的水肿，水肿液中蛋白含量较高，相对密度也高，可达1.018以上，这种水肿液称渗出液；非炎性水肿时，水肿液中蛋白含量较低，相对密度常 < 1.018，称漏出液。

全身性水肿多见于心力衰竭、肾衰竭、肝衰竭或营养不良；局部水肿多见于局部炎症、过敏、肢体静脉血栓形成及栓塞性静脉炎、上腔静脉或下腔静脉阻塞综合征、慢性淋巴炎、局部淋巴结切除、丝虫病所致象皮肿、创伤或过敏等。常发生在眼睑、颜面、上肢、下肢、腹部、会阴部等；如果水肿只出现在一只手或脚，多半由于淋巴管或静脉阻塞，一些脑卒中患者的瘫痪则也可因局部小动脉失去中枢神经系统的控制而较为放松，造成一侧的水肿。

二、观察水肿发生的特点

注意观察水肿发生的起始部位和发生特点。①心源性水肿：多从身体下垂部位开始，开始多在午后出现于下肢的踝部，休息后减轻或消退，以后水肿可逐渐向上蔓延至全身；②肾性水肿：多以眼睑和颜面水肿开始，逐渐发展为全身性水肿，并伴有腰痛。③肝性水肿：开始常有腹胀、腹水，继之出现下肢水肿等。水肿患者通常有诱发水肿的病史，表现为局部肿胀，水肿处局部血液循环不良、疼痛，水肿肢体可出现活动无力，全身倦怠，有腹水者可出现腹胀、恶心、呕吐、食欲缺乏，甚至便秘、腹痛、呼吸困难等。

三、观察水肿处皮肤颜色、温度

应注意观察水肿皮肤的颜色、温度、表面亮度及绷紧度。水肿可分为凹陷性水肿和非凹陷性水肿。当皮下组织有过多液体积聚时，皮肤肿胀，皱纹变浅，平滑而松软，如用手按压水肿部位后，局部呈现凹陷，去掉压力后又逐渐恢复原状，为凹陷性水肿。慢性水肿时可促进水肿区纤维化，皮肤变厚、溃疡。如继发感染，伤口常难以修复。局部性水肿常伴有皮肤颜色、温度的变化等。黏液性水肿属于非凹陷性水肿。

四、观察生命征及其他

注意观察患者的生命征、体重、腹围、体位、发绀程度、尿量等。全身性水肿时，体重能敏感地反映细胞外液量的变化；心脏病患者观察颈静脉怒张、肝颈静脉反流征；肝性水肿患者应注意黄疸、腹壁静脉曲张、肝脾大小、腹水征等。

五、观察水肿的严重程度

凹陷性水肿常提示系统性因素引起的水肿，如肾脏疾病或心脏疾病所造成的水肿，经常发生在腿部、骶尾部及阴囊等，呈对称性。常规用手指压水肿部位5s，然后放开，以测量凹陷深度来衡量水肿的程度。1度：轻微压陷，几乎测量不到；2度：压下深度<5mm；3度：压下深度介于5~10mm；4度：压下深度>10mm。

六、判断水肿类型

1.心源性水肿　由于心脏功能减退而使心排血量不足引起的水肿，常可在心前区听到奔马律，肺底听到湿啰音，腹部触诊可发现肝、脾肿大，下肢可有水肿，见于右心衰竭。

2.肾性水肿　可出现有颜面水肿（尤其是眼睑，本来有双眼皮的看不到双眼皮）、腹水及下肢凹陷性水肿，有时还伴有血中胆固醇、脂蛋白增高及血压增高或清蛋白（白蛋白）降低。见于各型肾炎和肾病。

3.肝性水肿　可出现严重腹水，血中白蛋白下降，且血中的胆固醇、脂蛋白也会因肝脏合成不足而下降，见于失代偿期肝硬化、肝衰竭。

4.内分泌性水肿 甲状腺功能低下时会形成黏液性水肿，它是由于组织间黏液多，糖蛋白增多，吸收水分所致，在按压水肿处时不会形成压凹，故称非凹陷性水肿。

5.孕期水肿 由于雌激素、黄体酮等在血中浓度提高，同时肾素—血管紧张素—醛固酮系统被活化，使水、盐在体内潴留。另外，随着孕期子宫的增大，压迫下腔静脉，也会加重水肿，故水肿最常出现在下肢。

6.特发性水肿 原因不明，可能与内分泌失调、毛细血管通透性增高有关。多发生于育龄妇女，常出现于颜面或下肢，且呈周期性发作，患者体重可有1～2kg或更多的差距。

7.其他水肿 注意分辨营养不良性水肿、经前期紧张综合征、药物性水肿等。

七、水肿常见疾病的临床特点

1.急性肾小球肾炎 轻者仅眼睑、面部水肿，重者全身水肿，水肿呈非凹陷性，一般2～3周内消退。多伴有血尿、少尿。常于链球菌感染（如上呼吸道感染或脓疱疮）后1～3周发病。

2.心脏病引起的水肿 多伴有原发心脏病症状与体征，如呼吸困难、颈静脉怒张、肝脏大等，水肿常首先出现于身体下垂部位，随体位而改变。

3.营养不良引起的水肿 常从足部开始逐渐蔓延至全身，多伴有消瘦、面黄、食欲缺乏、精神不振等营养不良的表现。

第九节 呕血与便血的观察技巧

呕血与便血是消化道出血的常见症状。呕血是指患者自口腔呕吐血液，是急性上消化道出血的主要临床表现之一。上消化道出血是指食管、胃、十二指肠、空肠上段及胰腺、胆道等部位的出血。绝大多数呕血患者伴有黑便。引起呕血的常见疾病包括食管静脉曲张破裂、消化性溃疡、胃癌、肝硬化等。血液由消化道自肛门排出，无论仅有少量血液还是全血便，颜色鲜红、暗红或呈柏油样，均称便血。便血更多提示下消化道出血，尤其是结肠和直肠出血。一般认为，上消化道出血量达50mL以上时即可出现黑便。引起便血的常见疾病，包括小肠肿瘤、肠结核、急性细菌性痢疾、结肠息肉、直肠肛管疾病等。

一、观察出血的量、颜色和速度

消化道出血量>5 mL/d时，大便隐血试验阳性；出血量50～100 mL/d时可引起黑便；胃内积血在250～300 mL时可出现呕血；呕血量>400 mL时，可出现全身症状，如头晕、心悸、出汗、乏力等。急性失血超过血容量的1/5时，可出现周围循环衰竭；而慢性失血超过血容量的1/3可出现循环衰竭的症状与体征。

出血的颜色取决于出血量的多少以及血液在胃肠内停留时间的长短。呕血时如胃内停留时间短，则呕血呈暗红色或鲜红色；若出血少，在胃内停留的时间较长，则呈咖啡渣样或黑褐色。便血时如量少则呈鲜红色，多为直肠、乙状结肠或降结肠疾病（如息肉、痔等）出血，也可见于肠套叠。大量便血，呈暗红色或黑便，多为上消化道或急性出血性坏死性肠炎、肠伤寒等出血。

二、观察出血的进展

呕血患者常先有恶心，然后呕血，继而排出黑便。食管或胃出血多有呕血及黑便。而十二指肠出血多无呕血而仅有黑便。呕出血液的性状主要取决于血量及其在胃内停留的时间，如出血量少而在胃内停留时间较长，由于血红蛋白受胃酸的作用，转化为酸化正铁血红素，呕吐物呈咖啡残渣样，但如出血量大而在胃内停留时间短时，呕吐物呈鲜红色。

便血的颜色取决于消化道出血部位的高低，上消化道出血时排出的多为暗红色血便或柏油样便，下消化道出血时多为暗红色或鲜红色血便。急性上消化道出血伴肠蠕动加速时，可排出较鲜红的血便，而不呈黑便。小肠出血时，如血液在肠内停留时间长，可呈柏油样便；当小肠出血量多而排出快时，则便血呈暗红色，甚至呈较鲜红的稀便。结肠与直肠出血时，由于血液停留于肠内时间短，往往排出鲜红色或较鲜红的血便。

消化道大出血时可出现急性循环功能不全的症状，长期慢性消化道出血可引起失血性贫血症状。反复呕血或黑便，排便次数增多或大便转为暗红色伴肠鸣音活跃，经补充血容量后，周围循环衰竭的表现无明显改善，常提示继续出血或有再出血的可能。

三、判断出血的部位

呕血时，如病变在幽门以上，特别是出血量较大者一般有呕血。如病变在幽门以下，短时间内出血量大，血液可反流入胃，引起呕血；出血量小而缓慢者，可无呕血而仅有黑便。

大便后滴血，与大便不相混杂，多见于内痔、肛裂，也见于直肠息肉等疾患；如大便呈脓血便或血便带脓性黏液，应注意细菌性痢疾、肠结核、慢性结肠炎等。

另外，如确定是便血，应仔细检查是否为口腔、鼻咽、支气管及肺等部位的出血被吞咽引起的黑便，以及排除某些药物、食物所致的血样便或黑色大便。通常口咽、鼻腔部位的出血，如鼻出血、拔牙咽下血液可引起呕血与黑便；呼吸、循环系统疾病，如肺结核、支气管扩张、二尖瓣狭窄等导致咯血；进食动物血可引起黑便；口服含铋剂、铁剂或炭粉、中药等均可出现黑大便，但一般为灰黑色，无光泽，隐血试验阴性。

四、观察全身情况

对呕血或便血患者应注意观察其神志、精神反应、生命体征。尤其是血压，皮肤、甲床色泽，静脉充盈度以及尿量等，了解有无贫血、休克、中毒症状及其他部位的出血。

五、观察伴随症状

注意观察患者有无苍白、乏力、头晕、发热等。多数患者在消化道出血后24h内常出现低热，一般不超过38.5℃，可持续3～5d。如便血伴剧烈腹痛，甚至休克者，应警惕肠系膜血管阻塞、出血性坏死性肠炎、肠套叠等；对有腹胀、肠型、压痛及腹部包块者应考虑肠套叠的可能；便血伴其他部位出血时应考虑血液系统疾病；伴发热及全身中毒症状者多系急性感染所致。

六、呕血常见疾病的临床特点

1.胃、十二指肠溃疡出血　多伴有胃痛、腹痛等。患者常先有恶心，然后呕血，食管及胃的出血多有呕血及黑便，呕吐物可呈咖啡残渣样棕黑色，而出血量大时呕吐物可呈鲜红色或暗红色。

2.门静脉高压致消化道大出血　多有肝病史，可伴有蜘蛛痣、肝掌、腹壁静脉怒张等。出血量大，难以止血，可出现脉搏细弱、血压降低和休克等急性循环功能不全的症状。

七、便血常见疾病的临床特点

1.直肠、肛管疾病　便血量少，血色鲜红，在便后滴下或射出，可有便秘，或无特殊不适。

2.肠套叠出血　儿童，尤其婴幼儿多见，伴有腹痛、哭闹、腹部腊肠样包块等，大便为果酱样血便。

3.细菌性痢疾　多有进食不洁食物史，伴有腹痛、腹泻，大便呈红白冻子样。大便常规可发现脓细胞。

第十节　咯血的观察技巧

咯血是指喉部和喉部以下的呼吸道，包括气管、支气管和肺脏的出血，经口排出。咯血可见于下列疾病。①支气管疾病：如慢性支气管炎、支气管扩张、支气管内膜结核及支气管癌等。②肺部疾病：如肺炎、肺结核、肺癌、肺寄生虫病、肺血管病（肺梗死、肺动脉高压等）、硅沉着病（矽肺）及尘肺等。③心血管疾病：如风湿性心脏病、二尖瓣狭窄、先天性心脏病、左心衰竭等。④血液系统疾病：如白血病、血小板减少症、血友病等。⑤其他疾病：如流行性出血热（肾综合征出血热）、钩端螺旋体病等传染病等。

咯血是肺结核、支气管扩张的常见症状之一，临床上1/3～1/2肺结核与支气管扩张患者表现为咯血，其程度轻重不一。

一、观察患者全身情况

患者尽可能取患侧卧位，出血病灶不明确者，可暂取平卧位，头偏向一侧，也可取半卧位。定时、准确测量血压、呼吸和脉搏等，观察呼吸次数、深度、节律，有无呼吸困难，特别注意有无早期窒息或出血性休克的迹象。

二、观察先驱症状

咯血常表现为痰中带血点、血丝，重者可表现为大口咯鲜血、血凝块。如果咯血量大可堵塞气管引起窒息。此类患者病情危重，观察、抢救和护理措施不当均可危及患者生命。在大咯血出现前24h内，患者多有先驱症状，如出血侧胸内发热感、胸闷、喉痒、胸部或喉部痰鸣之声，以及咳嗽、恶心、心悸、胸部压迫感、头痛、头晕等。咯血时患者伴剧烈咳嗽、出冷汗、脉速、面色苍白或恐惧感等。

三、区分咯血与呕血

咯血与呕血在原发病、血液性状、出血方式以及伴随症状上有明显不同，鉴别方法见表19-1。

表19-1　咯血与呕血的鉴别

	咯血	呕血
病史	肺结核、支气管扩张、肺癌、心脏病	消化性溃疡、急性胃黏膜病、肝硬化
出血前症状	喉部痒感、胸闷、咳嗽等	上腹部不适、恶心、呕吐等
出血方式	咳出	呕出，可为喷射状
血液性状	鲜红泡沫状，伴有痰液呈碱性	棕黑色、暗红色，有时为鲜红色，伴有食物残渣，呈酸性
演变	大咯血后常持续痰血数日，除非吞入多量血液，否则少见黑便	呕血停止后无持续痰血，但常有黑便，甚至便血

四、观察血量

记录咯血次数、时间和出血流量及出血量。出血流量是指一次出血的量。出血量是指自开始咯血到记录时的总量，出血流量越快，危险性越大，死亡率越高。咯血量<100mL/d为少量咯血；100～500mL/d为中等量咯血；>500mL/d或一次咯血量>100mL为大量咯血。

五、观察伴随症状

咯血伴发热，见于肺结核、肺炎、肺脓肿、流行性出血热等；伴胸痛，见于大叶性肺炎、肺结核、支气管肿瘤等；伴呛咳，见于支气管肺癌、支原体肺炎等；伴脓痰，见于肺脓肿、支气管扩张、空洞性肺结核并发感染等；伴皮肤、黏膜出血应考虑血液病、流行性出血热、肺出血型钩端螺旋体病、风湿病等；伴黄疸，需注意钩端螺旋体病、大叶性肺炎、肺梗死等。

六、观察阳性体征

咯血本身无特异性阳性体征，但不同的原发病引起的咯血，一般均有其特殊的阳性体征。杵状指伴大量脓痰、咯血者，可能是支气管扩张或肺脓肿；杵状指伴发绀、心脏异常体征者为先天性心脏病。肺部体征可用来判断出血部位，如一侧肺部呼吸音减弱、粗糙或出现湿啰音、管状呼吸音而对侧呼吸音良好，常提示出血部位在有阳性体征的一侧。支气管疾病所引起的出血，一般出血量较大，听诊时患侧常可闻及各种不同性质的啰音。

七、询问病史

了解患者的年龄、居地、结核病接触史、心肺疾病史、血友病史，注意咯血诱因、过去咯血史、全身情况、烟酒不良嗜好，对分析判断大咯血的可能原因都是非常重要的。青壮年出血多见于肺结核、支气管扩张、风湿性心脏病二尖瓣狭窄等；40岁以上有较大量吸烟史者，应高度警惕肺癌。

八、咯血常见疾病的临床特点

1.支气管扩张 多为获得性，患者幼年可有麻疹、百日咳、支气管肺炎、肺结核等病史。临床表现主要为咳痰、咯血，反复发作呼吸道和肺部感染。患者排痰量多，为黄绿色黏液性脓痰，甚至有恶臭。体位改变，尤其是清晨起床时可能诱发剧烈咳嗽，大量咳痰、咯血，病程久者可有贫血、营养不良、杵状指（趾）等。肺部听诊可闻及局限湿啰音和呼气性啰音。咯血可反复发生，程度不等，从小量痰血至大量咯血，咯血量与病情严重程度有时不一致，支气管扩张咯血后一般无明显中毒症状。

2.肺出血 新生儿多见，是引起新生儿死亡的重要原因。肺出血数小时后即可出现症状，一般多在出生后3~5d发病，2周后极为少见。最初表现为拒乳、哭声无力，有时呻吟、喘憋。休温不升，在35℃之下，皮肤出现硬肿，四肢冻红或有水肿。逐渐出现青紫，呼吸浅慢或不规则，心率缓慢，肺部可听到细湿啰音，提示肺出血先兆。婴儿面部呈痛苦表情，烦躁不安，甚至发出尖叫声，随之立即由鼻孔喷出鲜血或血性泡沫液。出血量自10~30mL不等，大多在出血后1~2h迅速恶化而死亡。早期死亡者出血部位多在间质和肺泡内，48h后死亡者出血多在肺泡内。

3.肺结核 典型肺结核起病缓慢，病程较长，有低热、乏力、食欲缺乏、咳嗽和少量咯血。但多数无明显症状，经X线检查才被发现，个别因突然咯血而被发现，但在病程中常可追溯到轻微的毒性症状。表现为午后低热、乏力、食欲减退、体重减轻、盗汗等。患者一般有干咳或只有少量黏液痰。当炎症波及壁层胸膜时，可有胸壁刺痛，随呼吸和咳嗽而加重。

第十一节 咳嗽的观察技巧

咳嗽通常是由于呼吸道分泌物或异物刺激呼吸道黏膜引起的一种保护性反射动

作，借以消除呼吸道刺激因子。引起咳嗽与咳痰的常见疾病包括：①呼吸系统疾病，如急性或慢性支气管炎、肺炎、胸膜炎、肺结核、肺癌、硅沉着病等。②心血管系统疾病，如急性左心衰等。咳嗽在防御呼吸道感染方面有重要意义，咳嗽时痰液的颜色、量、气味和性状是诊断疾病的重要依据。

一、观察咳嗽的时间

晨起咳嗽，多见于上呼吸道慢性炎症、烟瘾者；昼间咳嗽，多见于支气管和肺部炎症及心力衰竭者；夜间咳嗽或咳嗽夜间加重，多见于肺结核、支气管淋巴结核及慢性左心功能不全；进食时咳嗽，见于胃食管反流，使胃内容物呛入气管，也可见于气管—食管瘘、食管室等；急性骤然发生的咳嗽，多见于急性上呼吸道感染、急性支气管炎、大叶性肺炎等；慢性长期持续性咳嗽，见于慢性咽炎、慢性支气管炎、肺结核、肺癌等。

二、观察咳嗽节律

咳嗽可分为单声咳嗽、连续性咳嗽、阵发性痉挛咳嗽和周期性咳嗽。①单声咳嗽：多见于喉炎、气管炎、支气管炎、吸烟者。②连续性咳嗽：多见于肺部炎症。③阵发性痉挛咳嗽：多见于异物吸入、百日咳、支气管哮喘、支气管内膜结核及支气管肿瘤等。④周期性咳嗽：多见于慢性支气管炎、支气管扩张、空洞型肺结核等。

三、观察咳嗽音色

咳嗽声音嘶哑，多见于声带炎症、喉炎、喉结核、喉癌；咳嗽无声或声音低沉，可见极度衰竭或喉返神经麻痹的患者；金属声音的咳嗽，见于纵隔肿瘤、主动脉瘤或支气管肺癌压迫气管；激烈的高音调、短促轻咳，多见于干性胸膜炎，肺炎，胸、腹部创伤或术后；犬吠样咳嗽，多见于喉头疾患、声带肿胀、气管异物或气管受压；鸡啼样吸气声则是百日咳的特征。

四、观察咳嗽的性质

注意咳嗽是否伴有痰液产生，即干性咳嗽或湿性咳嗽。①干性咳嗽：常见于慢性喉炎、喉癌、急性支气管炎、气管受压、支气管内新生物或异物等。②湿性咳嗽：见于慢性支气管炎、支气管扩张、肺脓肿、空洞型肺结核等。

五、观察咳嗽的伴随症状

如伴发热，提示感染性炎症；伴低热、盗汗、食欲缺乏、消瘦等可能是肺、喉结核；伴胸痛，提示病变累及胸膜；伴呼吸困难，提示咽、喉、呼吸道因炎性渗出物、肿瘤、出血、异物等导致咽喉部或呼吸道内有阻塞或外压性病变存在；伴哮鸣音，提示呼吸道有狭窄或痉挛性病变。如使用卡托普利、依那普利等血管紧张素转化酶抑制药，可能是药物性咳嗽等。

六、注意咳嗽与体位改变的关系

当体位突然改变时，分泌物流动刺激正常支气管黏膜而发生咳嗽，见于严重支气管扩张、支气管胸膜瘘、肺脓肿等。另外，纵隔肿瘤、大量胸腔积液患者在改变体位时，也会引起咳嗽；仰卧位咳嗽加重常因为鼻窦炎的鼻腔分泌物流入气管所致。

七、了解患者职业与生活环境

如矿工、纺织工等长期接触有害粉尘、刺激性气体易发生咳嗽；教师以及吸烟、酗酒者等也易引起干性咽炎而致咳嗽；热带或亚热带地区长期咳嗽或哮喘，多半于夜间发作或加重，又无家族史和明显气候变化关系，可能是热带嗜酸性粒细胞增多症。

八、咳嗽常见疾病的临床特点

1.支气管肺炎　大多起病较急。主要表现为发热、咳嗽和气促。咳嗽较频，呼吸加速，可有鼻翼扇动、点头呼吸、三凹征、唇周发绀。典型病例肺部可听到较固定的中、细湿啰音。

2.百日咳　阵发性痉挛性咳嗽是百日咳的特点。阵发性痉挛性咳嗽发生时，先是频繁短促的咳嗽十余声至数十声，患者处于呼气状态，随之是一次深长吸气。但此时喉部仍呈痉挛状态，气流通过紧张狭窄的声门发出一种高调的吼声，如鸡鸣或犬吠样。由于剧咳，可致呕吐、大小便失禁、面红耳赤、口唇发绀、张口伸舌。痉咳发作无先兆，任何刺激都可诱发。

第十二节　发绀的观察技巧

发绀是指血液中还原型血红蛋白增多，使皮肤、黏膜呈青紫色，以皮肤较薄、色素较少和毛细血管丰富的部位，如口唇、鼻尖、颊部与甲床等处较为明显。

一、了解发病年龄、性别与病史，自出生或幼年即出现发绀者，常见于发绀型先天性心脏病或先天性高铁血红蛋白症。特发性阵发性高铁血红蛋白血症可见于育龄女性，且发绀出现多与月经周期有关。

二、观察发绀的部位及特点

若系中心性发绀，应询问和观察有无心悸、气促、胸痛、咳嗽、晕厥、尿少等心、肺疾病症状；如发绀为周围性，则应注意观察上半身或某个肢体或肢端有无局部肿胀、疼痛、肢凉、受寒等。

三、分析发病的病因和诱因

引起发绀的原因可分为2类：

1.血液中还原型血红蛋白增多　可见于中心性发绀，如心、肺疾病导致动脉血氧饱和度（SaO_2）降低，其特点为全身性，皮肤温暖；周围性发绀，是由于周围循环血流障碍所致，常见于肢体末梢与下垂部位，如肢端、耳垂与鼻尖，这些部位的皮肤温度低、发凉，若按摩或加温耳垂与肢端，使其温暖，发绀即可消失。另外，重症休克、局部血液循环障碍，如血栓闭塞性脉管炎、雷诺（Ray-naud）病、肢端发绀症、冷球蛋白血症、网状青斑、严重受寒等也可引起全身或皮肤冰冷、苍白与发绀。

2.血液中存在异常血红蛋白衍化物　可见于药物或化学物质中毒所致的高铁血红蛋白血症，如伯氨喹（伯氨喹啉）、亚硝酸盐、氯酸钾、磺胺类、苯丙砜、硝基苯、苯胺等中毒。其特点是急骤出现，为暂时性，病情严重，经氧疗青紫不减，抽出的静脉血呈深棕色，暴露于空气中也不能转变成鲜红色，若静脉推注亚甲蓝溶液、硫代硫酸钠或大剂量维生素C，均可使青紫消退。另外，进食大量含有亚硝酸盐的变质蔬菜时也可出现发绀，称"肠源性发绀"。

护理观察中应根据临床表现分析引起发绀的原因和诱因，如急性起病又无心、肺疾病表现的发绀，须询问患者有无摄人相关药物、化学物品、变质蔬菜以及在有便秘情况下服用含硫化物史。

四、观察发绀伴随的症状

观察有无呼吸困难、心率加快，有无特殊体位，吸氧后症状有无改善，如呼吸困难是否减轻，发绀是否改善等，以及伴随症状。伴呼吸困难者多见于重症心、肺疾病和急性呼吸道阻塞等；伴杵状指，病程较长者，多见于发绀型先天性心脏病以及某些慢性肺部疾病；急性起病伴意识障碍者，可见于某些药物中毒、休克等。

五、发绀常见疾病的临床特点

1.中心性发绀　多见于心、肺疾病，发绀为全身性，除颜面与四肢外，还累及黏膜及躯干的皮肤，但皮肤是暖和的，多伴有心、肺疾病所致的呼吸困难等，病程较长。

2.周围性发绀　多由于周围循环障碍所致，常出现于肢体的末梢部位与下垂部分，如肢端、耳垂与口唇，这些部位的皮肤是冰冷的，按摩和加温发绀的耳垂或肢端皮肤，发绀即消退。可见于右心功能不全、严重休克等。

第十三节　心悸的观察技巧

心悸是一种自觉心脏搏动的不适感或心悸感。心脏活动异常是引起心悸的病理基础，心悸时心率可快、可慢，也可有心律不齐、心跳增强等，部分患者心率和心律亦可正常。

一、观察脉搏和心脏跳动的频率、节律等变化

心悸通常通过患者主观感受以及脉率、心率的测诊来判断。对于期前收缩和心房颤动呈阵发性发作者，需动态观察，一次听诊时间不少于1min。

二、注意诱发因素

诱发因素有助于对心悸做出初步判断，即属于生理性或病理性。通常引起心悸的病理因素包括心脏跳动增强和心律失常2个方面。

1.心脏跳动增强　可为生理性或病理性。①生理性者：可见于健康人剧烈运动或精神过度紧张，饮酒、浓茶或咖啡后，应用某些药物，如肾上腺素、麻黄碱（麻黄素）、咖啡因、阿托品、甲状腺片等。②病理性者：多见于心室肥大，如高血压心脏病、各种原因所致的主动脉瓣关闭不全、风湿性二尖瓣关闭不全、甲状腺功能亢进、贫血、发热、低血糖症、嗜铬细胞瘤等。

2.心律失常　心动过速、过缓或心律不齐时均可出现心悸，如各种原因引起的窦性心动过速，阵发性室上性或室性心动过速，高度房室传导阻滞，窦性心动过缓或病态窦房结综合征，心律不齐，如房性或室性的期前收缩、心房颤动。

3.自主神经功能紊乱　多见于青年女性。临床表现除心悸外，常有心率加快、心前区或心尖部隐痛，以及疲乏、失眠、头晕、头痛、耳鸣、记忆力减退等神经症表现，且在焦虑、情绪激动等情况下更易发生。

4.其他诱发因素　①与生活习惯有关的诱发因素：包括剧烈运动，精神过度紧张。饮酒、浓茶、咖啡或大量吸烟后，应用某些药物如肾上腺素、麻黄碱、咖啡因、阿托品、甲状腺片等。②因情绪改变而诱发者：多见于各种心脏疾患、甲状腺功能亢进、

贫血或神经症。临床表现除心悸外常有心率加快、心前区或心尖部微痛，以及疲乏、失眠、头晕、头痛、耳鸣，以及记忆力减退等神经症的表现，焦虑、情绪激动的情况下更易发生。③气候因素：如突然受寒冷刺激而诱发者大多为缺血性心脏病，常伴有心前区疼痛、憋闷等症状；受寒冷刺激导致发热后出现心悸者，多与心肌炎症、心功能不全有关。应检查血白细胞计数、心肌酶、血沉及超声心动图等。④劳累或运动诱发者：多为心脏器质性病变，如高血压心脏病、各种原因所致的主动脉瓣关闭不全、风湿性二尖瓣关闭不全等。

三、观察心悸与患者的精神状态和注意力是否有关

身心健康者在安静状态并不感到自己心脏在搏动，但在情绪激动或剧烈体力活动后常感心悸，为时短暂，静息片刻心悸消失。而神经敏感者则不然，一般心率突然加快或偶发期前收缩也可感到心悸。此外，当患者注意力集中时，如夜间卧床入睡前，或在阴森的环境中，心悸往往易出现且明显。

四、注意有无伴随症状

伴心前区疼痛可见于冠状动脉粥样硬化性心脏病（简称冠心病）、心肌炎、心包炎，亦可见于心脏神经症。伴发热可见于急性传染病、风湿热、心肌炎、心包炎、感染性心内膜炎。伴晕厥或抽搐可见于高度房室传导阻滞、心室颤动或阵发性室性心动过速、病态窦房结综合征。心悸伴神经症多见于心脏神经症，其发病常与精神因素有关，常因情绪激动而发作。伴消瘦、腹泻、烦躁易怒、大便次数多、眼球凸出者应考虑甲状腺功能亢进引起的心悸。心悸伴乏力、面色苍白、头晕、血红蛋白降低应考虑贫血引起的心悸。心悸于餐后3h或空腹时出现，伴头晕、饥饿感、出冷汗，应考虑低血糖，特别对于那些已用药物治疗或胰岛素治疗的糖尿病患者，更应注意是否药物过量引起的低血糖反应。伴发热、咽痛应警惕心肌炎。

五、心悸常见疾病的临床特点

1.心脏神经症　患者以青壮年女性为多，除心悸以外，常有心率加快，心前区刺痛或隐痛，呼吸不畅，并常伴有头痛、头晕、失眠、易疲劳、注意力不集中等神经症症状。发病与精神因素有关，常因情绪激动而发作。

2.心律失常　各种原因引起的心律失常，如心动过速、心动过缓、期前收缩、心律不齐等都可引起心悸，患者可因心脏突然异常跳动而感到心悸，有时也可出现心脏突然停跳的感觉，多有心电图的异常改变或心脏原发病表现。

第十四节　晕厥的观察技巧

晕厥是由于脑供血骤然减少或停止而出现的短暂的意识丧失，常伴有肌张力的丧失而不能维持一定的体位。引起晕厥的原因包括：神经系统介导的反射性晕厥、直立性低血压、心律失常、器质性心脏病、脑血管疾病等。晕厥发作时患者常有面色苍白、血压降低、瞳孔散大、对光反射迟钝、呼吸减弱。晕厥是一种可逆性的大脑皮质功能紊乱。

一、注意患者神志及生命体征

应注意患者神志及精神状态，有无发绀、贫血、水肿、脱水，有无呼吸困难、过度换气，注意呼吸频率和节律、血压、心率与心律；观察有无伴发伤害，特别是老年患者，应仔细检查有无跌倒所致的骨折和外伤。

二、了解有无诱发因素

通常用力后出现晕厥多见于先天性发绀性心脏病、主动脉狭窄、重度贫血或原发性肺动脉高压症；空腹时晕厥多为低血糖；情绪紧张、疼痛、各种手术、过度疲劳等诱发晕厥，常见于血管抑制性晕厥；服用抗高血压药后发生晕厥，多为低血压；服用洋地黄类药或抗心律失常药时出现晕厥，应考虑阿-斯综合征；服用降血糖药出现晕厥应考虑低血糖；突然转头或衣领过紧诱发晕厥，伴有抽搐、心率减慢、血压轻度降低者，应警惕颈动脉窦综合征。

三、了解发作时的体位

发生于立位或坐位者多为血管抑制性晕厥。由卧位转为立位时发生晕厥，多为直立性低血压。夜间起床排尿时发生晕厥，见于排尿性晕厥。卧位变化时发生晕厥常见于左房黏液瘤、左房巨大血栓。

四、观察晕厥的时间

晕厥持续时间历时数秒至数分钟，很可能是血管舒缩功能障碍引起的晕厥。超过数分钟，提示低血糖、癔症或过度换气。

五、观察伴随症状

晕厥发作时伴自主神经功能紊乱，如面色苍白、出冷汗、恶心、乏力等，见于血管抑制性晕厥及低血糖性晕厥。晕厥伴抽搐多为阿-斯综合征；晕厥过后伴胸痛，应考虑心绞痛、心肌梗死。晕厥伴发绀和呼吸困难，可见于急性左心衰、左房黏液瘤、左房巨大血栓。伴有肢体麻木、偏瘫、偏盲、语言障碍等症状，考虑一过性脑缺血发作。晕厥有失眠、多梦、健忘、头痛病史，考虑神经症、慢性铅中毒性脑病。另外，应注意观察晕厥后有无身体受伤、皮肤是否完整，有无骨折、软组织挫伤等。

六、晕厥常见疾病的临床特点

1.梅尼埃综合征（旧称美尼尔综合征） 本病以突发性眩晕、耳鸣、耳聋或眼球震颤为主要临床表现，眩晕有明显的发作期和间歇期，患者多数为中年人，突然发作，可在任何时间发作，甚至入睡后也可发作。最常见的症状为患者睁眼时，感觉房子或周围物体在转动，闭眼时自觉身体在旋转，眩晕来势猛烈时可使患者突然倒地。发作期间患者睁眼或转动头部则症状加重，故大多数患者闭目静卧，头部和身体都不敢转动。常伴有不敢睁眼、恶心、呕吐、面色苍白、出汗，甚至腹泻、血压偏低等一系列症状。部分患者伴有头痛，一般意识清醒。

2.反射性晕厥 反射性晕厥包括：①单纯性晕厥，临床上较多见，晕厥前多有明显的诱因，如疼痛、高温、神经紧张、恐惧、情绪激动、通风不良、空气污浊、疲劳、持续站立、饥饿、妊娠以及各种慢性疾病的后期，一般恢复较快，无明显后遗症状。②直立性低压性晕厥。患者从卧位改变为直立位时，血压迅速下降而导致脑血流量不足，出现晕厥症状时称直立性低血压。多在中年后发病，男性多于女性。病程可数月至数年，长者可达10年以上。早期只有轻微的自主神经功能不全的症状，以后缓慢进展可出现直立性低血压、自主神经症状、躯体神经症状等。③排尿性晕厥，常发生于排尿或排尿结束时，引起反射性血压下降和晕厥。④颈动脉窦性晕厥，又称颈动脉窦综合征，是由于颈动脉受刺激、颈动脉硬化或其邻近病变、衣领过紧时发生。颈动脉窦附近有肿瘤、炎症、外伤、受到牵拉或颈动脉窦受到外力的压迫等导致颈动脉窦性晕厥发作。⑤仰卧位低血压性晕厥，主要见于妊娠后期、腹腔内巨大肿瘤、血栓性静脉炎、下腔静脉内隔膜样阻塞及静脉原发性平滑肌瘤等。主要表现为仰卧时患者血压骤降、心率加快及晕厥发作。

3.心源性晕厥 主要是由于心脏停跳、严重的心律失常、心肌缺血等导致心排血量突然下降，脑供血不足所致。直立时发病，无明显的先兆表现，多提示心源性晕厥或直立性低血压性晕厥。仰卧位时发病的晕厥多为心源性晕厥。

4.脑源性晕厥 是指脑局部供血不足引起的晕厥。发作时间可较长，预后差。主要见于脑干肿瘤、炎症、变性、高位脊髓病变等。其他如某些镇静药、地西泮药、麻醉药等可抑制中枢神经、血管、运动中枢导致晕厥发作。

第十五节　皮肤、黏膜出血的观察技巧

皮肤、黏膜出血是因机体止血或凝血功能障碍所引起全身性或局部性皮肤、黏膜自发性出血或损伤后难以止血的临床特征。血管因先天或后天的因素而有缺陷时，会导致血液流出血管外而不能适当凝固，通常会在皮肤上形成瘀青或点状出血斑等。如自身免疫病是血管的异常而导致的出血，成骨不全症、维生素C缺乏病（坏血病）等是结缔组织异常导致的出血。老年性紫癜是结缔组织老化或有缺血而使血管壁通透性增加，致使血液外流。血小板的质量或数量异常、凝血因子缺乏也可引起出血，如骨髓疾病、血液系统恶性肿瘤、肝脏疾病、脾脏肿瘤、血管炎、溶血性疾病、尿毒症等均可引起出血。

一、询问病史

应详细询问家族史、既往病史、初次出血时间及出血时的并发症、药物使用情况等。了解出血是持续性、间断性或渐进性、突发性及相关诱因，如血友病、成骨不全症、遗传性出血、毛细血管扩张症等常有家族史；病毒或细菌感染、药物可引起的特发性血小板减少性紫癜。

二、观察出血的形式

皮肤、黏膜出血临床表现为皮下瘀青、瘀血斑、血肿块、黏膜下出血或皮肤、黏膜表面有血液流出。皮下瘀青一般呈点状或块状，由皮下小血管破裂、出血所致；血肿块多由较大的血管破裂出血所致，流出的血液通常聚集成块，压迫邻近的组织、血管或神经，可导致疼痛、感觉障碍或局部循环障碍。

通常瘀青限于皮下，多发生于轻度撞击、碰撞后。黏膜出血多见于口腔黏膜、牙龈及鼻腔黏膜。继发性出血及全身受伤时易出血不止，勉强止住又容易再度流血，如血尿、月经过多、便血、呕血等。

三、观察出血量

出血量少对身心健康影响不大，出血量多则有危险。慢性血液流失会造成机体贫血；急性出血可因血容量不足而出现休克，如面色苍白、心率加快、血压降低，甚至昏迷、死亡。

四、观察临床特征

1.血小板异常引起的出血 表现为出血点、紫癜、瘀斑、鼻出血、牙龈出血、月经过多、血尿及黑便，严重者可颅内出血。

2.血管壁异常引起的出血 表现为皮肤黏膜瘀点、瘀斑，如过敏性紫癜时表现为四肢或臀部对称性、高出皮肤的紫癜。

3.凝血功能障碍引起的出血 常表现为内脏、肌肉出血或软组织血肿，关节腔内出血。

护理工作中应特别注意观察皮肤、黏膜出血的动态变化，如出血点、瘀斑减少或扩大。

五、观察伴随症状

观察有无皮肤苍白、乏力、头晕、发热、黄疸、腹痛、关节痛及相关症状。如四肢对称性紫癜伴关节痛、血尿见于过敏性紫癜；伴黄疸见于肝病；自幼有轻伤后出血不止、关节肿痛者见于血友病。

六、皮肤与黏膜出血常见疾病的临床特点

1.原发性血小板减少紫癜 临床上可分为急性型及慢性型2种。前者多为10岁以下儿童，起病前多有病毒感染史，以上呼吸道感染、风疹、麻疹、水痘居多。感染与紫癜之间潜伏期为1～3周。主要表现为皮肤、黏膜出血，皮肤出血呈大小不等的瘀点，分布不均，以四肢为多。黏膜出血有鼻出血、牙龈出血、口腔黏膜血泡。慢性型以20～50岁多见，起病隐袭。患者可有持续性出血或反复发作，如反复鼻出血或月经过多。瘀点及瘀斑可发生在任何部位的皮肤与黏膜，但以四肢远端较多。

2.白血病 可表现为头晕、乏力、心悸、面色苍白，皮肤、黏膜可出现自发出血倾向，如鼻黏膜、齿龈区自发性渗血；拔牙或其他创伤后伤口出血不止；皮肤出现瘀斑、出血点等；女性患者月经延长等；少数患者可出现消化道出血，如黑便、便血及眼底、颅内出血等。

3.再生障碍性贫血 主要表现为贫血、出血及感染。贫血进行性加重，苍白、乏力、头晕、心悸和气促等症状明显。多数患者有发热，皮肤、黏膜及内脏出血，表现为出血点或大片的瘀斑。

第十六节　便秘的观察技巧

便秘是一种可见于多种疾病的症状群，指的是大便次数减少和（或）大便干燥难解，一般2d以上无排便，提示存在便秘，常伴有排便困难感。

一、观察引起便秘的诱因

便秘可由于机械性肠梗阻、结肠蠕动功能减弱或消失、自主神经功能紊乱、肠平滑肌功能性痉挛，以及直肠黏膜感受器减弱等病理性因素引起。也可由于偏食习惯，食物中粗纤维、果胶与脂肪过少，腹肌与骨盆底肌软弱，以及忽视培养定时排便的习惯等因素引起，后者称习惯性便秘，多见于中年以上的经产妇女。

不同疾病引起的便秘可有不同的临床表现。通常便秘表现为大便量少、硬结、排出困难，如长期用力排便，直肠处有坠胀感，排便不完全或依靠手法帮助排便，7d内大便次数少于2~3次。引起便秘的常见疾病包括肛门狭窄、先天性巨结肠、直肠癌，正常人饮水、进食粗纤维食物太少时也可引起便秘。

二、观察伴随症状

对于便秘的患者应注意有无伴随症状，如便血、贫血、消瘦、发热、黑便、腹痛等，询问病史时应了解大便的次数，有无便意，是否大便困难以及大便的性状、颜色等。梗阻型的便秘常表现为排便费力、排便不尽感或下坠感，排便量少，有便意或缺乏便意，肛门直肠指检时直肠内存有不少泥样大便，用力排便时肛门外括约肌呈矛盾性收缩。急性便秘伴呕吐、肠绞痛者多为各种原因所致的肠梗阻。便秘与腹泻交替出现应注意肠结核、结肠肿瘤、慢性非特异性结肠炎等。慢传输型便秘常表现为排便次数减少，少便意，粪质坚硬，肛门直肠指检时无大便或触及坚硬的大便。通常糖尿病、系统性硬化病合并的便秘以及药物引起的便秘属于慢传输型便秘。肠易激综合征引起的便秘表现为排便次数少，排便艰难，排便、排气后腹痛或腹胀缓解。

三、便秘常见疾病的临床特点

1.大肠癌包括结肠癌和直肠癌，是消化道常见恶性肿瘤之一。临床表现为腹泻、血便或黏液脓血便，大便形状或习惯发生改变，腹痛，腹部包块等。早期症状主要表现为大便习惯改变，如便秘、腹泻，或腹泻与便秘交替。大便表面常有少量血液和黏液附着。随病情发展，便血逐渐增多，并有里急后重感，体重减轻、贫血等症状呈进行性加重。晚期可出现黄疸、腹水、肝大、腹块、肠梗阻、恶病质、骶尾部持续性疼痛、大便失禁等症状。

2.肛裂是指肛门齿状线以下的肛管皮层发生长形或椭圆形裂隙，常见于成年人及幼儿。便秘是引起肛裂的重要原因，多发生于慢性顽固性便秘的患者，主要表现为排便时和排便后肛门剧烈疼痛，甚至反射性引起下腹部、腿部疼痛，伴少量出血，血液呈丝状覆盖在大便表面，或染于手纸上，多为鲜血，也可表现为便后少量鲜血滴出。由于肛裂患者排便时或排便后肛门疼痛，所以患者常常惧怕排便，使大便更长时间停留在肠道，水分被过度吸收，大便更干燥变硬，加重便秘。

3.先天性巨结肠是一种先天性消化道畸形，表现为胎粪排出延迟、顽固性便秘及严重腹胀。多数患儿出生后不排胎便或延迟至 2~3d 后排出，随着便秘的发展，腹胀逐渐加重，腹部可见巨大结肠肠型，可扪及肠腔内储存的大量大便或粪石。长期便秘可导致慢性中毒及营养不良，患儿呈现腹大如鼓、骨瘦如柴的体态。肛诊时，手指进入患儿直肠壶腹部，触及肠腔内无大便（或胎粪），退出手指时，可诱发较大量的大便（或胎粪）及气体高压排出，随后腹胀减轻。

第十七节　排尿异常的观察技巧

排尿异常包括尿量的异常、尿色异常，以及尿频、尿急、尿痛等。成人如尿量 $<400\,mL/24\,h$，或 $<17\,mL/h$ 称少尿；尿量 $<100\,mL/24\,h$，$12\,h$ 完全无尿称无尿；如尿量 $>2500\,mL/24\,h$ 称多尿。尿频、尿急、尿痛三者同时存在时称尿路刺激征。

一、少尿、无尿、多尿

1.观察小便的性质和量，分析引起尿量改变的原因　观察小便的颜色、气味和性质是否正常，有无血尿、脓尿，有无尿臊味、氨臭味或其他特殊气味，仔细记录尿量，以 $24\,h$ 尿量为准，并严格记录入水量。如酮症酸中毒时小便可呈烂苹果味；血尿见于急性肾小球病变、肾损伤等。尿崩症少尿时尿相对密度降低，尿量比较固定，一般 $>4\,L/d$，最多不超过 $18\,L/d$。

（1）多尿的原因

1）暂时性多尿。①短时内摄入水或饮料、含水分高的食物过多。②使用利尿药后，可出现短时间多尿。

2）持续性多尿。①内分泌代谢障碍：常见于垂体性尿崩症、糖尿病、原发性甲状

183

旁腺功能亢进、原发性醛固酮增多症。②肾脏疾病：见于肾性尿崩症、慢性肾炎、慢性肾盂肾、肾小球硬化、肾小管酸中毒、药物、化学物品或重金属对肾小管的损害。也可见于急性肾衰竭多尿期等。③精神因素：精神性多饮患者常自觉烦渴而大量饮水引起多尿。

（2）少尿与无尿。引起少尿与无尿的基本病因有3类，即肾前性、肾性和肾后性。

1）肾前性：见于任何原因的休克、大出血、严重失水、心力衰竭、肾病综合征、肝肾综合征、大面积烧伤等。由于肾血流量减少，肾小球滤过率降低所致。

2）肾性：①肾实质病变所致肾小球和肾小管功能损害，见于急性肾炎、急进性肾炎、慢性肾炎、急性间质性肾炎、急性肾小管坏死。②严重的肾盂肾炎并发肾乳头坏死。

3）肾后性：①各种原因引起的尿路梗阻，如结石、前列腺肥大、肿瘤、结核或溃疡愈合后瘢痕挛缩。②肾严重下垂或游走肾所致的肾扭转。

肾前性和肾性少尿是小便生成减少所致，为真性少尿。肾后性少尿是小便排出受阻，小便潴留所致，为假性少尿。

2.观察全身情况　是指观察患者的面色是否苍白，眼睑及全身皮肤有无水肿。①脸色苍白，眼睑或全身水肿，血压增高，血尿，考虑肾脏疾病。②口唇、皮肤干燥，眼窝下陷、血压降低者，常由失水、失血，循环血量不足导致少尿。③发热、皮肤瘀斑，见于流行性出血热。

3.观察伴随症状　急性肾小球肾炎有高热、乏力、腰痛。急性尿潴留常有膀胱胀痛、排尿困难症状。伴肾区痛见于肾结石、肾盂肾炎。多尿伴多食、多饮，见于糖尿病、尿崩症。少尿伴恶心、呕吐、头痛、嗜睡、呼吸中有酮味，为糖尿病酮症酸中毒。

4.观察起病过程及症状　尿崩症多尿患者有烦渴、低相对密度尿和低渗尿，夜尿显著，一般尿崩症者喜冷饮，烦渴、多尿在劳累、感染、月经周期和妊娠期可以加重。急性肾衰竭少尿出现迅速，心力衰竭尿量逐步减少。

5.询问病史及流行病史　起病缓急，有无诱因，是否有失血、失水、药物史、肾脏病、心力衰竭、肝硬化，有无引起少尿的病因如休克、大出血、脱水或心功能不全等。

6.常见排尿异常的临床特点

（1）尿潴留　是指膀胱内有大量小便而不能自主排出，膀胱高度膨胀，容积可达3000～4000 mL，患者主诉下腹胀痛不适，排尿困难。检查时可见耻骨上膨隆，并扪及囊样包块，叩诊呈浊音。

（2）尿失禁 排尿不受意识控制，小便不自主地流出。①真性尿失禁时，膀胱完全不能储存小便，表现为持续滴尿。②假性尿失禁时，膀胱内储存部分小便，当膀胱充盈到一定压力时小便不自主溢出。③当咳嗽、打喷嚏或运动时，腹肌收缩，腹压增高，以致不自主地有少量尿液溢出，称压力性尿失禁，多见于中年女性，因膀胱括约肌张力减低，骨盆底部肌肉及韧带松弛所致。

二、尿频、尿急、尿痛

1.询问排尿时感受 正常人具有良好的控制排尿的能力，可以随意排尿，亦可以立即终止排尿，排尿时没有不适的感觉。反之，如果不能控制排尿，或排尿时有疼痛、烧灼等不适的感觉，或排尿频率改变，称排尿异常。常见的排尿异常有尿频、尿急、尿痛以及尿失禁等。①尿急：是指排尿有急迫感，迫不及待，不易控制，表现为尿意一来，即需尽快排尿，不可稍有懈怠。如仅有尿急而无尿痛者，多属精神因素，常迫不及待而出现尿失禁。尿急常伴有尿频，但尿频并不一定伴有尿急。病理性尿频、尿急常见于泌尿系统特别是下尿路炎症。②尿痛：是指排尿时感到尿道、膀胱和会阴部疼痛不适，或有烧灼感。尿痛程度有轻有重，常呈烧灼样，重者痛如刀割。常见于尿道炎、前列腺炎、前列腺增生、精囊炎、膀胱炎、尿路结石、膀胱结核、肾盂肾炎等。

2.观察排尿频次 尿频是指排尿次数增多。正常成人每日日间平均排尿4~6次，夜间就寝后0~1次；婴儿昼夜排尿20~30次。如排尿次数明显增多，超过了上述范围，就是尿频。护理中应观察单位时间内排尿频率，如每小时或每日排尿数次、每次排尿的间隔时间和每次排尿量。如排尿次数增多而每次尿量正常，见于糖尿病、尿崩症、急性肾衰竭多尿期等；排尿次数增多而每次尿量减少，见于炎症、结核、结石、肿瘤及神经源性膀胱等。50岁以上男性夜尿次数增加，但每次尿量不多，随之白天也出现尿频，尿频呈逐渐加重的趋势，伴进行性排尿困难，多为前列腺炎；尿频仅见于白天或夜间入睡前，常属精神紧张或见于癔症患者。持续性尿频，药物治疗难以缓解，每次尿量少，多见于膀胱占位性病变、妊娠子宫增大或卵巢囊肿等压迫膀胱，膀胱结核引起膀胱纤维性缩窄。

3.观察是否为尿路刺激征 尿频、尿急、尿痛同时出现多为炎症。尿频而每次尿量少，伴有尿急和尿痛，小便镜检可见炎性细胞，见于膀胱炎、尿道炎、前列腺炎和尿道旁腺炎等。尿频而每次尿量少，亦可伴有尿急和尿痛，但小便镜检无炎性细胞，见于中枢及周围神经病变如癔症、神经源性膀胱。单纯尿频而无尿急、尿痛多见于生理性尿频、糖尿病、尿崩症。

4.了解尿痛的部位和时间、尿痛与排尿的关系　排尿时耻骨上区痛多为膀胱炎；排尿开始时尿痛明显，或合并排尿困难者，病变多在尿道，常见于急性尿道炎；排尿终末时疼痛，且合并尿急者，病变多在膀胱，常见于急性膀胱炎；排尿末疼痛明显，排尿后仍感疼痛，或觉"空痛"，或不排尿亦痛者，病变多在尿道或邻近器官，如膀胱三角区炎、前列腺炎等；排尿突然中断，伴疼痛或尿潴溜，见于膀胱、尿道结石或尿路异物；伴有会阴部、腹股沟和睾丸胀痛见于急性前列腺炎。

5.观察伴随症状　尿频伴有尿急、尿痛、发热、脓尿，多见于膀胱炎和尿道炎；膀胱刺激征不剧烈，而伴有双侧腰痛见于肾盂肾炎。尿频、尿急伴有血尿、午后低热、乏力、盗汗，见于膀胱结核。尿频不伴尿急和尿痛，但伴有多饮、多尿和口渴，见于精神性多饮、糖尿病和尿崩症。尿频、尿急伴无痛性血尿，见于膀胱癌。老年男性尿频伴有尿线细，进行性排尿困难，多见于前列腺增生。尿频、尿急、尿痛，伴有尿流突然中断，见于膀胱结石堵住开口或后尿道结石嵌顿。另外，应注意是否伴有全身症状，如发热、畏寒、腹痛、腰痛，乏力、盗汗、精神抑郁、肢体麻木等。

6.询问出现尿频、尿急、尿痛前是否有明显诱因　劳累、受凉或月经期，接受导尿、尿路器械检查或人工流产术，这些常为尿路感染的诱因。在生理情况下，如大量饮水、吃西瓜、喝啤酒，由于进水量增加，通过肾脏的调节和滤过作用，尿量增多，排尿次数亦增多，便出现尿频。气候寒冷时排尿次数增多，属正常现象，特点是每次尿量不少，也不伴随其他症状。

7.询问有无慢性病史　结核病、糖尿病、肾炎和尿路结石等疾病本身可以出现尿路刺激症状，也是尿路感染的易发和难以治愈的因素。注意询问有无尿路感染的反复发作史、发作间隔、是否做过尿培养、细菌种类，以及药物使用的种类和疗程。

8.常见尿路刺激症状疾病的临床特点

（1）尿路感染多有全身症状，如发热、腹痛、腰区叩痛、尿频、尿急、尿痛、尿道烧灼感等。尿常规检查可见血尿、脓尿等。

（2）泌尿系结石多伴有剧烈的腰痛、腹痛，反复发作，出现尿路刺激症状，并有血尿等。

第十八节　意识障碍的观察技巧

正常人意识清醒，某些疾病在发展过程中可出现意识障碍。意识障碍是由于高级神经中枢功能活动受损所引起，是指人对周围环境及自身状态的识别和觉察能力出现障碍。按照生理与心理学基础可将意识障碍分为觉醒障碍和意识内容障碍两大类。根据检查时刺激的强度和患者的反应，将觉醒障碍区分为如下数级：嗜睡、意识模糊、昏睡、昏迷（又分为轻度昏迷、中度昏迷、深度昏迷）。意识内容与行为障碍常见有意识模糊、精神错乱、谵妄状态3种。

一、评估意识障碍的程度

1.嗜睡表现为病理的睡眠状态，是最轻的意识障碍，可以被轻度刺激或言语所唤醒，醒后能回答问题，但反应较迟钝，回答简单而迟缓，停止刺激后又再入睡。

2.意识模糊是一种较嗜睡为深的意识障碍，患者有定向障碍，思维语言不连贯，可有错觉或幻觉，躁动不安，谵语或精神错乱。多见于急性重症感染的高热期。

3.昏睡是接近人事不省的一种意识状态，患者处于熟睡状态，不易唤醒，虽在强烈刺激下如压迫眶上神经、摇动患者身体等可被唤醒，但很快又再入睡，醒时答话含糊，或答非所问。

4.昏迷是病情危重的信号，也是意识障碍最严重的阶段。浅昏迷时患者大部分意识丧失，无自主运动，对声、光刺激无反应，对疼痛刺激尚可出现痛苦表情或肢体退缩等防御反应，角膜反射、瞳孔对光反射、眼球运动、吞咽反射可存在；深昏迷时意识全部丧失，强刺激也不能引起反应，肢体呈弛缓状态，深、浅反射均消失，偶有深反射亢进与病理反射出现，机体仅能维持呼吸与血液循环功能。

二、采用格拉斯哥昏迷量表判断患者昏迷的程度

目前用以客观表述患者意识状态的量表，以格拉斯哥昏迷量表（GCS）最为常用见表19-2。此量表由3部分即睁眼动作、语言及运动所得到的分数综合起来，作为判断患者昏迷的程度。GCS量表总分范围为3~15分，正常为15分，总分<7分者为浅昏迷。<3分者为深昏迷。若GCS评分为3~6分说明患者预后差，7~10分为预后不良，11~15分为预后良好，应用GCS评估患者的反应时，必须以最佳反应计算。

表19-2 GCS昏迷量表

分类	项目	分数
睁眼反应	自发性反应	4
	对声音的反应	3
	对疼痛刺激的反应	2
	无反应	1
运动反应	依照命令行动	6
	能确立疼痛部位	5
	退缩反应	4
	异常的弯曲姿势	3
	伸展反应	2
	无反应	1
语言反应	人、时、地清楚	5
	对话混淆不清	4
	用字不当	3
	发出无法理解的声音	2
	无反应	1

三、分析引起意识障碍的原因或诱因

常见引起意识障碍的疾病如下：

1.感染　重症急性感染，如败血症、肺炎、中毒型细菌性痢疾、颅脑感染（脑炎、脑膜脑炎）等。

2.颅脑非感染性疾病　①脑血管疾病：如脑缺血、脑出血、蛛网膜下腔出血、脑栓塞、脑血栓形成等。②脑占位性疾病：如脑肿瘤、脑脓肿。③颅脑损伤：脑震荡、脑

挫裂伤、外伤性颅内血肿、颅骨骨折等。④癫痫。⑤内分泌与代谢障碍：如尿毒症、肝性脑病、肺性脑病、甲状腺危象、甲状腺功能减退、糖尿病性昏迷、低血糖、妊娠中毒症等。⑥心血管疾病：如重度休克、心律失常引起阿-斯综合征等。⑦水、电解质平衡紊乱：如稀释性低钠血症、低氯性碱中毒、高氯性酸中毒等。⑧外源性中毒：如催眠药、有机磷杀虫药、一氧化碳、酒精和吗啡等中毒。⑨物理性及缺氧性损害：如中暑、触电、高山病等。

护理工作中应仔细了解患者发生昏迷的时间、发病前后情况、诱因、起病缓急及其演变过程；了解意识障碍发生前有无外伤史和有无服毒及毒物接触史；既往有无癫痫，严重的肝、肾、肺、心脏疾病以及糖尿病等病史；是否有前驱的神经系统症状，如无力、复视、头痛、痉挛、眩晕等。如突然发生、进行性加剧、持续性昏迷者，常见于急性出血性脑血管病、急性感染中毒、严重颅脑损伤等；缓慢起病，逐渐加重者多为颅内占位性病变。

四、观察意识障碍的伴随症状和体征

1.体温伴发热 先发热然后有意识障碍可见于重症感染性疾病；先有意识障碍然后有发热，见于脑出血、蛛网膜下腔出血等；伴体温降低，常见于酒精中毒、一氧化碳中毒、镇静催眠药物中毒、低血糖昏迷、休克和冻伤等。伴高热、抽搐起病应结合季节考虑乙型脑炎、流行性脑脊髓膜炎。

2.呼吸伴呼吸缓慢 是呼吸中枢受抑制的表现，可见于吗啡、巴比妥类、有机磷杀虫药等中毒，银环蛇咬伤等；伴呼吸深而快，常见于代谢性酸中毒（糖尿病、尿毒症等）；呼气带异常气味，带有氨味，见于尿毒症昏迷；带有烂苹果味，见于糖尿病昏迷；带有大蒜样气味，见于有机磷农药中毒等。

3.脉搏与血压 脉搏改变是病情变化的一个重要标志。颅脑病变颅内压增高时，脉搏迟缓而洪大；循环衰竭时脉快而弱；脉速常由于感染、缺氧、心力衰竭等而变化，定时测脉搏，注意脉率与节律。如伴高血压，可见于高血压脑病、脑血管意外、肾炎尿毒症等；伴低血压，可见于各种原因的休克、镇静催眠药物中毒等。

4.心律心动过缓 可见于颅内压增高、房室传导阻滞以及吗啡类、毒蕈等中毒。

5.皮肤、黏膜 口唇呈樱桃红色，提示一氧化碳中毒、严重酸中毒；皮肤、巩膜黄染，应考虑肝性脑病；出血点、瘀斑和紫癜等，可见于严重感染和出血性疾病；皮肤灼热干燥见于中暑高热、有机磷农药中毒；皮肤湿润见于低血糖昏迷、吗啡类药物中毒等。

6.瞳孔 瞳孔对光反射与昏迷程度呈正比。苯巴比妥类药物中毒虽呈深昏迷,对光反射残存是其特征;单侧瞳孔散大,可见于脑出血、脑肿瘤等压迫。双侧瞳孔散大,可见于颠茄类、酒精、氰化物等中毒以及癫痫、低血糖状态等;单侧瞳孔缩小较少见;双侧瞳孔缩小,可见于吗啡类、氯丙嗪、有机磷农药等中毒。一侧瞳孔散大,多见于单侧脑室积水;双侧瞳孔大小不等或忽大忽小,多为脑疝征兆;双侧瞳孔扩大,常见于颅内压增高;如双侧瞳孔散大,对光反射消失,眼球固定于正中位是临终表现。

7.脑膜刺激征 阳性者提示有脑膜炎、蛛网膜下腔出血的可能,应注意的是任何原因引起深昏迷时脑膜刺激征常可以消失。

8.肢体活动 可反映意识障碍的深浅。当昏迷很深时,刺激肢体无反应,GCS评分3分为刺激肢体伸直,GCS评分4分为刺激肢体屈曲。刺激时,能定位常为GCS评分7分以上,也可反映运动皮质或椎体束的损害。一侧肢体瘫痪常说明对侧运动中枢损伤或脑疝时大脑脚受压受损。四肢瘫常为高颈髓损伤,下肢瘫常为颈膨大以下损伤所致。偏瘫程度和损伤也有关,单侧不完全偏瘫常提示运动区附近的局灶性或浅表性损伤,而完全性偏瘫常涉及内囊、基底节或大脑脚等深部重要结构。

五、意识障碍常见疾病的临床特点

1.脑血管病 意识障碍是脑部受到严重而广泛损害的结果。脑出血患者可出现意识障碍,除少数轻型脑出血患者意识可保持清醒外,脑干出血和小脑出血患者意识障碍都比较严重;脑室出血患者可迅速出现昏迷;蛛网膜下腔出血意识障碍程度较轻。脑梗死较少出现意识障碍,而大面积脑梗死多伴有意识障碍。脑血管病引起的意识障碍常伴有剧烈头痛、呕吐、失语,甚至偏瘫。头痛常是蛛网膜下腔出血的突出症状。脑出血时颅内压增高,呕吐和头痛均加剧。

2.脑挫裂伤 意识障碍是脑挫裂伤最突出的临床表现,伤后多立即昏迷,由于伤情不同,昏迷时间由数分钟至数小时、数日、数月乃至迁延性昏迷不等。长期昏迷者多有广泛脑皮质损害或脑干损伤存在。一般常以伤后昏迷时间超过30min为判定脑挫裂伤的参考时限。轻者可没有原发性意识障碍,如单纯的闭合性凹陷性骨折、头颅挤压伤,重者可致深度昏迷,甚至死亡。

第十九节　黄疸的观察技巧

黄疸是肝胆系统疾病的一个突出表现，是由于血清中胆红素浓度增高，致使皮肤、黏膜和巩膜发黄的一种症状。正常血清总胆红素最高为17.1μmol/L（1.0mg/dL），其中结合胆红素3.42μmol/L、非结合胆红素13.68μmol/L。血清总胆红素在17.1～34.2μmol/L时，肉眼不易察觉，称隐性黄疸或亚临床性黄疸；＞3412μmol/L（2.0mg/dL）时出现黄疸。

一、分析引起黄疸的原因

引起黄疸的疾病按病因学可分为3类：

1.溶血性黄疸　凡能引起溶血的疾病都可产生溶血性黄疸。①先天性溶血性贫血：如海洋性贫血、遗传性球形红细胞增多症。②后天性获得性溶血性贫血：如自身免疫性溶血性贫血、新生儿溶血、不同血型输血后的溶血以及蚕豆病、服用伯氨喹、蛇毒、毒蕈中毒、阵发性睡眠性血红蛋白尿等。溶血性黄疸一般黄疸为轻度，呈浅柠檬色，不伴皮肤瘙痒。其他症状主要为原发病的表现，如急性溶血时可有发热、寒战、头痛、呕吐、腰痛，并有不同程度的贫血和血红蛋白尿（尿呈酱油色或茶色），严重者可有急性肾衰竭；慢性溶血多为先天性，除伴贫血外尚有脾大。

2.肝细胞性黄疸　各种使肝细胞广泛损害的疾病也可发生黄疸，如病毒性肝炎、肝硬化、中毒性肝炎、钩端螺旋体病、败血症等。肝细胞性黄疸时皮肤、黏膜呈浅黄至深黄色，可伴有轻度皮肤瘙痒，其他为肝脏原发病的表现，如疲乏、食欲缺乏，严重者可有出血倾向。

3.胆汁淤积性黄疸（即过去所称阻塞性黄疸）　胆汁淤积可分为肝内性或肝外性。①肝内性：又可分为肝内阻塞性胆汁淤积和肝内胆汁淤积。前者见于肝内泥沙样结石、癌栓、寄生虫病（如华支睾吸虫病）；后者见于毛细胆管型病毒性肝炎、药物性胆汁淤积（如氯丙嗪）、原发性胆汁性肝硬化、妊娠期复发性黄疸等。②肝外性胆汁淤积：可由胆总管结石、狭窄、炎性水肿、肿瘤及蛔虫等阻塞所引起。胆汁淤积性黄疸时皮肤呈暗黄色，完全阻塞者颜色更深，甚至呈黄绿色，并有皮肤瘙痒及心动过速，尿色深，大便颜色变浅或呈白陶土色。

4.先天性非溶血性黄疸　较罕见。先天性非溶血性黄疸系由肝细胞对胆红素的摄取、结合和排泄有缺陷所致的黄疸。

二、黄疸的观察方法

观察黄疸的最好办法是看巩膜，由于巩膜富含弹力素，对胆红素有较高的亲和力，因此如血液中胆红素偏高，最早可在巩膜看出。除巩膜外，口腔黏膜也可较早看出黄疸，而颜面及胸部的皮肤比四肢皮肤能较早察觉颜色的改变。

对于黄疸患者应注意观察起病方式、持续时间、黄疸的色泽、尿和粪的颜色、伴随症状等。黄疸不同于黄染，患者所指发黄应注意与皮肤苍黄、球结膜下脂肪及高胡萝卜素血症等相区别。多食胡萝卜、南瓜、柑橘的胡萝卜血症患者，其全身可黄染，但以手掌、足跖黄染为显著。

三、观察黄疸的起病方式和持续时间

先有发热、乏力及消化道症状强烈，继而黄疸，可能为传染性疾病，如病毒性肝炎；先有右上腹痛，后有黄疸多为胆石梗阻；黄疸起病隐袭，并进行性加深，伴有消瘦，多为癌性梗阻；黄疸波动幅度大，并突然加深或骤然消退，是胆总管结石的特点。

四、观察黄疸的色泽

溶血性黄疸巩膜呈柠檬黄色，而皮肤黄色较深；严重肝细胞性和胆汁淤积性黄疸均呈金黄色；急性和亚急性重症肝炎晚期其巩膜呈金黄色，当其皮肤呈橘黄色时是不能挽回的象征；肝外胆管梗阻的巩膜呈黄绿色，甚至翠绿色，但肝管癌却呈金黄色。深度黄疸时口腔黏膜、舌腹面、体腔液、泪液、汗液、小便、乳汁等也可黄染，仅唾液、消化液为例外。疾病早期巩膜往往有光泽，晚期巩膜及皮肤常呈暗黄色，灰滞无光泽，提示已由阳黄转为阴黄。

五、观察小便、大便颜色

尿色深黄见于胆汁淤积性黄疸和严重肝细胞性黄疸；酱油色尿为溶血所致的血红蛋白尿；先天性非溶血性黄疸尿色正常。陶土色大便是胆汁淤积性黄疸的特征；严重的肝细胞性黄疸偶也见短暂的陶土色大便；结石性胆管梗阻多为间歇性排陶土色大便。

六、观察伴随症状

1.黄疸伴发热 见于急性胆管炎、肝脓肿、钩端螺旋体病、败血症等；病毒性肝炎或急性溶血可先有发热而后出现黄疸。

2.黄疸伴上腹剧烈疼痛 可见于胆道结石、肝脓肿或胆道蛔虫病；右上腹剧痛、寒战、高热和黄疸为夏科三联征，提示急性化脓性胆管炎；持续性右上腹钝痛或胀痛者可见于病毒性肝炎、肝脓肿或原发性肝癌。

3.黄疸伴肝大　若轻度至中度肝大，质地软或中等硬度，且表面光滑者，见于病毒性肝炎、急性胆道感染或胆道梗阻；明显肝大，质地坚硬，表面凹凸不平有结节者见于原发性或继发性肝癌；肝大不明显，而质地较硬、边缘不整，表面有小结节感者见于肝硬化。

4.伴脾大者　可见于门脉性或胆汁性肝硬化、各种原因引起的溶血性贫血等。

5.伴胆囊肿大者　提示胆总管有梗阻，常见于胰头癌、壶腹癌、胆总管癌等。

6.黄疸同时有腹水者　见于重症肝炎、肝硬化失代偿期、肝癌等。

7.黄疸伴皮肤瘙痒　是胆汁淤积性黄疸的特征之一，以足底瘙痒最甚，且有早轻夜重的特点。

七、黄疸常见疾病的临床特点

1.新生儿生理性黄疸　多于出生后4～5d出现，11d为高峰，之后逐渐消退，14d左右消失。新生儿在此期间吃奶好，无特殊不适，肝功能、胆红素正常。

2.新生儿病理性黄疸　见于新生儿溶血、葡萄糖-6-磷酸脱氢酶缺乏症（G-6-PD）、感染、婴儿肝炎综合征、先天性胆道闭锁、母乳性黄疸等疾病。当出现下列情况时应警惕病理性黄疸：①出生后24h内出现黄疸，血清胆红素＞102μmol/L，黄疸进展快，每日胆红素增高＞85μmol/L。②足月儿血清胆红素＞220.6μmol/L，早产儿血清胆红素＞255μmol/L。③黄疸持续时间长，足月儿在第2周末、早产儿在第4周末仍存在黄疸，或黄疸退而复现，且进行性加重。④直接胆红素＞26μmol/L。

3.急性黄疸型肝炎　急性黄疸型病毒性肝炎病程为2～3个月，以甲型病毒性肝炎为多见，起病缓慢，可有畏寒、发热，主要症状为乏力、食欲缺乏、恶心、呕吐、肝区胀痛、腹胀、便秘或腹泻等。某些病例有明显的上呼吸道症状，类似感冒，继而出现小便颜色加深，巩膜及皮肤黄染，皮肤瘙痒，大便呈淡灰白色。

4.胆总管结石　是指位于胆总管内结石，发作时阵发性上腹部疼痛，寒战、发热和黄疸三者并存（夏科三联征），是结石阻塞胆总管继发胆道感染的典型表现。由于胆汁滞留，胆总管扩张，加之胆囊的收缩，胆总管的蠕动，可使结石移位或排除。一旦梗阻解除，胆汁流通，症状得以缓解。如果胆道感染严重，并发急性梗阻性化脓性胆管炎时，病情发展迅速，近半数患者很快出现烦躁，谵语或嗜睡，昏迷以及血压下降和酸中毒等感染性休克表现。如不及时治疗，常在1～2d内甚至数小时内因循环衰竭而死亡。

5.胰头癌　男性多见，多见于40～60岁。表现为进行性阻塞性黄疸、厌食、体重迅速下降，乏力，常有上腹持续性钝痛，常向左腰背放射，肝大与胆囊肿大，血清胰淀粉酶与胰脂肪酶增高，全身情况可于短期内恶化。

第二十节　抽搐与惊厥的观察技巧

抽搐与惊厥均属于不随意运动。抽搐是指全身或局部成群骨骼肌非自主的抽动或强烈收缩，常可引起关节运动和强直。当肌群收缩表现为强直性和阵挛性时，称惊厥。惊厥表现的抽搐一般为全身性、对称性，伴有或不伴有意识丧失。抽搐与惊厥的病因可分为特发性与症状性。特发性常由于先天性脑部不稳定状态所致。常见病因包括：①脑部疾病，如感染、外伤、肿瘤、血管疾病、寄生虫病等。②全身性疾病，如感染、中毒、心血管疾病、代谢障碍、风湿病。③其他，如突然撤停催眠药、抗癫痫药，热射病、溺水、窒息、触电等。④神经症，如癔症性抽搐和惊厥。小儿惊厥部分为特发性，部分为脑损害引起。

一、了解病史

了解有无脑部疾病、全身性疾病、癔症、毒物接触、外伤等病史及相关症状。应询问分娩史、生长发育异常史。了解抽搐发作的诱因，询问发作前进食史，是否有情绪刺激，有无服用催眠药、抗癫痫药史，突然撤停催眠药、抗癫痫药可引起抽搐。

二、观察发作前有无先兆表现

小儿高热惊厥发作前可有先兆，如惊跳、抖动、发呆或烦躁不安；发作前有剧烈头痛，可见于高血压、急性感染、蛛网膜下腔出血、颅脑外伤、颅内占位性病变等。另外，应注意观察抽搐后的全身情况，有无伴发损伤和脑损伤表现，脑损伤可引起惊厥，惊厥也可引起脑损伤。

三、观察抽搐时表现及伴随症状

抽搐或惊厥常突然发作。①惊厥：常为全身性发作，意识丧失，双眼球固定，上翻或斜视，头后仰，四肢抽动或呈强直状，口角或面肌抽动。②抽搐：多表现为局部或四肢肌肉的抽动，可伴或不伴意识丧失。

癫痫强直—阵挛发作时约半分钟后自行停止，也可反复发作或呈持续状态。应注意发作部位是全身性还是局限性、性质呈持续强直性还是间歇阵挛性，发作时患者意识状态有无改变，有无大、小便失禁，舌咬伤，肌痛等。伴瞳孔扩大与舌咬伤可见于癫痫强直—阵挛发作。低血钙时可表现为典型的手足搐搦症，由破伤风引起者表现为持续性强直性痉挛，伴肌肉剧烈的疼痛。伴脑膜刺激征，可见于脑膜炎、脑膜脑炎、假性脑膜炎、蛛网膜下腔出血等。

四、观察生命体征

了解有无发热、高血压等。小儿在非中枢神经系统感染，出现中、高度发热时可发生惊厥，可有呼吸暂停、面色青紫或苍白，持续时间短，一般少于10min。

五、抽搐与惊厥常见疾病的临床特点

1.高热惊厥　是一种与发热（体温高达39℃以上）相关的惊厥现象。6个月至5岁儿童多见。虽然惊厥发作的症状很可怕，但通常并不严重。高热惊厥是由体温突然增高引起，通常会在发热性疾病发病时出现。高热惊厥的症状分2个阶段。①最初阶段：发作可能会持续30s左右，表现为丧失知觉、身体僵硬、呼吸暂停达30s之久，当恢复呼吸之后，呼吸可能会非常缓慢或几乎感觉不到。②第2阶段：通常会持续约5min，患儿仍意识不清，也可出现四肢和脸部抽搐、翻白眼。第2阶段结束后，患儿会恢复知觉，随后可能会沉睡1~2h，且醒来时容易生气。

2.癫痫　可分为强直—阵挛发作、小发作、精神运动性发作等。①强直—阵挛发作：表现为突然意识丧失，继之先强直后阵挛性痉挛。常伴尖叫、面色青紫、尿失禁、舌咬伤、口吐白沫或血沫、瞳孔散大。持续数十秒或数分钟后痉挛发作自然停止，进入昏睡状态。醒后有短暂头晕、烦躁、疲乏，对发作过程不能回忆。若发作持续不断，一直处于昏迷状态者称强直—阵挛发作持续状态，常危及生命。②癫痫小发作：表现为突发性精神活动中断、意识丧失，可伴肌阵挛或自动症。1次发作数秒至10余秒。③精神运动性发作：多有不同程度的意识障碍及明显的思维、知觉、情感和精神运动障碍，表现为神游症、夜游症等，有时在幻觉、妄想的支配下可发生伤人、自伤等暴力行为。

第二十一节　呼吸困难的观察技巧

呼吸困难是指患者主观感觉气不够用或呼吸费力，客观上表现为呼吸频率、深度和节律的异常。严重者可见鼻翼扇动、端坐呼吸及发绀、辅助肌参与呼吸运动。引起呼吸困难的常见疾病如下。①呼吸器官疾病：如肺炎，呼吸道梗阻，胸廓畸形等。②

心脏疾病：如各种原因引起的心功能不全。③中毒：如尿毒症、糖尿病酮症酸中毒。④血液病：如重度贫血。⑤神经、精神因素：如癔症等。

一、了解常见引起呼吸困难的原因

1.呼吸系统疾病所致呼吸困难

（1）吸气性呼吸困难 由于高位呼吸道炎症、异物、水肿及肿瘤等引起气管、支气管的狭窄或梗阻所致。临床表现为吸气费力，高度阻塞时呼吸肌极度紧张、胸膜腔内负压增高，并出现三凹征（胸骨上窝、锁骨上窝、肋间隙在吸气时明显凹陷），可伴有高调吸气性哮鸣音。

（2）呼气性呼吸困难 由于肺泡弹性减弱（如肺气肿）及小支气管狭窄与痉挛（如支气管哮喘）时，患者呼气费力，缓慢而延长，常伴有哮鸣音。

（3）混合性呼吸困难 见于肺呼吸面积减少（如肺炎、肺水肿、气胸、胸腔积液、成人型呼吸窘迫综合征等）与胸廓运动受限时，患者表现呼气与吸气均费力，呼吸频率亦增快。

2.心脏疾病所致呼吸困难 主要是由于左心衰竭（简称左心衰）和（或）右心衰竭（简称右心衰）引起，尤其是左心衰时呼吸困难更为严重。

（1）左心衰发生的主要原因是肺淤血和肺泡弹性降低。其特点为：①有引起左心衰的基础病因，如风湿性心脏病、高血压心脏病、冠心病等。②呈混合性呼吸困难，活动时呼吸困难出现或加重，休息时减轻或消失，卧位明显，坐位或立位时减轻，故当患者病情较重时，往往被迫采取半坐位或端坐体位呼吸。③两肺底部或全肺出现湿啰音。④应用强心药、利尿药和血管扩张药改善左心功能后呼吸困难症状随之好转。

急性左心衰时，常可出现夜间阵发性呼吸困难，表现为夜间睡眠中突感胸闷、气促，被迫坐起，惊恐不安。轻者数分钟至数十分钟后症状逐渐减轻、消失；重者可见端坐呼吸、面色发绀、大汗、有哮鸣音、咳浆液性粉红色泡沫痰，两肺底有较多湿啰音，心率加快，可有奔马律。此种呼吸困难称心源性哮喘。

（2）右心衰严重时也可引起呼吸困难，但程度较左心衰轻，其主要原因为体循环淤血。

3.其他原因引起的呼吸困难

（1）中毒性呼吸困难，通常有引起代谢性酸中毒的基础病因，如尿毒症、糖尿病酮症等；出现深长而规律的呼吸，可伴有鼾音，称酸中毒大呼吸。

某些药物如吗啡类、巴比妥类等中枢抑制药和有机磷杀虫药中毒时，可抑制呼吸中枢，引起呼吸困难。其主要特点为：①有药物或化学物质中毒史。②呼吸缓慢、变浅，伴有呼吸节律异常的改变，如潮式呼吸或间歇性呼吸。

化学毒物中毒可导致机体缺氧引起呼吸困难，常见于一氧化碳中毒、亚硝酸盐和苯胺类中毒、氰化物中毒。

（2）神经性呼吸困难，主要是由于呼吸中枢受增高的颅内压和供血减少的刺激，使呼吸变为慢而深，并常伴有呼吸节律的改变，如双吸气（抽泣样吸气）、呼吸遏制（吸气突然停止）等。临床上常见于重症颅脑疾患，如脑出血、脑炎、脑膜炎、脑脓肿、脑外伤及脑肿瘤等。

（3）精神性呼吸困难，主要表现为呼吸频率快而浅，伴有叹息样呼吸或出现手足搐搦。临床上常见于癌症患者，可突然发生呼吸困难。

（4）血源性呼吸困难，多由红细胞携氧量减少，血氧含量降低所致，表现为呼吸浅，心率快。临床常见于重度贫血、高铁血红蛋白血症、硫化血红蛋白血症。除此之外，大出血或休克时，因缺氧和血压下降，刺激呼吸中枢，也可使呼吸加快。

二、判断呼吸困难的程度

按照呼吸困难与活动的关系，可分为轻、中、重3度。①轻度：仅在重体力活动时出现呼吸困难。②中度：呼吸困难表现为轻微体力活动（如走路、日常活动等）即出现呼吸困难。③重度：即使在安静休息状态下也出现呼吸困难。重度呼吸困难可表现为端坐呼吸，即患者平卧时呼吸困难加重，坐起时呼吸困难减轻，因而迫使患者采取坐位。

三、注意呼吸困难起病时间、发作的缓急

若为突发，在小儿应询问有无异物吸入；成人多考虑气胸。发作性多为支气管哮喘或心源性哮喘。反复发作性呼吸困难见于支气管哮喘、心源性哮喘、职业性哮喘、花粉症等。起病急者见于肺不张、气胸、迅速增长的胸腔积液、肺动脉栓塞、一过性肺水肿等。起病缓慢者多见于慢性心、肺疾病。但是慢性阻塞性肺病患者突发与其基础病情不符的呼吸困难，就要考虑到是否发生气胸（若为呼吸机治疗的患者，更要注意是否发生气胸），或黏液痰栓堵塞支气管导致肺不张。另外，应观察发生呼吸困难的时相，是吸气性呼吸困难、呼气性呼吸困难，还是混合性呼吸困难。

四、观察呼吸频率与深度

正常人呼吸频率为14～20次/min。呼吸频率＞24次/min，见于耗氧量增加、呼吸中枢受刺激或各种原冈引起潮气量减少。呼吸频率＜12次/min为呼吸中枢受抑制的表现，见于麻醉药、催眠药中毒，颅内压增高，尿毒症和肝性脑病等。糖尿病酮症酸中毒及尿毒症性酸中毒者呼吸加深，而肺水肿、呼吸肌麻痹和镇静药过量等往往表现为呼吸变浅。

五、观察呼吸节律

呼吸节律不规则多因呼吸中枢兴奋性降低所致，见于中枢神经系统疾病，如脑部血液循环障碍性疾病，药物中毒见于巴比妥中毒、水杨酸盐中毒等。呼吸节律的变化常可提示脑部病变部位，例如间脑和中脑上部的脑组织发生病变时，呼吸中枢失去调控而出现潮式呼吸；中脑下部和脑桥上部受累时，出现中枢性呼吸，呼吸深快而均匀，常伴有鼾音及吸气凹陷；脑桥上部损害，出现间歇性呼吸；病变累及延脑时，可出现延髓型呼吸，呼吸的幅度与节律均不规则，并有呼吸暂停，呼吸频率＜12次/min，为中枢性呼吸衰竭的晚期表现；叹气样呼吸或抽泣样呼吸常为呼吸停止的先兆。

六、观察呼吸困难与体位、运动的关系

劳累后呼吸困难常是心功能不全的早期症状，亦可见于阻塞性肺气肿、肺尘埃沉着病（尘肺）和先天性心脏病者；体位改变后呼吸困难加重见于心功能不全（于卧位时加重）及一侧胸腔积液（向健侧卧位时加重）；胸前倾呼吸见于急性心包炎患者。

七、观察诱发，加重或缓解因素

呼吸困难出现于剧烈咳嗽后应除外气胸。呼吸困难往往出现在精神刺激后，要考虑癔症。改变侧卧位方向，呼吸困难可好转见于心脏肥大、单侧实质性肺病和纵隔或支气管黏膜肿瘤、大量胸腔积液。

八、注意呼吸困难伴随症状

询问了解呼吸困难时的伴随症状，有助于协助判断病因与病变定位。①发作性呼吸困难伴有哮鸣音：见于支气管哮喘、心源性哮喘。②骤然发生的严重呼吸困难：见于急性喉水肿、气管异物、大块肺栓塞、自发性气胸。③呼吸困难伴一侧胸痛：见于大叶性肺炎、急性渗出性胸膜炎、肺梗死、自发性气胸、急性心肌梗死、支气管肺癌等。④呼吸困难伴发热：见于肺炎、肺脓肿、肺结核、胸膜炎、急性心包炎、神经系统疾病（炎症、出血）、咽后壁脓肿等。⑤呼吸困难伴咳嗽、咳脓痰：见于慢性支气管炎、阻塞性肺气肿并发感染、化脓性肺炎、肺脓肿等。⑥呼吸困难伴昏迷：见于脑出血、脑膜炎、休克型肺炎、尿毒症、糖尿病酮症酸中毒、肺性脑病、急性中毒等。

九、几种特殊呼吸型式

熟悉某些特殊呼吸型式，对观察病情帮助极大。女性呼吸型式以胸式呼吸为主，男性、儿童以腹式呼吸为主；老年人呼吸频率慢，儿童呼吸频率快。呼吸型式的突然改变常提示某种疾病情况，呼吸过缓，＜10次/min，常表示有中枢抑制，如有机磷农药中毒、催眠药中毒时可有中枢性呼吸抑制；呼吸过快，＞28次/min，称呼吸窘迫，预示急性呼吸窘迫综合征（ARDS）的来临。呼吸节律规律的变化更是中枢神经系统受损的明显标志：①呼吸潮气量逐次增大，到一高峰后又逐次减小，然后呼吸变迟缓，甚至停顿，如此反复，称潮式呼吸，是中枢失去控制，节律受化学反射器支配的表现，常是病情严重，进入终末期的表现。②快速节律，间有暂停者称间歇式呼吸，是中脑受损的表现。③幅度与节律呈现不规则，并间有暂停，称延脑型呼吸，表示中枢抑制进入晚期。④出现叹息样或抽泣样呼吸常是呼吸停止的先兆。

十、小儿呼吸困难的观察

小儿呼吸困难根据临床表现可分为轻度、中度、重度呼吸困难。①轻度呼吸困难：常有呼吸频率加快或节律不整，患儿可安静入睡；活动时可见呼吸频率加快，有轻度发绀。②中度呼吸困难：不仅有频率加快，也常有节律不整，患儿出现"三凹征"，即两侧锁骨上窝、胸骨上下部、肋弓下部呼吸时向下凹陷，有时点头、耸肩，有时伴有指（趾）甲及周围发绀。患儿常不能平卧，入睡困难，经吸氧可减轻症状。③重度呼吸困难：上述症状表现均较严重，患儿常有张口、抬肩、点头、烦躁不安，常伴发绀。呼吸频率更快或过缓，呼吸表浅不一，吸氧也难以改善症状。

十一、呼吸困难常见疾病的临床特点

1.重型肺炎　重症肺炎患者除轻症肺炎的表现加重外，持续高热及全身中毒症状也较严重，且伴有其他脏器功能损害。患者可出现呼吸表浅、急促，可达80次/min以上，鼻翼扇动，有三凹征，呼气呻吟，颜面部及四肢末端明显发绀，甚者面色苍白或青灰，两肺可闻及密集的细湿啰音。

2.左心衰竭　主要表现为疲倦乏力，呼吸困难，初起时为劳力性呼吸困难，终而演变为休息时呼吸困难，端坐呼吸。阵发性呼吸困难是左心衰竭的典型表现，多于熟睡时发作，有胸闷、气促、咳嗽、哮鸣，严重者可演变为急性肺水肿，而表现为剧烈气喘、端坐呼吸、极度焦虑和咳含泡沫的黏液痰（典型为粉红色泡沫样痰）、发绀等肺部淤血症状。

第二十章　危重患者的观察技巧

第一节　急性心力衰竭的观察技巧

心力衰竭是由于心脏作用减弱，不能将静脉回心血量充分排出，致使不能满足机体在休息或活动时代谢的需要所引起的一种全身性的血液循环障碍。心力衰竭是内科临床上极为常见的危重症之一，抢救成功与否，临床观察及护理十分重要。心力衰竭的临床表现随年龄不同而有一定的差异。年长儿心力衰竭与成人的表现相似，而婴幼儿心力衰竭的症状常不典型，多呈全心衰竭，且起病急，病情进展迅速，可在数分钟或数小时内突发心力衰竭。护理工作中应严密观察病情，加强巡视，以便能及时发现、及时救治。

一、早期症状的观察

显性心力衰竭发生之前往往会出现一些前驱症状，护士能掌握这些征象有利于早期心力衰竭的发现和提供及时处理。原发性高血压、冠心病、无痛性心肌梗死、心肌病、超体重肥胖的老年人常被漏诊或误诊。有些从未发生过心力衰竭的其他心脏病患者和无明确心脏病病史的患者也较容易被漏诊或误诊。所有这些情况临床护士必须注意观察。

1.呼吸困难　心力衰竭的早期常表现为呼吸费力和短促。主要由于肺淤血和肺顺应性降低致肺活量降低引起，为最早出现和最常见的症状。开始仅限于劳动时，休息后很快消失，这是由于劳动促使静脉回心血量增加而引起肺充血加重所致。较重时，安静时也感呼吸困难而出现端坐呼吸。而且常在夜间熟睡时突然憋醒，患者被迫坐起，经过一段时间后，呼吸困难才逐渐平息（称阵发性夜间呼吸困难）。出现上述症状时应考虑为心力衰竭的早期。其发生原因：①平卧时，静脉回心血量增加，超过了左心负荷的限度，加重了肺淤血。②平卧时横膈升高，肺活量减少。③夜间迷走神经兴奋性增强，易致冠状动脉收缩，使心肌供血减少。

2.咳嗽　也是心力衰竭发作前的主诉症状。干咳往往是早期心力衰竭表现之一，不容忽视，应与呼吸道疾病所鉴别，尤其是年老的心脏病患者的咳嗽，绝不能当作是慢性支气管炎来看待。咳嗽一般多在活动时或夜间平卧时为重，这主要是肺慢性充血和支气管黏膜充血致氧交换发生困难之故。有咳痰者，还应观察痰的性质，如粉红色泡沫样痰，即为急性左心衰竭。

3.心率和心律的改变　心排血量=每搏量×心率。当心率加速时，即可增加心排血量，但这种代偿作用是有一定限度的。心率加快时。心动周期的时间缩短，主要为舒张期缩短。心率过快不仅使心肌耗氧量增加，而且使舒张期缩短，心内血液充盈不足。心肌从冠状动脉获得的血液也减少，结果心排血量反而减少，由于心脏工作量的增加仍不能满足机体组织代谢的需要，最后将导致心力衰竭的发生。同样，心律失常如心房颤动使心脏的工作量增加，而冠状循环的血液供应反而减少，因此容易引起心肌的疲劳和衰竭。心率加快也是早期心力衰竭表现之一，在护理心脏病患者时，如发现患者突然心率加快，>120次/min，并与体温不一致，伴有心律失常时，多为快速性心律失常，同时感心悸不适，应考虑是心功能不全的表现，有条件者给予心电监护，严密观察患者的心律、心率、体温、血压、脉压、末梢循环。如发现患者突然出现呼吸困难，不能平卧或气促，发绀，咳粉红色泡沫痰等，为急性肺水肿表现，应及时向医师汇报病情。

4.体重的变化　原有心脏病者，若出现体重增加，应尽快查明是否是心力衰竭的先兆。因心性水肿的特点是先有皮下水分积聚，体重增加到一定程度才引起凹陷性水肿，且水肿是从身体的下垂部分开始。其原因是肾淤血、肾功能不全和皮下毛细血管淤血，压力增高致液体外渗。对病情稍轻者可每周称体重1次；病情较重者，应严格记录出入水量，并观察体重是否增加，以了解心力衰竭的程度。

5.夜尿增多　正常人饮水与排尿密切相关，即白天饮水多，排尿也多，而心力衰竭患者的饮水与排尿有分离现象，即白天多饮水反而在夜间多排尿。所以，护士在值夜班时应多观察患者的尿量。

6.观察精神状态的变化　如心脏病患者出现头晕、乏力、烦躁、嗜睡等，常提示心力衰竭的早期。因心力衰竭早期，心脏代偿功能已开始失调，每搏量、心排血量、心指数均降低，使全身各组织血灌注量减少，脑供血不足，缺氧常导致头晕、烦躁、嗜睡。四肢血灌注量减少，常导致乏力。

7.胃肠道症状　表现为食欲缺乏、腹胀、恶心、呕吐等，这是由于胃肠道淤血引起的。护士应观察患者的饮食情况及自我感觉，如出现呕吐，应注意其性质、量，做好记录，尽快排除其他疾病引起的呕吐。

以上所述，均为心力衰竭的早期观察内容，护士在观察中如发现其中某一症状，均应报告医师及时进行对症处理。

二、老年心力衰竭的观察技巧

由于老年人各器官功能低下，机体抵抗力降低，同时合并其他疾病，致使临床症状不典型，容易出现误诊、漏诊。因此，要密切观察患者的神志、心率、心律、脉搏、血压、呼吸、体温、尿量、尿的颜色、肢端循环及其水肿程度、体重等变化，及早发现心力衰竭的先兆，为抢救争取时间。

1.左心衰竭的早期表现　老年患者如有冠心病、高血压心脏病、心肌炎或其他心脏病，活动时出现气促、胸闷、心悸或夜间睡眠突然憋醒，需要垫高头部，或夜间出现阵发性呼吸困难、口唇轻度发绀、咳嗽，心电监护示心率突然增快，或出现期前收缩呈二联律，血压降低，表情淡漠，两肺底可闻及湿啰音及哮鸣音，心尖部可闻舒张期奔马律，患者取半卧位或坐位后症状减轻，常是左心衰竭的早期表现。

2.右心衰竭的早期表现　心脏病患者如有剑突下明显搏动，四肢末梢轻度发绀，双下肢或腰骶部轻度水肿，夜尿增多及体重增加，或出现上腹胀痛及轻压痛，食欲缺乏，恶心、呕吐等消化道症状，常是右心衰竭的早期表现，应严密观察。

3.氧疗的观察　夜间患者处于睡眠状态，吸氧管容易脱落、阻塞，应经常检查，保持其通畅，同时做好患者家属的宣教工作，说明吸氧的治疗意义，不可随意调节氧流量，以保证氧疗的正常进行。氧疗过程中，应密切观察生命征、发绀等情况变化，定期进行血气分析，以便更好地调节氧浓度或流量。

4.用药观察　密切观察药物治疗效果和不良反应。①使用血管扩张药（如硝普钠）时，应专人观察血压和心率的变化，视血压变化调节滴速，如心率增快超过20次/min，血压下降>20mmHg（2.66kPa），应立即报告医师进行处理。②使用强心药米力农时，如静脉推注速度过快，会出现室性期前收缩或恶心，应缓慢静脉推注，时间不短于10min。在静脉滴注米力农过程中，如出现窦性心动过速、室性心律失常（如频发室性期前收缩）、血压降低、头晕、头痛、呕吐，应通知医师处理。③应用强心药如毛花苷丙（西地兰）、地高辛等，注意观察洋地黄的毒性反应，一旦出现恶心、呕吐、黄视、心律失常，如频发期前收缩、二联律、传导阻滞及心动过缓，心率<60次/min等情况，应立即报告医师，停用洋地黄类制剂。④应用利尿药时，应准确记录尿

量，防止因大量利尿失盐而出现电解质紊乱、低钠综合征。如患者出现乏力、疲倦、尿少、恶心、呕吐、血压降低、表情淡漠，应报告医师处理。

三、小儿心力衰竭的观察技巧

1.心率　心率的增快是心力衰竭较早出现的体征，是小儿心力衰竭的重要诊断标准之一。若婴儿心率＞180次/min，幼儿＞160次/min，儿童＞120次/min，要考虑是否有心力衰竭的可能。对重症肺炎要及时连接心电监护仪以便于监护。

2.呼吸　世界卫生组织（WHO）儿童急性呼吸道感染防治规划特别强调呼吸加快是肺炎的主要表现。当婴儿呼吸＞60次/min，幼儿＞50次/min，儿童＞40次/min，并伴有唇周发绀、三凹征、点头呼吸或抬肩样呼吸、鼻翼扇动时，应视为有心力衰竭迹象，应及时报告医师，积极采取措施。

3.烦躁和哭闹不止　患儿发生心力衰竭时均有不同程度的烦躁，要重视患儿的哭闹，当有心、肺疾病的患儿出现不明原因的哭闹不止时常常提示心力衰竭早期缺氧，应引起重视。

4.尿量　尿量的多少既是心、肾功能指标之一，又是补液量、补液速度的指标之一，要准确记录尿量。

5.肺部啰音、肝大等　心力衰竭体征肺部啰音、肝大是心力衰竭患儿体循环淤血最早、最常见、最重要的体征，应做经常性的动态观察。

6.血电解质　在重型肺炎伴心力衰竭时，由于限制了钠的摄入、利尿药的应用及应激状态下血管升压素（抗利尿激素）分泌异常，加之进食少而容易发生电解质紊乱。因此，应注意监测血电解质，观察患儿有无精神委靡、恶心、呕吐、腹胀、肌张力低下、腱反射减弱、抽搐等表现。

7.用药观察　用药过程中应2人核对床号、姓名、药名及剂量，监测心率、心律，如幼儿心率＜100次/min，婴儿心率＜120次/min或心律失常者应停用，并报告医师。同时严密观察疗效及不良反应，注意心率、心律、呼吸、尿量及消化系统、神经系统症状，有无恶心、呕吐、嗜睡、黄视、绿视等。

临床上许多因素可导致心力衰竭，护士在临床工作中，首先要密切观察患儿疾病动态变化，熟悉心力衰竭体征和临床表现，及时发现心力衰竭的早期症状，做到早发现、早报告。如患儿发生心力衰竭时均有不同程度的烦躁，有的患儿哭闹不止、拒食、多汗等。在观察病情时，有时会把心动过速、呼吸急促误认为与患儿烦躁和哭闹有关，这是不恰当的。如果发生心力衰竭的患儿在烦躁和哭闹时给予镇静药，安静后仍有心动过速和呼吸急促存在，此时除给予治疗外，还应密切观察有无心力衰竭发生。

第二节　呼吸衰竭的观察技巧

呼吸衰竭是由各种原因引起的肺通气和（或）换气功能严重障碍，以致不能进行有效的气体交换，导致缺氧伴（或不伴）二氧化碳蓄积，从而引起一系列生理功能和代谢紊乱的临床综合征。它是一个常见的临床危急症，涉及多学科领域。护理人员应细致观察，精心护理，从而挽救患者的生命。

一、了解呼吸衰竭的临床特征

呼吸衰竭临床表现为呼吸困难、发绀、低氧血症和高碳酸血症。根据血气分析变化，可将呼吸衰竭分为2型。①I型：系指动脉血氧分压（PaO_2）降低，而动脉血二氧化碳分压（PaO_2）正常或降低，多为急性呼吸衰竭的表现；②II型：系指PaO_2降低，伴有$PaCO_2$增高，多为慢性呼吸衰竭。若$PaO_2 < 80\,mmHg$（$10.6\,kPa$），$PaCO_2 > 45\,mmHg$（$6.0\,kPa$），可认为呼吸功能不全。如成人和儿童$PaO_2 < 60\,mmHg$（$8.0\,kPa$），$PaCO_2 > 50\,mmHg$（$6.7\,kPa$），即可诊断为呼吸衰竭。婴幼儿PaO_2及$PaCO_2$均较年长儿低，以$PaO_2 < 50\,mmHg$（$6.7\,kPa$），$PaCO_2 > 45\,mmHg$（$6.0\,kPa$）为诊断呼吸衰竭的标准。小儿呼吸衰竭主要发生在婴幼儿，尤其是新生儿时期，它是新生儿和婴幼儿第1位死亡原因。临床上将呼吸衰竭分为3度，见表20-1。

二、观察内容

表20-1　呼吸衰竭常规分度

指标	轻度	中度	重度
SaO_2（%）	＞80	60～80	＜60
PaO_2［mmHg（kPa）］	55～60（7.3～8.0）	40～55（5.3～7.3）	＜40（5.3）
$PaCO_2$［mmHg（kPa）］	＞50（6.7）	＞70（9.2）	＞90（12）
发绀	无	轻或明显	明显或严重
神志	清醒	嗜睡，谵妄，半昏迷	昏迷至深昏迷

1.观察呼吸频率 因肺部疾病所致的呼吸衰竭，常有不同程度的呼吸困难、三凹征、鼻翼扇动等，呼吸次数多增快，到晚期可减慢。呼吸衰竭时，在体温正常、安静状态下，应连续测量1min呼吸频率。

2.观察呼吸节律 中枢性呼吸衰竭主要表现为呼吸节律的改变，呼吸节律不齐，早期多为潮式呼吸，晚期出现抽泣样呼吸、叹息样呼吸、毕奥（Biot）呼吸、呼吸暂停及下颌运动。严重者可有呼吸暂停。

3.观察胸部起伏情况 Ⅲ度以上喉梗阻患儿出现严重呼吸困难，呈衰竭状态，呼吸无力、变浅，呼吸音减弱，胸腹起伏不明显，胸部听诊呼吸音几乎消失。

4.观察心率、血压 呼吸衰竭早期，由于缺氧，心率可代偿性增快。血压也可增高，严重者心音微弱低钝，心率或快或慢、不规律，血压降低。

5.观察皮肤、黏膜颜色 呼吸衰竭由于缺氧常面色发青或灰白，皮肤湿冷。口唇和甲床明显发绀。Ⅱ型呼吸衰竭由于二氧化碳蓄积，导致体表毛细血管扩张，可有皮肤潮红、口唇暗红、眼结膜充血。

6.观察神志的改变 早期烦躁不安，年长儿可伴有头痛、烦躁，是患儿缺氧时最早的临床表现之一，严重者出现意识障碍。表现为神志淡漠、嗜睡、谵语，甚至抽搐、昏迷。Ⅲ度以上喉梗阻患儿由烦躁不安变为昏睡，为病情严重的表现。

7.观察消化道出血及排尿情况 呼吸衰竭导致严重的低氧血症，引起消化道出血及肾功能损害，应仔细观察患儿的呕吐物、排出物和尿的性状、颜色、气味、量等。

三、检测技巧

1.监测生命体征 血压的变化往往受呼吸变化的影响，缺氧与二氧化碳蓄积可使心排血量增多，心率加快，血压增高。当呼吸衰竭、缺氧达到一定程度时可出现血压降低、休克、心室颤动、心跳骤停。缺氧时呼吸加快，应观察呼吸节律、频率、幅度、类型改变，当二氧化碳蓄积时，呼吸可变浅、变慢、神志模糊、瞳孔缩小，对光反射迟钝。如出现头痛，头胀，失眠，呼吸困难，皮肤、结膜等血管扩张，神志淡漠、恍惚，应警惕肺性脑病的发生。

2.观察皮肤 皮肤潮红、多汗和浅表静脉充盈，经治疗后减退，提示二氧化碳蓄积缓解；四肢末梢湿冷、肤色苍白则可能是低血压或代谢性酸中毒，当$PaCO_2 >$50mmHg（6.7kPa）时则出现发绀。

3.观察痰色、量及尿量 ①痰色：白、量少而稀，说明病情好转；黄、多而稠，说明病情加重。②尿量：反映体液平衡和心、肾功能，应详细观察并记录。肺水肿时在湿化瓶内加入50%乙醇，以降低肺泡表面张力，从而改善肺泡内氧的弥散功能，增加氧的交换。

4.中心静脉压监测　如中心静脉压$<6\,cmH_2O$，血压降低或正常，提示容量不足，应加快补液速度。中心静脉压$>15\,cmH_2O$提示循环系统负荷过重，应减慢输液速度，以防心力衰竭。

5.心电监测　严密观察心率、心律变化。

6.尿相对密度监测　遵医嘱及时送检尿标本，记录24 h出入量。

7.并发症监测　有无消化道出血、大脑皮质缺氧及脑水肿、肺水肿等。

四、使用人工呼吸机的观察

（1）应用呼吸机初始阶段，因胸内压增高，回心血量减少，应注意血压与心率变化，要严密观察各项生命征，调节呼吸机参数，减轻对循环的影响。

（2）上呼吸机的患者应注意痰量、性质的观察。痰液极黏稠提示呼吸道过于干燥，呼吸道湿化不足或机体脱水；黄黏痰提示有较明显感染；血痰可因本身疾病所致或吸痰操作粗暴、套管及气囊压迫时间过长所致，应及时调整。

（3）使用过程中每小时检查呼吸机各项参数是否与要求一致，并做好记录；注意胸廓起伏，患儿神志、面色、周围循环状态；注意避免脱管堵管及气胸的发生。

五、呼级衰竭用的观察技巧

（1）应熟悉呼吸衰竭患者的禁忌药物（如吗啡等）。

（2）严格按药物的性质及作用，保证每日治疗的顺利进行，严密观察用药后的反应，注意输液的速度和补液量，防止过快、过多而引起肺水肿。

（3）在应用广谱抗生素时要及时发现真菌感染。

（4）呼吸兴奋药。①尼可刹米（可拉明）：用药中注意剂量不可过大，静脉推注时应注意速度缓慢，不可漏于血管外，同时注意观察患者的呼吸幅度及频率是否增加，防止发生皮肤潮红、瘙痒、肌肉抽动、烦躁不安等不良反应；如出现多汗、呕吐、颜面潮红、面肌抽搐、烦躁不安，要减少用量，减慢速度。②洛贝林：可刺激颈动脉体化学感受器，反向兴奋呼吸中枢，作用快，不良反应少，维持时间短（数分钟至半小时），过量可致心动过速、呼吸麻痹、血压降低等。③氨茶碱：除有利尿、解痉、降低肺动脉高压作用外，还有兴奋呼吸中枢作用，剂量过大可引起恶心、呕吐、心动过速，甚至心室颤动。若有条件可以抽血监测药物浓度，静脉滴注时宜缓慢，以防心律失常。

（5）应用碱剂时，注意动态监测血气分析各项指标的变化，出现$PaCO_2$增高、严重低钾、低钠、低氯时应停用。

六、观察氧疗的效果和临床表现

合理的氧疗是治疗呼吸衰竭的重要手段。在氧疗过程中，应注意观察氧疗的效果和临床表现。在保持呼吸道通畅的前提下，吸氧可以纠正低氧血症，减少心脏负荷，定期检测SaO_2和PaO_2等，以了解缺氧程度和呼吸衰竭严重程度。①Ⅰ型呼吸衰竭：无二氧化碳蓄积，呼吸中枢对二氧化碳有正常的反应性，根据缺氧的程度分别给予低浓度到高浓度吸氧，即$1 \sim 5L/min$。②Ⅱ型呼吸衰竭：患者低氧伴有二氧化碳蓄积，呼吸中枢对二氧化碳的敏感性降低，主要靠缺氧来刺激，只能采取控制性给氧，即持续低流量给氧$1 \sim 2 L/min$。③ARDS等：应给予50%以上高浓度氧或高压氧治疗，输氧过程中应经常检查呼吸道是否通畅，应用鼻导管者应定期冲洗或更换导管，以防分泌物阻塞而通气不畅。

七、中枢性呼吸衰竭的观察

在疾病过程中，中枢性呼吸衰竭患者表现为呼吸表浅、节律不齐，双吸气、叹息样呼吸，呼吸暂停，抽泣样或下颌样呼吸等。如出现剧烈头痛、频繁呕吐、血压增高、脉搏变慢、肌张力增高、瞳孔时大时小等状况，表明脑水肿和颅内压增高严重，中枢性呼吸衰竭随时都可发生；如出现眼睑下垂、瞳孔散大、对光反射消失、眼球固定等变化，说明脑疝已经形成，此时必会伴有呼吸衰竭。降低颅内压是解除中枢性呼吸衰竭的首要措施，护理人员在应用脱水药时要掌握一个"快"字，保证所用脱水药在半小时内快速静脉推注或静脉滴入，并随时注意心脏变化，以防发生心力衰竭。应用脱水药的同时，要立即吸氧和应用呼吸兴奋药，但呼吸中枢兴奋药作用有限，过量应用反而会加重呼吸中枢的疲劳。对某些既兴奋呼吸中枢又兴奋运动中枢的药物亦少用或不用，以防诱发或加重惊厥，导致颅内压更高而加重呼吸衰竭。

八、外周性呼吸衰竭的观察

外周性呼吸衰竭发生的原因：①当吞咽反射及咳嗽反射消失，痰液可阻塞呼吸道。②肺部感染。③呼吸肌麻痹。④因内环境紊乱，肠内蛔虫逆行入气管。此时患者出现呼吸困难，呼吸表浅、短促，呼吸先快后慢，胸式或腹式呼吸减弱、发绀明显，但呼吸节律尚整齐。护理观察中应注意患者有无咳嗽、咳痰，双肺呼吸音是否清晰，有无痰鸣音，两侧呼吸音是否对称等。护理的重点是保持呼吸道通畅，增加肺泡通气，纠正缺氧，解除二氧化碳蓄积。

九、新生儿呼吸衰竭的观察

由于患儿呼吸储备能力差，呼吸肌易疲劳，故易发生呼吸衰竭。年龄愈小，发病率及病死率愈高。因此，提高呼吸衰竭的防治能力，可降低患儿尤其是新生儿的病死率。加强呼吸衰竭的临床观察及呼吸衰竭后相应的护理，对提高抢救成功率十分重要。小儿发生呼吸系统疾病时，如呼吸节律、频率改变，或心率增快、心音低钝可导致呼吸衰竭的发生。如病情进一步发展，出现呼吸节律紊乱、昏迷、反复抽搐、心力衰竭，伴有微循环障碍，肢端明显发绀、淤血，则应想到有呼吸衰竭进一步发展的可能，存在二氧化碳蓄积。此时，应予以呼吸支持治疗，及时行机械通气。

1.观察新生儿呼吸衰竭时应注意　①原发疾病：新生儿除肺部感染、肺部疾病易发生呼吸衰竭外，新生儿颅内出血、新生儿缺血缺氧性脑病、新生儿窒息、早产儿、新生儿硬肿症均易发生呼吸衰竭。②临床不典型：新生儿发绀可只有口周及鼻唇沟处微绀，神志表现为精神委靡、反应差、肌张力下降等。③低氧血症和二氧化碳蓄积的界限没有年长儿明显。

2.新生儿呼吸衰竭的监护　新生儿与婴儿或年长儿相比，呼吸衰竭除需同样对呼吸、心电、循环、血气等进行监护外，还需注意以下几方面。①体温：新生儿体温调节能力差，要注意保温。但过度保温，易引起发热。②能量及液体：不同日龄与体重的新生儿对能量及液体的需求不同，需根据新生儿出生后日龄及体重进行计算。既要保证需要，又不宜过多。③电解质：新生儿呼吸衰竭较年长儿呼吸衰竭易发生电解质紊乱。④其他：新生儿气管较狭窄，呼吸道短，气管导管较细，易发生脱管，不利于排痰，易阻塞管道，对此需密切观察脱管及痰液堵塞的发生。

第三节　急性肾衰竭的观察技巧

急性肾衰竭是由于各种原因使双肾排泄功能在短期内（数小时至数日）迅速减低，使肾小球滤过功能降低达正常的50%以下，血中尿素氮和肌酐迅速增高，并出现水、电解质及酸碱平衡失调，表现为尿毒症综合征。该综合征若监测不准确，治疗、抢救、护理不及时，将会给患者带来终身遗憾。故临床上对急性肾衰竭患者的观察十分重要。

一、少尿期的观察

1.了解常见并发症 此期肾小球滤过率降低，肾小管上皮细胞变性坏死，尿量明显减少。由于肾脏不能正常调节体液，故可发生如下并发症：

（1）水中毒：因肾脏泌尿减少，且代谢旺盛产生内生水增加，或摄入过多液体及盐类所致，患者表现为全身水肿、高血压、心力衰竭、肺水肿、脑水肿等。

（2）高钾血症：钾离子从肾脏排出减少，加之感染、损伤、细胞分解、代谢性酸中毒等，钾从细胞内逸出。严重高血钾使心肌受抑制，可在舒张期停跳。

（3）低钠血症：主要由于细胞外液增加，钠被稀释，使细胞外液渗透压低于细胞内液，促使细胞外水分进入细胞内，出现全身水肿、高血压、昏迷等。

（4）高磷、低钙血症：磷酸盐不能从肾排出，血磷增高，磷酸根可与钙结合从肠道排出，故血钙降低，出现低钙性抽搐。

（5）氮质血症：体内蛋白代谢产物不能从肾排出，血内氮质增加，导致尿毒症、昏迷。

（6）代谢性酸中毒：血中酸性代谢产物增加，血浆碱储下降，表现为疲乏、食欲缺乏、恶心、呕吐、换气过度，呼吸深大且快。

对以上并发症及临床表现应做到心中有数，严密观察相应指标。

2.尿的监测 对患者的小便进行严密的观察，注意尿的颜色、尿量；定期进行尿常规、24h尿蛋白定量检查。尿量与肾功能及有效血容量有关，是调节体液平衡、补充液体及电解质的重要依据。因此，应记录24h尿量，必要时记录每小时尿量，要求＞ $1\,mL/(kg\cdot h)$。

3.严格记录24h出入量 入量包括输液量、进食水量和饮食中含水量，出量包括尿量、大便、引流量、呕吐物、出汗量等。水中毒是急性肾衰竭的严重并发症，也是引起死亡的重要原因之一。当发现患者有血压增高、头痛、呕吐、抽搐、昏迷等脑水肿表现，或肺部听诊闻及肺底部啰音，伴呼吸困难、咳血性泡沫痰等肺水肿表现时，应及时报告医师，并采取急救措施。

4.血尿素氮、肌酐及血、尿渗透压的监测 因只在出现血尿素氮、肌酐迅速增高或成倍增高时才能确定急性肾功能损害，应每日或隔日检测血尿素氮和肌酐，出现其他如小便颜色、尿常规变化应立即检测，将标本及时送达相关科室，并注意收集结果，以便尽早预测可能发生的病变，配合医师做好相关检查。

5.监测体温、脉搏、呼吸、血压和心电监护　心电监护尤为重要，密切监测心电波形的变化，以观察血钾是否过高，心电图出现T波高耸是高血钾症的重要指标之一。当心电图示T波高尖，QRS波群增宽、P波消失等典型高钾血症心电图改变，立即报告医师；发现患者出现嗜睡、肌张力低下、恶心、呕吐、无尿、心律失常时要警惕，防止出现心室颤动及心脏骤停。原因是高浓度钾离子可直接作用于心肌，抑制心肌内冲动的传导，降低心肌的应激性。一旦出现高钾症状时，应严格控制钾盐摄入，并做好透析准备。

6.血液透析的监测指征　急性肾衰竭患者监测到下列指征之一时应进行血液透析：①血尿素氮＞28.6mmol/L或血肌酐＞530.4μmmol/L。②血钾＞6.5mmol/L。③血氯＜75mmol/L。④代谢性酸中毒，二氧化碳结合力（CO_2CP）＜13mmol/L。⑤高代谢表现。⑥少尿、无尿3d以上；临床症状明显，频繁呕吐，神志改变。⑦水钠潴留，并发心力衰竭、肺水肿或脑水肿。⑧有弥漫性血管内凝血（DIC）者。

二、多尿期的观察

此期肾小球开始滤过小便，而再生的肾小管缺少浓缩小便的能力，故尿量明显增多。同时存在于血液中的大量渗透性物质如尿素等起着渗透性利尿作用，使尿量增加，肾功能渐趋正常，进入恢复期。多尿期可使患者一般状态逐渐好转，水肿消退，血压渐降，血尿素氮、钾等浓度降低。但多尿期肾小管功能尚未完全恢复正常，所以要继续严密监测液体出入量和血液生化变化，每日补液量不宜过多，大致相当于尿量的1/2～2/3，包括钠盐、钾盐等。血中尿素氮降至正常，应适当增加蛋白质摄入，以改善营养状态，增强抗感染和修复损伤的功能。

多尿可使大量钾、钠离子排出，使其形成低钾血症，由稀释性低钠变为缺钠血症。前者表现全身乏力、腱反射迟钝或消失、食欲缺乏、恶心、呕吐，重则心律失常、肠麻痹。轻度缺钾，可鼓励患者多吃富含钾的饮食，如各种蔬菜、水果或口服钾盐。必要时静脉缓慢补钾；后者使血容量不足，肾小球滤过率降低，肾功能进一步受损，因此应及时补钠，纠正血容量不足，改善肾功能。进入多尿期并不意味着完全脱离危险，我们必须提高警惕，不少患者仍可死于此期，因而更要充分行血液透析，密切观察肾功能的变化。

三、恢复期的观察

经过少尿期、多尿期后，组织中蛋白大量破坏，身体耗损甚大，表现为软弱无力、消瘦、肌肉萎缩等，故在恢复期应特别注意营养的补充，以加速体内组织修复过程，同时逐步增加活动，恢复体力，使机体逐渐恢复正常状态。要嘱咐患者注意休息，预防感冒，加强营养，定期复查尿常规、肾功能，尽量避免使用对肾功能有损害的药物。

四、特殊用的观察技巧

应用呋塞米（速尿）、右旋糖酐40（低分子右旋糖酐）时，注意滴速应慢；应用多巴胺、酚妥拉明（瑞基丁）时，应予以微量泵输入，并定时测量血压、脉搏、心率变化。同时，应用以上药物时，注意不能外渗，应每日测体重，准确记录尿量，并根据水肿程度及尿量及时通知医师调整用药剂量。

参考文献

[1]陈立波，梁旭光.高血压性脑出血术后再手术原因的临床研究[J].中国实用医药，2016，11（22）:98-98，99.

[2]徐慧.集束化气道护理管理对高血压性脑出血术后机械通气患者相关不良事件的影响观察[J].中国卫生产业，2017，14（24）:135-136.

[3]周凝.健康教育在健康查体中的作用[J].临床和实验医学杂志，2010，9（20）:1573-1574.

[4]焦玮，周静，刘渤，等.健康教育在健康体检中的重要意义[J].内蒙古中医药，2009，28（17）:105-106.

[5]谢春梅.无缝隙护理管理在减少妇产科院内感染中的应用价值[J].中国当代医药，2017，24（26）:181-183.

[6]侯桂华，辜小芳.心血管介入治疗围术期安全护理[M].北京:人民军医出版社，2012:137-142.

[7]周秀华.急危重症护理学[M].北京:人民卫生出版社，2006:224-230.

[8]Cheng X，Li W，Guo J，et al.Physical activity levels，sport activities，and risk of acute myocardial infarction:results of the INTERHEART study in China[J]. Angiology，2014，65（2）: 113-121.

[9]陈健红，朱春梅，邓瑞珍.不同饮水法对心脏介入治疗患者造影剂相关性肾损伤的影响[J].护理学报，2010，17（8A）:35-37.

[10]王春亭，王可富.现代重症抢救技术[M].北京:人民卫生出版社，2007:50.

[11]陈思兰.失血性休克的急救与护理[J].全科护理，2009，4（7）:19-21.

[12]田甜，陈盛新.用于失血性休克的输液类药物的选择研究[J].药学实践杂志，2008，26（2）:123-125.

[13]丁芳.创伤性休克186例急救护理体会[J].医学信息，2010，23（7）:2450.

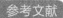

［14］高健.感染性休克患者的临床观察与护理研究进展［J］.中华现代护理杂志，
2010，16（7）:859–861.